Covid-19

La Guerre contre l'invincible virus

DU MÊME AUTEUR

Le Médicament générique, PUF, coll. Que sais-je ?, 2013.
Covid-19, La Vengeance du pangolin, Fauves, 2020.

9, rue de l'École-Polytechnique – 75005 Paris
www.fauves-éditions.fr
ISBN : 979-10-302-0364-6

Alexis Dussol

Covid-19

La Guerre contre l'invincible virus

Essai

FAUVES ÉDITIONS

À mon fils Fabrice et à son épouse Jennifer qui ont affronté
avec beaucoup de courage ces années Covid.
À mon petit-fils Etienne qui saura plus tard que l'année de sa
naissance fut une année bien difficile pour ses parents.
À ma compagne Marie-Christine pour son aide précieuse
et son soutien durant ces longues heures d'écriture,
entre confinements et couvre-feux.

Sommaire

Abréviations

ACE2 : Angiotensin-Converting Enzyme 2
AFP : Agence France Presse
ANSM : Agence nationale de sécurité du médicament et des produits de santé
AP-HP : Assistance Publique-Hôpitaux de Paris
ARN : Acide ribonucléique
ARNm : ARN messager
ARS : Agence Régionale de Santé
ATU : autorisation temporaire d'utilisation
BBC : British Broadcasting Corporation
BMJ : British Medical Journal
CEPI : Coalition for Epidemic Preparedness Innovations
COVAX : Covid-19 Vaccines Global Access
CDC : Centers for Disease Control and Prevention
CHU : Centre Hospitalier Universitaire
CNAM : Caisse Nationale d'Assurance Maladie
CNN : Cable News Network
CNIL : Commission Nationale de l'Informatique et des Libertés
CNRS : Centre national de la recherche scientifique
EHPAD : Etablissements d'hébergement pour personnes âgées dépendantes
EMA : European Medicines Agency
FDA : Food and Drug Administration
FMI : Fonds Monétaire International
GISAID : Global Initiative on Sharing Avian Influenza Data
HAS : Haute Autorité de Santé
HCSCP : Haut Conseil de la Santé Publique

INSERM : Institut national de la santé et de la recherche médicale
J&J : Johnson&Johnson
JO : Jeux olympiques
MERS-CoV : Coronavirus du syndrome respiratoire du Moyen-Orient
NEJM : New England Journal of Medicine
NIH : National Institutes of Health
NHS : National Health Service
ONU : Organisation des Nations Unies
OMS : Organisation Mondiale de la Santé
ONG : Organisation non gouvernementale
PIB : Produit Intérieur Brut
QR code : Quick Reponse Code
RT- PCR : Reverse Transcriptase- Polymerase Chain Reaction
SARS-CoV-1 : Severe Acute Respiratory Syndrome Coronavirus 1
SARS-CoV-2 : Severe Acute Respiratory Syndrome Coronavirus 2
SII : Serum Institute of India
SPF : Santé publique France
SRAS : Syndrome respiratoire aigu sévère
UE : Union Européenne
UNICEF : Fonds des Nations unies pour l'enfance
VIH : Virus de l'immunodéficience humaine

Avant-Propos

Le 11 mars 2020, l'Organisation mondiale de la Santé (OMS) qualifiait le Covid-19 de pandémie.

Un an plus tard, le virus aura fait 2 619 676 morts, avec 118 006 153 cas de contaminations[1].

Les années 2020 et 2021 resteront parmi les pires de l'histoire de l'humanité. La planète a été plongée dans le noir. C'est la crise la plus grave à laquelle le monde contemporain a été confronté en temps de paix. Les pays ont compté chaque jour leurs morts. Chacun de nous a peut-être perdu un membre de sa famille, un ami ou une simple connaissance.

Et c'est loin d'être fini. Bref retour en arrière. Le 31 décembre 2019, le monde basculait dans l'horreur. Ce jour-là, l'OMS était prévenue par son bureau chinois de l'émergence d'une maladie mystérieuse à Wuhan en Chine.

C'est déjà si loin. On pensait que cela allait durer quinze jours, un mois… le temps a défilé : 3 mois, 6 mois, et nous voilà à près de 2 ans !

Le Covid-19 s'est répandu à travers le monde comme une traînée de poudre, submergeant la planète entière. Le bilan humain de la pandémie est très lourd.

On ne connaitra probablement jamais les vrais chiffres, ceux communiqués par la plupart des États étant certainement sous-évalués. Selon l'OMS, le bilan réel pourrait être de deux à trois fois plus élevé.

1. Tableau de bord de Johns Hopkins University.

Le virus a fait le balancier d'un continent à l'autre, au gré de la circulation des hommes. Depuis son apparition à Wuhan, l'épicentre de l'épidémie s'est tour à tour déplacé en Iran, au nord de l'Italie, en Espagne, à New York puis au Brésil. Il est ensuite revenu en Europe.

Le premier semestre 2020 s'était achevé avec plus de 10 millions de cas et 500 000 décès[2]. Le bilan s'est nettement alourdi au cours du deuxième semestre. La vague hivernale, qui s'est prolongée, a été de loin la plus importante des trois premières vagues. Aux Etats-Unis, sur les 164 921 décès constatés au 8 février 2021, plus de la moitié sont intervenus après le 1er novembre 2020. Des pays ont aussi connu une vague estivale. Chez d'autres, comme en Iran ou en Amérique latine, l'épidémie ne s'est pas vraiment ralentie. Les pays n'ont pas été touchés au même moment et avec la même intensité, en fonction de la géographie, des mesures prises et du comportement des populations. Seuls quelques rares États, comme Taïwan ou la Nouvelle-Zélande, peuvent se targuer d'avoir réussi à l'endiguer.

Alors que la pandémie a touché la planète entière, les pays ont agi en ordre dispersé. Aucune stratégie commune. La mondialisation, dont on louait tant les vertus, qui a transformé l'épidémie en pandémie dans des temps record, aura été aux abonnés absents lorsqu'il s'est agi de trouver des solutions. Chaque État a fait cavalier seul. Il aura manqué un leadership mondial.

La faute en incombe en premier à l'unilatéralisme des États-Unis sous l'administration Trump. Les choses sont peut-être, en train de changer, avec le nouveau président américain.

Lors de la réunion virtuelle du G7, qui s'est tenue le 19 février sous la présidence britannique, le Premier ministre, Boris Johnson, a appelé à une approche mondiale commune pour vaincre « l'ennemi commun » qu'est le coronavirus.

Emmanuel Macron, dans une interview au *Journal du Dimanche* du 14 février 2021 a averti, de son côté, que : « Sans une action collective internationale rapide, efficace et solidaire, nous prenons le risque que le virus nous échappe ».

2. AlexisDussol, *Covid-19, la vengeance du pangolin*, Editions Fauves, 2020.

Il était temps de s'en rendre compte un an après !
Les stratégies ont varié d'un pays à l'autre. Pire, au sein des pays eux-mêmes, ce sera quelquefois la cacophonie, comme dans beaucoup d'États fédéraux. Si une certaine improvisation était concevable au début de l'épidémie, quand on ne connaissait pas bien le virus, elle est de moins en moins de mise au fil des mois. Avec le recul, on a bien vu ce qui marchait et ce qui ne marchait pas. Les pays qui ont réussi le mieux à maîtriser le virus sont ceux qui ont frappé vite et fort, comme l'a dit et fait la Première ministre néo-zélandaise, Jacinda Ardern. La rapidité de réaction explique aussi le succès des pays comme Taïwan ou la Nouvelle-Zélande. C'est dans les premiers mois de l'épidémie que tout s'est joué. Quand le virus est bien installé, il devient beaucoup plus difficile de réagir, comme ce sera le cas dans les pays de l'hémisphère nord.
L'expérience a montré que le confinement était le moyen de ralentir la circulation du virus et les pays qui continuent à s'y refuser en paient le prix en nombre de morts supplémentaires ! C'est un choix.
On a vu aussi que plutôt qu'un confinement total, le meilleur compromis résidait sans doute dans des confinements sélectifs. En France, le professeur Jean-François Delfraissy, président du conseil scientifique, qui conseille le gouvernement dans la lutte contre le Covid-19, avait pourtant suggéré dès avril 2020 l'idée d'un confinement ciblé en proposant de garder les seniors à la maison. Une proposition qui avait suscité un véritable tollé à l'époque. L'idée reviendra à l'ordre du jour, au moment où il sera question d'un troisième confinement en début d'année 2021, à travers un article publié dans *The Lancet*[3]. Des membres du conseil scientifique français, dont son président, estimant qu'il n'était plus possible d'utiliser l'enfermement général « *stop-start* » comme principale réponse à la pandémie, vont prôner l'idée d'un contrat social entre les générations. Les groupes plus âgés et

3. Laetitia Atlani-Duault, Bruno Lina, Franck Chauvin, Jean-François Delfraissy, Denis Malvy, « Immune evasion means we need a new Covid-19 contract », Vol 6- 18 February 2021.

plus vulnérables accepteraient un auto-confinement afin de laisser plus de liberté aux jeunes.
Le gouvernement français a eu tort d'écarter cette proposition d'un revers de main au nom du sacro-saint principe d'égalité dont on sait qu'il sert souvent de paravent à beaucoup d'égoïsmes. Cette proposition, si elle avait été mise en œuvre, aurait évité d'imposer les mêmes contraintes à l'ensemble de la population et permis de laisser plus de liberté aux jeunes qui sont à plus faible risque. Il est vrai qu'une telle proposition n'aurait pas été électoralement très productive. Les jeunes, ceux sur qui reposera le monde de demain, auront quelque part été sacrifiés sur l'autel de la solidarité nationale. « Est-il normal de ficher en l'air la vie des futures générations pour les plus de 80 ans ? », s'est interrogé l'essayiste François de Closets sur Radio Monte Carlo le 27 janvier. Un point de vue, hélas, très minoritaire !
Par contre, les reconfinements locaux pratiqués dans beaucoup de pays étrangers, comme la Chine ou l'Australie et maintes fois réclamés en France par beaucoup d'élus locaux, finiront par être appliqués pour la première fois dans les Alpes-Maritimes durant les week-ends du 27-28 février et 6-7 mars 2021 et seront renouvelés dans d'autres territoires.

Un strict contrôle des frontières fait aussi partie des « armes traditionnelles » qui permettent aux États de lutter contre les épidémies. C'est grâce au verrouillage de ses frontières que la Chine a pu éviter une reprise épidémique. On sait, par exemple, que la deuxième vague en Europe a été due à un variant venu d'Espagne qui s'est disséminé sur tout le continent à partir de l'été à travers le flot des touristes[4]. Or la question des frontières reste un sujet tabou en Europe. Pour des raisons idéologiques, la France, par exemple, ne s'y résoudra que trop tard sous la pression du variant dit « anglais ».
L'exemple des pays asiatiques a aussi montré que la meilleure

4. Emma B. Hodcroft, Moira Zuber, Richard A. Neher et al : « Emergence and spread of a SARS-CoV-2 variant through Europe in the summer of 2020 », MedXriv- BMJ Yale, 28 October 2020.

manière de préserver l'économie était de lutter efficacement contre l'épidémie, comme ce fut le cas dans les pays du Sud-Est asiatique. Opposer économie et santé conduit souvent à perdre sur les deux tableaux. Le professeur Yaneer Bar-Yam, spécialiste des systèmes complexes au Massachusetts Institute of Technology et fondateur en février 2020 du collectif *EndCoronavirus.org* regroupant 4 000 volontaires, a proposé une typologie très éclairante en dix points des stratégies contre la pandémie de Covid-19[5]. Il distingue deux écoles : l'une, des pays occidentaux qui consiste à « vivre avec le virus », quand l'autre, celle des pays d'Asie du Sud-Est, l'Australie ou la Nouvelle-Zélande, cherche à éradiquer le virus « une bonne fois pour toutes ». C'est la stratégie du « zéro Covid ». Dans la première, on tentera de préserver l'activité économique et la liberté d'aller et venir. Dans la seconde, ce sera la méthode forte à la moindre alerte pour espérer un retour rapide à la normale. La Chine est un des meilleurs exemples de la seconde école. De plus en plus d'experts souhaitent que la stratégie du « zéro Covid » soit adoptée par les pays européens[6].

Cette stratégie peut se résumer en trois grands axes : confiner localement, confiner strictement avec la fermeture des écoles et surtout confiner rapidement. Il est probablement trop tard pour le faire aujourd'hui dans les pays occidentaux, compte tenu de la vitesse à laquelle circule le virus.

Jane Corbin de la BBC, qui a suivi la pandémie à travers le monde, a identifié quatre actions clefs qui ont été parmi les plus énergiques pour lutter contre l'épidémie : action précoce et efficace pour contrôler les frontières ; test-suivi et traçage de tous les cas suspects ; assistance sociale pour les personnes en quarantaine ; leadership fort avec messages cohérents et rapides. Sur tous ces paramètres, l'Occident aura clairement échoué. Si les États-Unis auront réussi finalement à redresser la barre, en dépit d'un bilan humain très lourd, c'est grâce à un investisse-

5. « Unsuccessful versus Successful COVID Strategies », New England Complex Systems Institute (NECSI), 13 December 2020

6. Tribune collective : « Viser l'objectif zéro Covid constitue un moyen clair de traverser la pandémie en minimisant les dégâts », *Le Monde*, 15 février 2021

ment massif dans les vaccins et à une campagne de vaccination réussie au plan logistique. L'Union européenne (UE) ne sortira pas gagnante de la pandémie où elle a étalé ses divisions. Elle devra réfléchir à la construction d'une Europe de la santé pour rivaliser demain avec les grandes puissances. À l'inverse, le régime chinois aura incontestablement marqué des points.

La pandémie a plongé l'économie mondiale dans une crise sans précédent. Selon les chiffres du FMI, le PIB s'est effondré de de 3,3% en 2020, la pire baisse depuis la Seconde Guerre mondiale. Si le rebond sera probablement plus important en 2021 en raison notamment de la croissance de l'économie américaine, nombre de pays ne retrouveront pas le niveau antérieur à la crise, avant 2023. Si la crise de 1929 fut un krach boursier, et celle de 2008 financière, c'est toute l'économie réelle qui a été impactée lors de cette crise. La fermeture des frontières et les confinements à répétition ont mis à l'arrêt de nombreux secteurs. Les avions, qui transportent habituellement 4,3 milliards de personnes par an, ont été cloués au sol. Le tourisme de masse, qui représente 10,5 % du produit intérieur brut (PIB) mondial, s'est arrêté. Les résultats financiers sont « horribles » chez Air-France-KLM qui a vu son chiffre d'affaires s'effondrer de 59 % en 2020. Sur la même année, avec 1,1 milliard de pertes, le chiffre d'affaires d'Airbus a baissé de 29 % et il s'en sort mieux que Boeing qui a perdu 11,9 milliards de dollars. Les porte-conteneurs sont restés à quai. De nombreuses entreprises, petits commerces, restaurants et théâtres ont dû baisser le rideau. La crise a provoqué la disparition de près de 255 millions d'emplois dans le monde en 2020, selon l'Organisation internationale du travail. Des milliers de travailleurs du secteur informel se sont retrouvés à la rue. La Banque mondiale a prévu qu'en 2021, 150 millions de personnes pourraient plonger dans la grande pauvreté du fait de la récession. L'insécurité alimentaire a explosé, y compris dans les pays riches. Les inégalités sociales, déjà fortes, se sont davantage creusées. Les plans de relance adoptés dans de nombreux pays n'ont fait qu'amortir la chute. Paradoxe de l'histoire, les marchés financiers ont continué à afficher une santé insolente préfigurant sans doute des lendemains plus difficiles.

Il ne faut pas exclure que la pandémie ait à terme de fortes répercussions sociales. Philippe Barrett, Sophia Chen et Nan Li, trois économistes du FMI, rappellent dans une récente étude que : « De la peste de Justinien (VIe siècle) à la peste noire (XIVe siècle) en passant par la grippe espagnole de 1918, l'histoire regorge d'exemples de pandémies qui eurent de longues répercussions sociales[7]. »

La mise au point des premiers vaccins moins d'un an après l'identification du virus responsable du Covid-19, avec des taux d'efficacité que nul n'espérait, constitue un exploit scientifique sans précédent qu'il faut saluer. Ils sont devenus notre principal atout pour sortir de la crise. Par comparaison, il n'y a toujours pas de vaccin contre le VIH, 38 ans après sa découverte. En temps normal, le développement d'un vaccin prend en moyenne de 7 à 10 ans. Jamais la recherche vaccinale n'aura été aussi massive dans le monde. Il faut surtout rendre grâce au virologue chinois Zhang Yongzhen qui, contre l'avis de son gouvernement, a été le premier à publier le génome du SARS-CoV-2 quelques jours seulement après l'apparition des premiers cas. La pandémie aurait pu être encore plus dévastatrice sans la célérité de cette équipe chinoise. Il figurera, à juste titre, parmi les 10 personnes qui ont « contribué à façonner la science » en 2020, selon le magazine *Nature*[8].

Dans ce classement, figureront, à ses côtés, d'autres personnalités dont l'action a été déterminante au cours de cette pandémie. Seront ainsi honorés, l'épidémiologiste chinois Li Lanjuan, qui a poussé au confinement de Wuhan, Tedros Adhanom Ghebreyesus, directeur général de l'OMS, pourtant voué aux gémonies par Donald Trump, le docteur Anthony Fauci, directeur de l'Institut National pour les Allergies et les Maladies

---

7. Cité dans une Chronique de Marie Charrel : « de la peste noire à la grippe espagnole de 1918, l'histoire regorge de pandémies qui eurent de longues répercussions sociales », *Le Monde*, 25 février 2021.

8. Editorial, *Nature's 10* : « ten people who helped shape science in 2020 », 15 december 2020.

infectieuses des États-Unis, autre tête de turc de l'ancien président Trump, le virologue uruguayen Gonzalo Moratorio, Kathrin Jansen, responsable de la recherche et du développement de vaccins chez Pfizer, et la Première ministre néo-zélandaise Jacinda Ardern.

Ils ne figurent pas sur cette liste, mais il ne faudrait pas oublier les premiers lanceurs d'alerte chinois. On pense, en premier, au jeune ophtalmologue Li Wenliang, devenu un héros dans son pays, dont les derniers mots sur la plateforme *Weibo*, le 1er février 2020, nous font encore frissonner : « Aujourd'hui, le résultat du test d'acide nucléique devient positif. Le diagnostic est finalement confirmé. » Il mourut moins d'une semaine plus tard, à l'âge de 34 ans. C'est aussi ZZ, l'avocate et journaliste citoyenne Zhang Zhan, qui a quitté sa ville de Shanghai pour nous montrer ce qu'était la vie à Wuhan, lors des premiers jours de l'épidémie, grâce à ses reportages au téléphone portable. Arrêtée en mai 2020 pour « provocation aux troubles », elle sera condamnée le 28 décembre 2020 à 4 ans de prison. C'est également la romancière Fang Fang, dont le journal quotidien a tenu en haleine des dizaines de millions de ses compatriotes durant les longues semaines de confinement à Wuhan. La liste est longue...

Au moins dix journalistes et commentateurs chinois, ayant couvert la crise sanitaire, ont été arrêtés en 2020. Sept d'entre eux sont toujours détenus ou portés disparus depuis plus d'un an. Il s'agit de Zhang Zhan, Ren Zhiqiang, Guo Quan, Cai Wei, Chen Mei, Chen Qiushi et Fang Bin.

Un monde ébranlé

La pandémie de Covid-19 aura ébranlé le monde, même si elle n'a pas été, de loin, la plus mortelle de l'histoire. C'est la première grande épidemie des temps modernes. Elle s'est déroulée à l'ère du numérique où tout va si vite. On sait instantanément ce qui se passe à l'autre bout du monde. Le désormais célèbre tableau de bord de l'université américaine John Hopkins affiche en temps réel le nombre de morts dans tous les pays alors que le bilan de la grippe espagnole qui a fait 50 millions de morts n'a été connu que bien des années plus tard.

Notre perception de la mort a évolué. Nous l'acceptons plus difficilement par rapport à nos ainés qui savaient se montrer plus fatalistes. Les chaines d'information en continu et les réseaux sociaux, ne traitant 24h/24 quasiment que de ce seul sujet, ont réussi à créer un climat de psychose collective.

La vie de chacun de nous a changé. Notre rapport avec le temps et l'espace n'est plus le même.

Pour le Dr Luke Jones, professeur de psychologie à l'université de Manchester, les confinements à répétition et les couvre-feux ont modifié notre rapport au temps. C'est le virus qui rythme désormais notre vie. Plus de différences entre les jours de semaine et le week-end, les évènements qui nous servaient autrefois de points de repère, tels que les grands rendez-vous sportifs ou les fêtes, ont été annulés ou célébrés dans la discrétion. Plus de différences aussi entre le jour et la nuit, nombre de personnes souffrent même d'insomnie liée au stress de la vie avec le Covid-19, un trouble qualifié par les médecins de « coronasomnie » ou *COVIDsomnia*.

Le virus est venu aussi nous rappeler que la vie pouvait avoir une fin. Les mois d'espérance de vie gagnés au fil des ans avaient fini par nous donner l'illusion de l'éternité. Le transhumanisme nous faisait rêver. Nous voici brutalement rappelés à notre condition de mortels. Voilà que la puissante médecine, dont on loue chaque jour les exploits, est mise en échec par un minuscule virus, si petit qu'un mathématicien a calculé que tous les SARS-CoV-2 de la terre mis ensemble tiendraient dans une petite canette de Coca !

On sait désormais que la mort peut frapper à notre porte à chaque instant. Ce n'est plus un accident, elle fait partie de la vie. Il aura suffi d'avoir la malchance de s'être trouvé au mauvais endroit, au mauvais moment, durant quelques minutes pour en mourir.

Les confinements et les couvre-feux à répétition ont réduit le monde aux frontières du domicile, un horizon dramatique pour ceux qui n'ont que quelques dizaines de mètres carrés à se partager. Nous voilà prisonniers chez nous, privés de contacts et d'échanges. L'épreuve est terrible pour les jeunes, à un âge où le besoin de liberté et de sociabilité est si important. Les comportements suicidaires ont augmenté chez les adolescents et jeunes adultes, comme l'a montré un rapport des CDC américains[9]. Les trois quarts des jeunes Français ont dit ressentir de la tristesse et de l'anxiété en raison du contexte sanitaire, selon un sondage Ipsos pour France Télévisions publié le 15 mars. Les fermetures répétées d'écoles vont se traduire par des pertes d'apprentissage et des risques d'abandon. L'UNICEF a présenté, le 4 mars 2021, un rapport qui fait état d'une situation catastrophique en matière d'éducation en raison de la pandémie. Plus de 168 millions d'élèves sont privés d'école depuis près d'un an, à travers le monde! L'insouciance s'est envolée chez beaucoup de jeunes et la génération Z, celle née après 1995, en portera les stigmates pour toujours.

Dans ce marasme sociétal, on doit se louer de tout ce qu'ont apporté les technologies du numérique, si souvent mises au pilori. Elles auront servi d'amortisseurs à la crise. Elles auront permis de rompre l'isolement, de continuer à travailler, d'apprendre, de se divertir. Que serions-nous devenus sans elles?

Au niveau collectif, l'épidémie aura révélé les forces et faiblesses d'une nation. Le contraste est grand entre celles qui font primer le collectif, comme les pays d'Asie, et celles qui, comme en Occident, s'enferment dans leurs égoïsmes au nom d'une pseudo-liberté individuelle, oubliant souvent que la liberté des uns peut menacer celle des autres et surtout mettre en péril leur santé.

On verra aussi la différence entre les pays où la population sait faire confiance à ses gouvernants et ceux où la défiance est érigée en religion, entre les populations résilientes et celles qui le sont moins. On a vu se dessiner deux mondes lors de cette pandémie qui peuvent préfigurer deux avenirs.

9. Rebecca T. Leeb, Rebecca H. Bitsko, Lakshmi Radhakrishnan et al: « Mental Health–Related Emergency Department Visits Among Children Aged, 13 » Rapport hebdomadaire, 13 November 2020.

Cette longue crise aura aussi amplifié les inégalités : entre pays pauvres et pays riches, entre riches et pauvres à l'intérieur des pays, entre hommes et femmes, entre races. Un virus des inégalités, contre lequel on n'a pas encore trouvé de vaccin. La crise aura aussi mis à nu toutes les failles de nos sociétés avec l'explosion des violences conjugales, la flambée des viols et l'augmentation des féminicides. En France, selon la Fédération nationale Solidarité Femmes qui se base sur une enquête de l'IFOP, une femme sur dix a déclaré avoir été victime de violences conjugales lors du premier confinement.
Les violences sexuelles en ligne contre les mineurs se sont également amplifiées durant la crise sanitaire comme en témoigne l'explosion des affaires de chantage à la webcam et le « *revenge porn* », selon l'association e-Enfance.
On a assisté également à une flambée de violences entre jeunes à l'image du passage à tabac du jeune Yuriy le 15 janvier 2021 à Paris.
Les soignants eux-mêmes n'auront pas été épargnés. Une Organisation non gouvernemenale (ONG) de défense des soignants a ainsi répertorié en 2020 plus d'un millier d'actes de violence dont 400 liés au Covid-19.
La pandémie risque d'être aussi à l'origine de 10 millions de mariages d'enfants, alors que 25 millions avaient pu être évités lors de la précédente décennie, selon un rapport de l'UNICEF intitulé « *Covid-19: a threat to progress against child marriage* ». Ce rapport prévient que les « fermetures d'écoles, les contraintes économiques, la perturbation des services, les décès durant la grossesse et les décès parentaux imputables à la pandémie augmentent les risques de mariage pour les filles les plus vulnérables ».
Verra-t-on la fin du tunnel en 2021 ?
L'atmosphère était plutôt à l'optimisme à l'approche de l'été. Les chiffres étaient à la baisse dans plusieurs pays y compris dans les pays comptant peu de personnes vaccinées. D'autres facteurs peuvent expliquer cette tendance à la baisse, comme les restrictions mises en place, le comportement des individus

ou la hausse des températures. L'horizon se serait vraiment dégagé si de nouveaux variants n'étaient apparus en fin d'année 2020. Il s'agit des quatre dénommés par l'OMS « *Variants of Concern* » (VOC) qui sont les plus préoccupants. Nous les désignerons par commodité d'anglais (B1.1.7), de sud-africain (B1.351), de brésilien (B.1.1.281 ou P1) et d'indien (B.1.617.2), bien que l'OMS les ait renommés respectivement d'Alpha, Bêta, Gamma et Delta. Ces quatre variants sont porteurs de plusieurs mutations dont les plus importantes sont la N501Y suspectée de rendre le virus plus contagieux qu'on retrouvera dans les trois variants anglais, sud-africain et brésilien et la E484K dont on pensait au départ que seuls étaient porteurs les variants sud-africain et brésilien. L'agence de santé anglaise nous informera le 1er février 2021 que cette mutation avait été aussi été détectée dans les séquences de 11 virus de la lignée du variant anglais. Cette mutation est soupçonnée de rendre le virus moins sensible à la réponse immunitaire de l'organisme.

Le variant anglais va se propager au grand galop et deviendra majoritaire dans plusieurs pays vers le mois de mars 2021. Beaucoup de pays verront deux courbes se croiser, celle descendante du virus d'origine et celle du variant anglais qui a cru de manière assez exponentielle, comme s'il y avait une pandémie au sein de la pandémie. Si les premiers vaccins se sont révélés efficaces contre le variant anglais, ils le seront moins vis-à-vis des variants brésilien et surtout sud-africain qui réinfectent des personnes qui s'étaient remises d'infections avec la version originale du virus. Les compagnies pharmaceutiques travaillent déjà sur une nouvelle génération de vaccins plus efficaces contre les variants, alors que viennent à peine de débuter les premières campagnes de vaccination.

Rien n'est joué en cette fin d'année 2021. Tout dépendra du rythme des vaccinations, de la progression de nouveaux variants et surtout du comportement de la population.

Sauver la terre

Nous ne sommes pas sortis de la crise que l'OMS nous alerte sur des risques de pandémies futures pires que l'actuelle. Le 28 décembre 2020, pour sa dernière conférence de presse de l'année, l'OMS a prévenu qu'il était urgent de se préparer « à pire ». Le *Big One* est à venir !

On assiste depuis une cinquantaine d'années à une accélération des crises sanitaires liées aux zoonoses, à savoir des transmissions d'agents pathogènes des animaux vers les humains. Ainsi, le tout premier cas de transmission à l'homme de la souche H5N8 de la grippe aviaire a été diagnostiqué le 20 février 2021 en Russie. Ce virus a été trouvé chez sept personnes dans une usine de volailles au sud de la Russie, où une épidémie de grippe aviaire a touché les animaux en décembre 2020. Voilà qui remet, à nouveau, à l'ordre du jour, la responsabilité de l'élevage intensif dans l'apparition de pandémies. Selon les estimations publiées dans la revue *Science* en 2018, il existerait 1,7 million de virus inconnus chez les mammifères et les oiseaux et 540 000 à 850 000 d'entre eux auraient la capacité d'infecter les humains. On sait aussi que soixante-quinze pour cent des nouvelles maladies infectieuses sont d'origine animale, en raison d'une proximité de plus en plus grande avec les animaux sauvages. Cette proximité a augmenté avec la croissance démographique, la déforestation, l'augmentation des élevages intensifs ou la consommation d'animaux sauvages. Les contacts entre l'homme et les animaux sauvages se sont multipliés, soit directement, soit par l'intermédiaire d'animaux domestiques ou d'élevage, dont le nombre a augmenté de manière considérable sur la planète. Serge Morand, écologue, directeur de recherche au CNRS, rappelle que les vaches pèsent plus que les humains sur la planète. On avait aussi relevé au moment de la grippe H1N1, que le nombre de poulets était passé en Chine de 25 millions à 25 milliards de 1968 à 1997. Pour toutes ces raisons, il n'est pas étonnant que les dernières épidémies aient émergé en Asie, car c'est là qu'on trouve les plus grandes densités humaines et animales. Tout cela a conduit à une accélération des pandémies. « Avant le 20ème siècle, le monde connaissait une pandémie environ tous les cent ans », explique Benjamin Roche, éco-épidémiologiste à l'Institut de recherche sur le développement, « or depuis le début du 21ème siècle, on en a déjà connu six ! »

« Des pandémies futures vont apparaître plus souvent, se propageront plus rapidement, causeront plus de dommages à l'économie mondiale et tueront plus de personnes que la Covid-19, si rien n'est fait », a alerté l'IPBES, la plateforme intergouvernementale scientifique et politique sur la biodiversité et les écosystèmes dans son rapport de décembre 2020. A la mi-janvier 2021, s'est tenu à Paris le One Planet Summit qui a permis de lancer l'initiative PREZODE. L'objectif de cette initiative est de parvenir à détecter assez rapidement ces maladies chez les animaux, afin de réagir avant qu'elles ne « sautent » la barrière des espèces et se diffusent chez les humains et de prévenir, par là même, les futures crises sanitaires.

Le Covid-19 doit être analysé avant tout comme un échec de l'homme qui n'a pas su prévenir la pandémie. « Pour empêcher une autre pandémie, nous devons être plus proactifs et reconnaitre le lien inextricable entre santé humaine, animale et environnementale », c'est le message d'Inger Andersen, la directrice exécutive du Programme des Nations Unies pour l'environnement. Il est temps de penser « One Health », une seule santé humaine, animale et environnementale. Tout est lié. Le bien-être des hommes et des femmes ne peut s'envisager en dehors de celui des animaux et de la nature.

« Faire une guerre contre le virus, c'est faire une guerre contre nous-mêmes », a dit le sociologue Bernard Latour. Le virus le plus dangereux pour l'homme est sans doute l'homme lui-même. Il faut arrêter cette course effrénée au soi-disant « progrès » et mettre fin à cette culture du toujours plus dans laquelle les générations d'après-guerre ont été élevées. Nous sommes arrivés aux limites de notre modèle. Si nous n'y mettons pas fin, nous risquons tous de mourir de pollution, de réchauffement climatique ou d'évènements climatiques extrêmes. Il va falloir inventer un nouveau monde.

Bill Gates, le fondateur de Microsoft, dans un entretien accordé à Derek Muller pour la chaîne YouTube *Veritasium*, dit que nous étions vulnérables à deux nouvelles menaces : « La première est le changement climatique. Chaque année, le nombre de morts pourrait être encore plus important que celui que nous observons dans cette pandémie. [La seconde] est le bioterrorisme, le fait que quelqu'un, qui souhaite causer des dégâts, pourrait créer un virus. Cela signifie que le risque de se heurter à ce genre de situation de pandémie ne se limite pas aux épidémies d'origine naturelle, comme celle que nous traversons actuellement. »

Avant de sauver les hommes, il faudra d'abord penser à sauver la terre. Si la pandémie du Covid-19 pouvait au moins servir à cette prise de conscience, la mort des milliers d'hommes et de femmes aura au moins servi à quelque chose. Si le monde d'après ressemble à celui d'avant, nous aurons assurément perdu.

I.
Le Pangolin acquitté ?

Prés de deux ans après son émergence, l'origine de l'épidémie reste encore un mystère. On ne sait toujours pas comment et où le SARS-CoV-2 a pu se transmettre à l'homme.
L'hypothèse de départ était que le SARS-CoV-2 était le résultat de la combinaison de 2 virus : l'un issu d'une chauve-souris et l'autre du pangolin. La transmission à l'homme se serait faite, selon ce scénario, à la suite d'un contact avec un pangolin vendu sur le fameux marché de Wuhan. Cette hypothèse a d'emblée paru peu crédible, car les souches évoquées, à la fois celles venant des chauves-souris (RATG13, RmYN02) et celle trouvée chez le pangolin (MP789) étaient génétiquement trop éloignées du SARS-CoV-2 alors que, lors des deux épidémies précédentes, il y avait une grande proximité avec 99 % d'identité entre les virus responsables du SRAS et du MERS et les souches isolées chez les derniers hôtes intermédiaires, la civette masquée pour le SARS-CoV-1 et le dromadaire pour le MERS-CoV.
De plus, les premiers patients infectés n'ont pas tous fréquenté le marché de Wuhan. En dépit des recherches dans les espèces animales vendues sur ce marché, aucun virus résultant de la combinaison supposée entre un virus de pangolin et un virus de chauve-souris n'a été, de surcroit, trouvé.
L'hypothèse du virus venant d'un pangolin n'a plus le vent en

poupe. D'autant que les pangolins incriminés, qui venaient de Malaisie, ont été saisis par les douanes chinoises en 2019 à Guangdong à près de 1000 kilomètres de Wuhan ! « L'espèce de pangolin incriminée vit dans les forêts de l'Asie du Sud-Est et son aire de répartition géographique ne recouvre même pas celle de l'espèce de chauve-souris qui porte le plus proche cousin du SARS-CoV-2 », rappelle Roger Frutos, un chercheur spécialiste d'écologie des virus cité par le journal *le Monde*[10]. Or « la situation la plus à même de favoriser le passage d'un virus de chauve-souris à l'homme, c'est lorsqu'on a une circulation prolongée et pérenne du pathogène chez un hôte intermédiaire », explique le virologue français à l'université de Caen Meriadeg Le Gouil, un spécialiste qui fait autorité. Depuis que cette hypothèse a été émise, aucun pangolin porteur d'un coronavirus n'a d'ailleurs été trouvé. De plus, si dans le génome des coronavirus infectant des pangolins, il existe une grande similitude avec le SARS-CoV-2 dans la courte séquence génétique codant pour le domaine de reconnaissance du récepteur ACE-2, la protéine qui permet l'entrée du virus dans la cellule humaine, le restant de son génome est par contre trop distant du SARS-CoV-2 pour être son ancêtre direct. Au total, le génome du virus trouvé chez les pangolins et le SARS-CoV-2 ne sont en effet identiques qu'à 89 %. Trop peu pour incriminer ce brave mammifère. Le pangolin doit être acquitté.

Cette histoire était probablement trop belle pour être vraie. Et si cette hypothèse avait été mise en avant pour faire diversion ? La Chine chercherait-elle à cacher des choses, comme le prouveraient les difficultés rencontrées par l'OMS à enquêter sur l'épidémie. Certains en sont convaincus.

S'il semble acquis que le réservoir naturel du nouveau coronavirus est une espèce de chauve-souris dont l'aire de répartition recouvre le sud de la Chine ou l'Inde[11], la question du dernier hôte animal à avoir été infecté avant la transmission à l'homme

10. Stéphane Foucart : « Les silences de la Chine, un virus repéré dès 2013, la fausse piste du pangolin... Enquête sur les origines du SARS-CoV-2 », *Le Monde*, 22 décembre 2020.

11. Cf note 9.

n'est toujours pas tranchée à ce jour. Les chercheurs pensent qu'il faut continuer à rechercher des « virus qui circulent chez les chiroptères et dans des espèces en contact avec les populations humaines. Il serait souhaitable de se focaliser en priorité sur des espèces de mammifères dont le récepteur ACE2 présente des caractéristiques plus proches de l'ACE2 humain que celui des chiroptères, comme le porc, la chèvre, le mouton, la vache ou le chat[12] ».

Sur la piste des visons

Les soupçons se portent de plus en plus vers des animaux à fourrure comme les renards, visons et chiens viverrins. Christian Drosten, découvreur du SARS-CoV-1 en 2003 et conseiller scientifique du gouvernement allemand, affirmait dès le mois d'avril 2020 dans une interview au journal anglais *The Guardian* que : « Si quelqu'un me donnait quelques centaines de milliers de dollars et un laissez-passer en Chine pour trouver la source du virus, je chercherais dans les endroits où les chiens viverrins sont élevés[13]. » Lors de l'épidémie du SRAS de 2003, ces petits carnivores de la taille d'un renard, appelés « *racoon dog* » en anglais avaient déjà été soupçonnés d'être l'hôte intermédiaire du SARS-CoV-1. Aucune recherche n'avait pourtant été entreprise à l'époque pour en savoir davantage sur ces chiens viverrins, comme si on avait déjà voulu orienter les soupçons sur la civette masquée, afin de protéger une industrie de la fourrure qui pèse plus de 20 milliards de dollars dans la balance commerciale chinoise. Ne retrouve-t-on pas à nouveau la même stratégie en 2020 avec la mise en accusation du pangolin ? Contrairement aux affirmations des autorités chinoises, les trois espèces d'animaux à fourrure étaient bien vendues sur le marché de Wuhan. Dans une enquête détaillée, *Reporterre* relèvera également que « lorsqu'il a fallu, sous la pression de

---

12. Erwan Sallard, José Halloy, Didier Casane et al : « Retrouver les origines du SARS-CoV-2 dans les phylogénies de coronavirus », revue Médecine/Sciences-Inserm, Aout-Septembre 2020.
13. Cité par Yann Faure et Yves Sciama : « les élevages de visons en Chine à l'origine du Covid-19 ? Les indices s'accumulent », Reporterre, 8 janvier 2021.

l'opinion publique mondiale, interdire le commerce d'animaux sauvages en raison des risques d'émergence virale et de propagation, il [le ministère de l'Agriculture et des Affaires rurales chinois] les a requalifiés d'« espèces domestiques » afin de préserver leur élevage de toute entrave possible ». Le quotidien écologiste cite également un article passé relativement inaperçu, paru le 24 janvier 2020, qui désigne le vison, comme l'hôte intermédiaire le plus probable[14]. Les chercheurs étaient arrivés à cette conclusion à l'aide d'un logiciel d'intelligence artificielle. Des infections par le SARS-CoV-2 surviendront plus tard dans des exploitations de visons de huit pays (Pays-Bas, Danemark, Espagne, France, Suède, Italie, États-Unis et Grèce) avec des contaminations croisées entre hommes et animaux. À ce propos, on peut s'étonner qu'aucun élevage intensif chinois n'ait été contaminé. Les enjeux sont importants pour l'empire du Milieu qui en est le principal producteur, importateur et consommateur. La Chine a produit en 2018 près de vingt-et-un millions de fourrures de visons, dix-sept millions de renards et douze millions de chiens viverrins. Le 8 janvier 2021, dans un article paru dans la revue *Science*[15], deux virologues chinoises, la célèbre Shi Zhengli et Peng Zhou, reconnaîtront pour la première fois que le vison pourrait être l'hôte « du virus qui a engendré le SARS-CoV-2 ». Les chercheurs suggèrent même de conduire des enquêtes rétrospectives sur des échantillons datant d'avant la pandémie chez les visons ou d'autres animaux susceptibles d'avoir hébergé le virus avant sa transmission à l'homme. Cette révélation est intervenue en janvier 2021, au moment où la mission de l'OMS allait débuter son enquête, alors que tous les articles scientifiques sont soumis à une censure officielle très stricte. Ce n'est peut-être pas qu'un hasard !

Toujours pas d'hôte intermédiaire ! « L'origine animale du virus

14. Qian Guo, Mo Li, Chunhui Wanget al : « Host and infectivity prediction of Wuhan 2019 novel coronavirus using deep leaning algorithm », *BioRxiv*, 24 January 2020.

15. Peng Zhou & Zheng-Li Shi : « SARS-CoV-2 Spillover events », *Science*, 8 janvier 2021.

reste problématique[16]. » D'où la thèse récurrente défendue par certains selon laquelle le virus se serait échappé d'un laboratoire. À quelques jours de la fin de son mandat, l'administration Trump dira, une nouvelle fois, détenir de nouvelles informations indiquant que la pandémie viendrait d'un laboratoire chinois et non d'un contact avec des animaux infectés, en se gardant de donner plus de précisions. Dans ce cas, il s'agirait plus d'une fuite accidentelle que d'une propagation délibérée. Cette hypothèse n'est pas totalement écartée à ce jour. « Tout est sur la table », avait averti fin novembre, Marion Koopman de l'université Erasmus de Rotterdam, qui fait partie du groupe d'experts-enquêteurs de l'OMS, à la revue *Nature.*

La chose est théoriquement possible. Des travaux ont montré qu'on pouvait rendre le virus H5N1 beaucoup plus contagieux entre mammifères par quelques manipulations génétiques en laboratoire. Ces travaux ont été publiés dans les prestigieuses revues *Nature*[17] et *Science*[18] après des mois de polémiques et des pressions du *National Science Advisory Board for Biosecurity* du ministère de la Santé des États-Unis qui redoutait que ces travaux ne donnent des recettes à quelques apprentis bioterroristes. On sait aussi qu'après l'épidémie du SARSCoV-1, le virus est sorti à quatre reprises de différents laboratoires où il était étudié. Le journal *Le Monde* a aussi rappelé que la pandémie de grippe A (H1N1) de 1977 aurait été, en fait, causée par une erreur de manipulation humaine[19].

L'épidémie, ayant démarré à Wuhan, loin des lieux d'habitats naturels des chauves-souris incriminées, les soupçons se sont portés naturellement vers le laboratoire P4 de la ville, qui n'est qu'à quelques kilomètres du marché des fruits de mer et de la faune de Wuhan. C'est là que travaille la célèbre virologue

16. Cf note 11

17. Imai Masaki, Tokiko Watanabe, Yoshihiro Kawaoka et al : « Experimental adaptation of an influenza H5 HA confers respiratory droplet transmission to a reassortant H5 HA/H1N1 virus in ferrets. », *Nature* 2 May 2012.

18. Russell CA, Judith M. Fonville, Derek J. Smith et al : « The potential for respiratory droplet-transmissible A/H5N1 influenza virus to evolve in a mammalian host. » *Science*, 22 June 2012.

19. Cf. note 10. Gigi Kwik Gronvall : « The Reemergent 1977 H1N1 Strain and the Gain-of-Function Debate », American Society for Microbiology, 18 August 2015.

Shi Zhengli, surnommée *batwoman*, pour ses travaux sur les chauves-souris. Elle est à la tête d'une des plus grandes bases de données de virus de chauves-souris au monde. Elle est connue pour avoir travaillé depuis plusieurs années avec le virologue américain, Ralph Baric, sur les expériences de « gain de fonction » qui vise à rendre les virus plus virulents ou plus transmissibles. Il n'y a rien à redire sur ces travaux qui sont menés pour mieux comprendre les mécanismes du franchissement de la barrière des espèces et de mieux lutter contre les épidémies. C'est elle et ses collègues qui décriront le RaGT13, identique à 96,2 % au virus responsable du Covid-19, dans un article paru le 3 février 2020 dans la revue *Nature*[20] avec pour seule indication qu'il avait été détecté dans la province du Yunnan, sur une chauve-souris fer à cheval de l'espèce Rhinolophus affinis. Shi Zhengli finira par dire, dans une interview en juillet 2020 à la revue *Science*, que le RaGT13 n'est autre que le RaBtCoV/4991, un virus prélevé dans la mine désaffectée du Yunnan, dont une partie du génome avait déjà été décrit par les chercheurs de l'Institut de Virologie de Wuhan dans la revue *Virologica Sinica* en 2016, quatre années avant qu'il ne soit rebaptisé. Tout cela prête à interrogations ! Bruno Canard, directeur de recherche au CNRS interrogé par France2, fait remarquer que : « Les chercheurs auraient dû se rendre compte immédiatement que la carte d'identité génétique du SARS-CoV-2 de 2020 correspondait à quelque chose qui avait déjà été décrit il y a fort longtemps [...]. Ils auraient dû citer leurs propres travaux. Ils ne l'ont pas fait. »

Pour autant, cette thèse du virus échappé d'un laboratoire est récusée par la majorité des scientifiques qui continuent à privilégier deux scénarios : soit l'adaptation chez un animal hôte avant son transfert à l'homme, soit une adaptation chez l'homme après le transfert zoonotique. « L'étrange puzzle re-combinatoire qu'est le génome de SARS-CoV-2 reste une énigme...[21] »

Ce qui parait certain, c'est que le virus n'a émergé que très ré-

20. Peng Zhou, Xing-Lou Yang, Zheng –Li Shi et al : « A pneumonia outbreak associated with a new coronavirus of probable bat origin », *Nature*, 3 February 2020.

21. Cf note 11.

cemment chez l'homme, car le taux d'identité est de 99,98 % entre les séquences génomiques d'échantillons viraux de différents malades infectés par le SARS-CoV-2. « Il est, par exemple, possible que le virus ait été transmis à l'homme bien avant novembre 2019 et qu'il ait circulé à bas bruit dans la population sans être remarqué », explique la généticienne Virginie Courtier qui ajoute : « Il aurait ainsi pu s'adapter à l'homme et devenir plus virulent après une mutation naturelle survenue à Wuhan en novembre 2019 ». Dans un article publié en mai 2020[22], trois chercheurs de l'université de Harvard et de l'université de Vancouver ont montré que le SARS-CoV-2 avait très peu muté dans les premiers mois de l'épidémie contrairement à ce qui s'était passé pour le SARS-CoV-1, ce qui « suggère fortement que, quand il est arrivé à Wuhan, il avait déjà "tourné" chez l'homme depuis un moment ! » selon Jean-François Julien, un écologue qui travaille au Muséum d'histoire naturelle de Paris[23].

Ailleurs qu'à Wuhan

Quand a eu lieu la première contamination ? A-t-elle eu lieu sur le marché de fruits de mer de Wuhan, comme on l'a pensé ? Si le marché a pu jouer un rôle dans la diffusion du virus, il n'est pas du tout établi que l'épidémie soit partie de là. Il est probable, comme le pense Meriadeg Le Gouil, « que ce virus a commencé à infecter l'humain avant le marché de Wuhan, avant la détection des premiers cas, par poussées sporadiques, jusqu'au succès épidémique »[24]. Le marché serait devenu un lieu de « super-propagation », où une ou plusieurs personnes infectées auraient transmis le virus à des acheteurs, à une ou plusieurs occasions.

Des dossiers officiels chinois, transmis à CNN par un donneur d'alerte anonyme, ont révélé la survenue d'une grande épidémie de grippe dans la région de Hubei au mois de dé-

22. Shing Hei Zhan, Benjamin E. Deverman, Yujia Alina Chan, « SARS-CoV-2 is well adapted for humans. What does this mean for re-emergence ? », *BioRxiv,* may 2020.

23. Tara Schlegel, « Covid-19 : l'OMS percera-t-elle le mystère de l'origine du virus ? », France Culture, 14 mai 2020.

24. Audrey Dufour, Covid-19 : « comment les enquêteurs remontent la piste du virus », *La Croix*, 4 janvier 2021.

cembre 2019. Le pic se serait produit dans la semaine du 2 décembre. Ce n'est pas à Wuhan, futur épicentre de la pandémie du Covid19, que cet épisode de grippe a été le plus fort, mais dans les villes voisines de Yichang avec 6135 cas et à Xianning avec 2148 cas. Wuhan n'a été que la troisième ville la plus touchée avec 2032 nouveaux cas durant cette semaine. S'agit-il de cas de Covid-19 non détectés ? Le *Center for Disease Control and Prevention* de Hubei a mené des recherches rétrospectives sur des cas de grippe datant d'octobre 2019 dans deux hôpitaux de Wuhan, dans le but de rechercher des traces de coronavirus. Mais, selon une étude publiée dans la revue *Nature*, ils n'ont pas été en mesure de détecter le virus dans les échantillons antérieurs à janvier 2020. Des études similaires n'ont pas encore été menées dans d'autres villes du Hubei comme à Yichang, à 320 kilomètres à l'ouest de Wuhan, qui a été trois fois plus durement touchée que Wuhan au cours de la semaine du 2 décembre. Et si c'était une indication du lieu où a réellement débuté l'épidémie qui n'est peut-être pas Wuhan !

Une autre piste nous conduit, quelques années plus tôt, en avril 2012, à l'hôpital de Kunming dans la province du Yunnan à 1500 km de Wuhan, où 6 mineurs ont été hospitalisés et trois d'entre eux vont décéder à l'hôpital. Ils présentent tous des symptômes qui sont ceux du Covid-19. La maladie des six hommes sera décrite en détail, dans un mémoire de master, par un certain Li Xu. Tous les six ont passé jusqu'à deux semaines à cureter les galeries du guano de chauve-souris fer à cheval dans une mine désaffectée à Tongguan. Selon les deux microbiologistes indiens qui ont analysé en détail le mémoire de l'étudiant chinois, la maladie des mineurs pourrait donner des « indices importants sur les origines du SARS-CoV-2[25] ». Une piste d'autant plus sérieuse que le RaTG13, le cousin proche du SARS-Cov-2, dont le séquençage remonte à 2018, a aussi été prélevé sur une chauve-souris fer à cheval, dans cette mine désaffectée du Yunnan.

25. Monali C. Rahalkar& Rahul A. Bahulikar, « Lethal pneumonia cases in Mojiang Miners (2012) and the mineshaft could provide important clues to the origin of SARS-CoV-2 », *Frontiers in public health*, 20 October 2020. Cité par *Le Monde* (note 3)

Le patron de l'OMS s'était engagé, le 30 novembre 2020, à tout faire pour connaître l'origine du virus, rejetant les accusations de complaisance vis-à-vis de la Chine. Une première mission exploratoire composée d'un épidémiologiste et d'un spécialiste de la santé animale s'est rendue en Chine le 10 juillet 2020. L'équipe y a passé trois semaines dans des réunions en visioconférences avec ses homologues scientifiques à Pékin et Wuhan. Seuls trois membres occidentaux de la mission avaient finalement pu passer quelques heures dans la région, en périphérie de Wuhan, sans pouvoir réellement enquêter, selon le journal *Le Monde*. Il semblerait aussi que la Chine n'ait pas non plus facilité la venue de la mission de l'OMS qui s'est rendue en Chine en début d'année 2021. Pékin a tardé à donner son feu vert aux experts. Finalement, la mission ne s'est rendue en Chine que le 14 janvier et a pu commencer son enquête sur le terrain le 21 janvier à Wuhan, après la période de quarantaine. Selon des proches des défunts, les autorités chinoises ont mis aussi la pression sur les familles de victimes du Covid-19 pour les dissuader d'entrer en contact avec les enquêteurs de l'OMS à Wuhan. La nouvelle administration Biden exige une enquête « claire et poussée » sur les origines de la pandémie.

Un rapport d'expertise indépendant a été présenté le 19 janvier lors d'une réunion de l'OMS. Selon ce rapport, Pékin aurait pu agir plus vite et plus fort pour lancer l'alerte. Selon ces experts, « il est clair que des mesures de santé publique auraient pu être appliquées plus énergiquement par les autorités chinoises locales et nationales ». La lenteur de l'OMS à réunir son comité d'urgence au début de la pandémie et ses hésitations à déclarer l'urgence sanitaire internationale ont été également critiquées. « Nous devons bien sûr nous évertuer à faire mieux. Tout pays, pas seulement la Chine, mais aussi les États-Unis, le Royaume-Uni, le Japon ou tout autre pays, doit d'ailleurs s'évertuer à faire mieux », a répondu le porte-parole du ministère des affaires étrangères chinois, Hua Chunying.

Au cours d'une première conférence de presse, le 9 février 2021, l'équipe de scientifiques de l'OMS, après 12 jours d'enquête sur le terrain, a déclaré que, selon elle, le coronavirus s'était probablement propagé à l'homme par l'intermédiaire d'un animal et qu'il était « extrêmement peu probable » que ce soit le résultat d'un accident de laboratoire, une thèse défendue par l'administration Trump. Si la nouvelle administration Biden n'a pas épousé d'emblée la théorie d'une fuite d'un laboratoire, elle a toutefois semblé prendre ses distances avec les premières conclusions des experts de l'OMS et a souhaité qu'elles soient vérifiées par les services américains. « Toutes les hypothèses restent sur la table », a pris soin de préciser le patron de l'OMS.

Il semblerait également que la mission n'ait pas pu recueillir les données brutes leur permettant de mieux comprendre les origines de la pandémie. Il s'agit notamment de savoir si l'épidémie a démarré avant le mois de décembre 2019. Dans ses premiers constats, la mission a estimé qu'il y avait eu beaucoup plus de cas à Wuhan que ce que l'on pensait jusque-là. Elle y a aussi découvert une douzaine de souches différentes dès le mois de décembre 2019. « Certaines d'entre elles viennent des marchés. Certaines d'entre elles ne sont pas liées aux marchés », ce qui suggère fortement que le virus circulait bien avant le mois de décembre[26].

La mission aurait souhaité que les autorités chinoises conduisent des analyses plus poussées sur les échantillons de sang conservés. Elle a également souhaité qu'elles investiguent davantage sur le commerce des animaux sauvages à Wuhan et dans les zones environnantes afin de recueillir des indices sur le passage du virus de l'animal à l'homme. « Nous voulons plus de données. Nous avons demandé plus de données », a déclaré à l'AFP, le chef de la mission, Peter Ben Embarek. « Pour mieux comprendre cette pandémie et préparer la prochaine, la Chine doit rendre accessibles ses données sur les premiers jours de l'épidémie », a aussi réclamé le nouveau conseiller américain à la Sécurité nationale, Jake Sullivan. La pression est désormais sur Pékin, qui perdrait gros sur la scène internationale en ne jouant pas le jeu.

26. Nick Paton : « WHO Wuhan mission finds possible signs of wider original outbreak », in 2019-CNN exclusive, 15 February 2021.

La recherche de la vérité n'a guère été facilitée par la guerre des mots à laquelle se sont livrés Américains et Chinois sous l'administration Trump. Alors que le président américain prenait plaisir à parler de virus chinois, les autorités chinoises répliqueront en parlant de virus américain ou de virus Trump. Dès février 2020, le diplomate chinois Zhao Lijian avait d'ailleurs accusé les Américains d'avoir importé le virus à Wuhan en octobre 2019 à l'occasion des Jeux olympiques militaires qui s'y sont déroulés.

Il est difficile de s'y retrouver y compris quand, de surcroît, des articles scientifiques peuvent dissimuler des tentatives de désinformation.

Deux articles, publiés par une équipe de chercheurs chinois dirigée par le Dr Shen Libing de l'Institut des sciences biologiques de Shanghai, dans la revue *Phylogenetics and Evolution*, le 24 novembre et sur *ssrn.com*[27], la plate-forme de préimpression du *The Lancet*, le 17 novembre, vont émettre une toute autre hypothèse. En comptant le nombre de mutations dans chaque souche virale et en considérant que les souches avec le moins de mutations seraient plus proches de l'ancêtre du SARS-CoV-2, ils sont arrivés à la conclusion que : « Wuhan ne peut pas être le premier endroit où la transmission SARS-CoV-2 d'homme à homme s'est produite. » Les chercheurs ont trouvé cette souche avec le moins de mutations dans huit pays de différents continents : l'Australie, le Bangladesh, la Grèce, les États-Unis, la Russie, l'Italie, l'Inde et la République tchèque. Constatant que l'Inde et le Bangladesh étaient les pays qui avaient la plus grande diversité génétique, indiquant une origine ancienne, les chercheurs sont arrivés à la conclusion que le « sous-continent indien pourrait être [le lieu] où la première transmission interhumaine du SARS-CoV-2 s'est produite ». L'extrême dureté des conditions climatiques aurait pu provoquer la pandémie selon Shen et ses collègues qui rappellent que l'Inde a connu en mai 2019 sa deuxième plus longue vague de chaleur jamais enregistrée. La sécheresse aurait forcé les

27. Libing Shen, He Funan, Zhao Zhang et al, « The Early Cryptic Transmission and Evolution of SARS-CoV-2 in Human Hosts », SSRN Electronic journal, January 2020.

animaux et les humains à se trouver aux mêmes sources d'eau potable et cela a peut-être augmenté les chances que le virus saute la barrière des espèces. Un scoop qui n'a pas dû faire plaisir du côté de New Delhi et de Dacca ! Plusieurs scientifiques ont remis en question cette découverte, affirmant que les méthodes de recherche et les logiciels utilisés n'étaient pas conformes aux exigences pour ce type d'analyse phylogénétique.

Dans un autre article publié dans le *Tumori Journal,* une équipe de chercheurs, dirigée par le Dr Gabriella Sozzi de l'Institut national du cancer de Milan, a déclaré avoir trouvé des anticorps spécifiques au SARS-CoV-2 dans des échantillons prélevés sur des patients de toute l'Italie pour un dépistage du cancer du poumon lors d'un essai de six mois qui a débuté en septembre 2019. Ce constat est à rapprocher de celui des médecins italiens qui avaient vu une augmentation inhabituelle des affections respiratoires graves chez les personnes âgées et vulnérables, à partir de novembre 2019. Ces cas avaient été considérés à l'époque comme des affections grippales. Des scientifiques italiens avaient aussi trouvé des traces du nouveau coronavirus dans les eaux usées collectées en novembre 2019. Ce fut également le cas en France avec la découverte rétrospective d'un patient contaminé par le SARS-CoV-2 fin décembre, près d'un mois avant que le pays ne confirme ses premiers cas. Toujours en France, à partir de l'analyse rétrospective d'échantillons de sérum de plus de 9000 adultes collectés dans le cadre de la cohorte Constances, une étude menée par des chercheurs de l'INSERM a identifié un test positif aux anticorps anti-SARS-CoV-2 dès novembre2019 également[28]. Au total, 13 Français présentant des anticorps contre le Covid-19 ont été recensés dans le cadre de cette étude.

Des scientifiques italiens de *l'IMT School for Advanced Studies Lucca* ont eu aussi l'idée d'enquêter sur les occurrences de termes liés à des symptômes du coronavirus, au sein des messages publiés sur Twitter. Leur article, publié le 25 janvier 2021 dans

28. Fabrice Carrat, Julie Figoni, Marie Zins et al :, « Evidence of early circulation of SARS-CoV-2 in France : findings from the population-based "CONSTANCES" cohort », *European Journal of epidemiology*, 6 February 2021.

la revue *Scientific Reports*, montre que les occurrences du mot « pneumonie » avaient augmenté significativement dans la plupart des pays européens au fil de l'hiver 2019-2020, en comparaison avec la même période des années précédentes. « Nous montrons également que les signaux provenaient principalement des régions géographiques qui se sont avérées être les principaux foyers d'infection », au début de la pandémie, relèvent également les scientifiques, en citant l'Île-de-France dans l'hexagone, la Lombardie en Italie et Madrid en Espagne. Le doute n'est plus permis. Le virus se trouvait probablement en Europe, voire dans sur d'autres continents, bien avant le 31 décembre 2019.
Fort de ces divers « constats », les autorités officielles chinoises vont semer le doute en développant la thèse selon laquelle, si le virus a été identifié pour la première fois en Chine, cela ne signifie pas pour autant qu'il vienne de Chine, car il serait apparu également dans de nombreux autres endroits de la planète. « Des preuves de plus en plus nombreuses montrent que l'agent pathogène a émergé dans de multiples endroits à travers le monde », a déclaré le ministre des Affaires étrangères chinois, Wang Yi, dans une interview à l'agence officielle *Xinhua*, le 2 janvier 2021. Lors d'une conférence universitaire en ligne, le 19 novembre 2020, Zeng Guang, l'ancien chef épidémiologiste de la CDC chinoise, avait déjà déclaré que, si le virus avait été détecté pour la première fois à Wuhan, cela ne voulait pas dire qu'il venait de là. Son successeur Wu Zunyou dira que le virus pourrait avoir été introduit en Chine par des fruits de mer ou des produits carnés congelés venant de l'étranger. Au mois de novembre, on a ainsi vu dans le quotidien du Parti communiste chinois *Global Times*, plusieurs images de produits « testés positifs » au Covid-19 en Chine. On y voyait du porc, bœuf, poisson, fruits de mer importés du Brésil, d'Argentine, du Royaume-Uni ou de Norvège ! Le gouvernement chinois a continué à suggérer que le virus pouvait avoir pris naissance à l'étranger et a profité, à nouveau, de la conférence de presse de la mission de l'OMS, le 9 février, pour promouvoir cette théorie, affirmant que la recherche de

l'origine du virus devrait se concentrer sur des endroits situés hors de Chine.

À propos de l'étude italienne, Gavin Smith, professeur dans le programme émergent de maladies infectieuses à la Duke-NUS Medical School à Singapour, a fait remarquer que, même s'il s'agissait de cas de Covid-19, cela ne signifie pas nécessairement que l'épidémie a commencé en Italie. Selon lui : « D'après le poids des preuves historiques, il est probable qu'elle a émergé en Asie, mais il est impossible de dire quelque chose de précis à ce sujet pour le moment[29]. »

« Nous devons être prudents », a déclaré Mike Ryan, directeur exécutif du programme OMS des urgences sanitaires, devant les affirmations selon lesquelles le virus se trouvait déjà en Europe avant d'être découvert à Wuhan en rappelant que « nous savons que les premiers groupes de cas humains, qui ont été détectés, se trouvaient à Wuhan. » Seule l'identification du patient zéro pourrait permettre de dater les débuts de l'épidémie. Il est à craindre qu'on n'y arrive jamais, nombre de malades étant asymptomatiques.

En attendant, il faudra se garder des théories conspirationnistes qui font florès sur internet et les réseaux sociaux allant jusqu'à mettre en doute jusqu'à l'existence même d'une épidémie. Ainsi la consommation de la « soupe chinoise à la chauve-souris » serait à l'origine de l'épidémie. De même, ce serait la 5G qui, en empoisonnant les cellules du corps humain, aurait créé le virus. En avril 2020, des vidéos avec le *hashtag #FilmYourHospital* montreront également des parkings et des halls d'accueil d'hôpitaux vides en France. En mai, alors que le Brésil est devenu l'épicentre de l'épidémie en Amérique latine, des internautes essayeront encore de minimiser la réalité en partageant des photos trompeuses de cercueils vides[30].

29. Simone McCarthy, « Coronavirus : WHO to look at controversial Italian samples in search for origins », *South China Morning*, 28 November 2020.
30. La Rédaction des Obesrvateurs : « Ces intox autour du Covid-19 qui ont marqué l'année 2020 », France 24, 31 décembre 2020.

II.
Le SARS-CoV-2 de retour de vacances

Très tôt touchée, l'Europe a connu un printemps meurtrier. Après une accalmie l'été, le virus va réapparaitre au retour de vacances. La levée rapide des restrictions, ajoutée au tourisme transfrontalier ont eu un effet explosif. En cause, un variant originaire d'Espagne, dénommé 20A. EU1. Parti d'une ferme du nord de l'Espagne, il a profité du flot de touristes pour s'étendre au reste du continent, selon une étude des chercheurs de l'université de Bâle[31]. Quasiment inexistant début juillet, ce variant va concerner 80 % des cas en Espagne et au Royaume-Uni, 60 % des cas en Irlande et 40 % en Suisse et en France avant que le variant anglais prenne le relais deux mois après. Un variant chasse l'autre! le variant anglais sera chassé à son tour par le variant indien.

Contrairement aux pays asiatiques et à la Nouvelle-Zélande adeptes de la stratégie du « zéro Covid », l'Europe en est l'illustration inverse. L'épidémiologiste Antoine Flahault fait remarquer très justement que: « L'Europe a manqué l'occasion d'adopter une stratégie de type « zéro Covid » à la fin du premier confinement » et a « préféré profiter de l'été » en laissant « filer la circulation du virus ». Elle en paiera le prix!

Des pays relativement à l'abri lors de la première vague comme

31. Emma B. Hodcroft, Moira Zuber, Richard A. Neher et al, « Emergence and spread of a SARS-CoV-2 variant trough Europe in the summer of 2020 », *medRixv*, October 2020.

l'Allemagne ou les ex-pays de l'Est ne seront pas épargnés, cette fois-ci. Ce sera la descente aux enfers pour le Portugal qui deviendra même, à un moment donné, le pays le plus atteint au monde. La deuxième vague, qui a touché l'Europe, sera plus meurtrière que la première, contraignant les gouvernements à confiner leurs pays. À cela, plusieurs explications : des confinements plus stricts et l'arrivée des beaux jours ont freiné l'épidémie lors de la première vague ; la deuxième vague s'est répandue largement sur le continent alors que la première est restée localisée à quelques pays.

Le 1er novembre, l'Europe va afficher plus de 10 millions de cas confirmés et 268 000 décès. Dans la plupart des pays européens, le nombre de décès quotidien sera plus élevé que jamais au cours de l'automne.

Le confinement va permettre de ralentir la propagation du virus dans certains pays, mais elle va demeurer alarmante dans d'autres. Le continent européen sera en alerte à l'approche de Noël. La région Europe, qui s'étend jusqu'à l'Azerbaïdjan et la Russie, va devenir la zone la plus touchée du monde en nombre de cas, devant les États-Unis/Canada, l'Amérique latine et les Caraïbes et l'Asie selon un comptage réalisé par l'AFP le 25 décembre. Elle sera la première région du monde à franchir le seuil du demi-million de morts le 17 décembre.

Alors que l'OMS estime que « il existe un risque élevé d'un rebond de l'épidémie dans les premières semaines et les premiers mois de 2021 », les pays vont se préparer à lancer les campagnes de vaccination qui débuteront le même jour dans les 27 pays de l'Union européenne.

Noël n'aura pas été tout à fait Noël en 2020 dans les terres de chrétienté de la vieille Europe. Plusieurs pays ont adopté des mesures restrictives face au Covid-19. Ainsi au Royaume-Uni, Londres et le sud-est du pays ont été reconfinés et leurs habitants n'ont pas pu recevoir d'invités pour Noël. Outre-Rhin, le confinement mis en place le 16 décembre s'est prolongé jusqu'au 10 janvier. En Belgique pour Noël, le couvre-feu sera toujours en place de 22 h à 6 h. Pas plus d'une seule personne étrangère au foyer et deux pour les personnes seules, lors des repas. À côté de ses voisins, l'Hexagone a fait figure d'exception. Pour le 24 décembre, les Français auront réveillonné tard puisque le couvre-feu sera levé ce soir-là et surtout au nombre qu'ils veulent. Le gouvernement n'a fait que conseiller vivement à ses concitoyens de limiter le nombre de convives à 6, appelant chacun au maximum de précautions. On redoute un « Thanksgiving », comme ce fut le cas outre-Atlantique.

Hormis le Royaume-Uni, libéré par le Brexit, qui a démarré le 8 décembre, le top départ des campagnes de vaccination sera donné le 27 décembre dans les 27 États membres de l'UE. La bureaucratie, la défiance vaccinale, les problèmes logistiques et surtout les pénuries d'approvisionnement vont ralentir considérablement le rythme des vaccinations. L'Europe ne s'était manifestement pas préparée à une campagne de vaccination de masse, comme l'ont fait les États-Unis. Des divisions vont apparaitre au sein des vingt-sept. La Hongrie a commencé à vacciner sa population avec les vaccins russes et chinois, sans attendre le feu vert de l'Agence européenne des médicaments. La Slovaquie sera le deuxième pays de l'Union européenne à recevoir le vaccin russe.

La Russie : le pays aux trois vaccins

En Europe, la Russie a occupé pendant plusieurs mois la première place, en nombre de cas devant le Royaume-Uni et la France. La pandémie semblait relativement maitrisée jusqu'à fin août, avec une baisse constante du nombre de cas quotidiens jusqu'aux alentours de 4500. La courbe redeviendra fortement ascendante à partir du début septembre pour atteindre, le 9 octobre, le chiffre record de 12 126 cas de contamination dans le pays.

Si au printemps, la pandémie avait surtout frappé Moscou, lors de cette deuxième vague, les infections vont augmenter dans plusieurs régions reculées de Russie ; les hôpitaux et les morgues seront débordés.

La Russie va réévaluer son bilan de décès lié au Covid-19, le 29 décembre, avec un nouveau mode de calcul, ce qui donnera 186 000 morts selon l'agence officielle des statistiques Rosstat, alors que le site officiel du gouvernement dédié à l'épidémie ne faisait jusqu'alors état que d'environ 56 000 morts. Elle a enregistré en 2020 une hausse brutale de la mortalité de 17,9 % par rapport à l'année précédente, liée à la pandémie, selon les données officielles publiées le 8 février.
La Russie a signalé, le 3 janvier 2021, 24 150 cas de coronavirus supplémentaires au cours des dernières 24 heures, dont 3851 dans la seule ville de Moscou. Le chiffre total de contaminés a dépassé les 3,2 millions depuis le début de l'épidémie dans le pays qui s'est engagé dans une vaste campagne de vaccination. Le Kremlin n'ayant pas souhaité de confinement afin de préserver une économie déjà fragilisée, le pays a tout misé sur la vaccination. Après celle de Spoutnik V, la production de masse du deuxième vaccin EpiVacCorona a débuté en février 2021.
La vie est redevenue presque normale dans les rues de Moscou au mois de janvier 2021. Plus de 800 000 personnes ont déjà été vaccinées contre le Covid-19, sauf, semble-t-il, le président Poutine. Aucune preuve non plus que sa fille se soit fait vacciner, comme cela a été dit !
Le maire de Moscou a annoncé, le 27 janvier, la levée de certaines restrictions ; les bars, restaurants et boites de nuit ont rouvert. Plus de la moitié des lits dédiés au Covid-19 dans les hôpitaux de la ville sont inoccupés, si l'on en croit le blog du maire. Selon les chiffres officiels, la Russie a enregistré, le 8 février, 15 916 nouveaux cas de contamination au coronavirus, le nombre le plus bas depuis la fin d'octobre. Le nombre de nouveaux cas baissera régulièrement jusqu'à début juin avant de repartir en flèche.
Et de trois pour les Russes qui annonceront, le 20 février 2021, l'enregistrement d'un troisième vaccin : le Kovivak, un vaccin élaboré par le centre de recherche Tchoumakov de Moscou, selon la vieille technologie du vaccin inactivé. Ce troisième vaccin commencera sa phase III d'essais cliniques en mars.

Royaume-Uni : le variant de Kent

Le Royaume-Uni va être sérieusement ébranlé par la crise du Covid-19. Il était déjà le pays européen à avoir le plus grand nombre de décès lors de la première vague. Il sera très tôt touché par la seconde ; ce sera une déferlante. Il sera le premier pays européen à dépasser la barre des 100 000 morts le 26 janvier 2021. Son PIB va baisser de 9,9 %, la plus forte baisse depuis 1709, l'année du grand hiver.

« Il ne fait aucun doute, comme je le dis maintenant depuis plusieurs semaines, que nous pouvions nous attendre à une deuxième vague et que nous en voyons maintenant une », a déclaré le Premier ministre britannique, Boris Johnson, en visitant le chantier en construction d'un centre de vaccination à Didcot, près d'Oxford, le 18 septembre 2020.

Le 22 septembre, il annoncera une batterie de nouvelles restrictions concernant l'Angleterre : fermeture à 22 h des pubs, bars et restaurants, télétravail encouragé, mariages limités à 15 participants, report du retour du public aux manifestations sportives. Le port du masque a été rendu obligatoire pour les employés de commerce, de bars et restaurants, et les sanctions seront durcies. Ces mesures seront en place pendant « peut-être six mois », selon Boris Johnson qui a appelé les Britanniques à « l'esprit d'équipe » et à la « discipline » sous peine de « devoir aller plus loin » dans les restrictions. En présentant ces nouvelles restrictions, le Premier ministre a estimé que le taux de transmission plus élevé qu'en Allemagne ou en Italie s'expliquait par le fait que son peuple était, lui, « épris de liberté », une déclaration qui risque d'être mal appréciée du côté de Rome et de Berlin !

Face à la propagation « exponentielle » du nouveau coronavirus, le gouvernement britannique a décidé, le 12 octobre, d'instaurer un système d'alerte à trois niveaux pour l'Angleterre afin d'éviter un confinement général réclamé par l'opposition travailliste. Il y aura désormais plus de malades du Covid-19 dans les hôpitaux d'Angleterre que lorsque le premier confinement national avait été décrété le 23 mars. Les pressions se

multiplient sur Boris Johnson pour décréter un nouveau confinement national d'une période de deux ou trois semaines.
Le Premier ministre anglais sera obligé de céder. Il annoncera le 31 octobre un reconfinement de l'ensemble de l'Angleterre à compter du 5 novembre, et ce jusqu'au 2 décembre. Les restaurants, pubs et cafés et les commerces non essentiels devront, une nouvelle fois, fermer leurs portes. Les crèches, écoles et universités resteront en revanche ouvertes, en plus des commerces essentiels. Les secteurs manufacturier et agricole ainsi que celui de la construction continueront eux aussi de fonctionner. Un confinement analogue à celui décidé quelques jours plus tôt en France. Une décision contestée par beaucoup de Britanniques. Invoquant la *Magna Carta*, un texte fondateur de la démocratie moderne, une coiffeuse près de Bradford, dans le nord de l'Angleterre, deviendra une vedette nationale sur les réseaux sociaux, en maintenant ouvert son salon et en payant des amendes pour un montant total de 19 000 euros.
Margaret Keenan, 90 ans, une ancienne vendeuse de bijoux, est devenue, le 8 décembre, la première personne au monde à recevoir le vaccin Pfizer, dans un hôpital de Coventry, dans le centre de l'Angleterre. Pour la petite histoire, le deuxième Britannique vacciné, âgé de 81 ans, n'est autre qu'un certain William Shakespeare. Tout un symbole pour un pays nostalgique de son glorieux passé. Doivent être vaccinés les pensionnaires et personnels des maisons de retraite, les personnels de santé et les personnes âgées de plus de 85 ans. En toute logique, le Royaume-Uni deviendra aussi, le 4 janvier, le premier pays à administrer à sa population le vaccin britannique d'AstraZeneca-Oxford alors que plus d'un million de Britanniques ont déjà été vaccinés avec le Pfizer- BioNTech. Le Royaume-Uni poursuit sa campagne de vaccination pied au plancher avec une logistique impressionnante et beaucoup de pragmatisme. La Grande-Bretagne a mis en place des dizaines de centres de vaccination dans des stades, des églises, des mosquées et même dans un musée en plein air dans les Midlands, familier aux téléspectateurs de la série policière populaire « *Peaky Blinders* » ;

au total, 1200 centres de vaccination ont été ouverts depuis le début de la campagne, avec le soutien logistique de l'armée. À mi-janvier, sept sites géants de vaccination ont été créés comme dans la cathédrale de Salisbury. Des *drives* pouvant vacciner plusieurs centaines de personnes par jour ont également été ouverts et des équipes mobiles ont été chargées d'apporter le vaccin vers ceux qui vivent dans des zones rurales isolées. L'objectif est d'immuniser quelque 15 millions de personnes d'ici mi-février. Le plus grand nombre de vaccinations, en une seule journée, a été battu le 30 janvier avec 598 389 premières doses injectées. Le Royaume-Uni, engagé dans une course contre la montre contre son variant, a été le premier pays occidental à changer de stratégie en administrant la première dose à un maximum de personnes, plutôt que de stocker les lots pour la seconde injection.

Le 16 décembre, les pubs et restaurants londoniens vont fermer leurs portes pour la troisième fois depuis le début la pandémie ; la capitale britannique et des régions du sud de l'Angleterre ont été placées sous le niveau d'alerte et de restrictions maximales. Dans un éditorial commun, deux grands journaux médicaux, le *British Medical Journal* et le *Health Service Journal*, ont mis en garde contre un risque de congestion du NHS, devant la progression des chiffres de l'épidémie dans certaines régions.

Un nouveau variant du SARS-CoV-2 a touché près de 1000 personnes, principalement dans le Sud-Est de l'Angleterre : c'est le variant de Kent. Le ministre de la Santé britannique se montrera particulièrement alarmiste en parlant de progression exponentielle de la maladie. « Il semble que cette propagation est désormais alimentée par une nouvelle variante du virus », qui se transmet « bien plus facilement, jusqu'à 70 % de plus [que le virus d'origine] », a déclaré le Premier ministre Johnson lors d'une conférence de presse, le 19 décembre. Cette première estimation sera confirmée par une étude ultérieure mise en ligne la veille de Noël. « Sur la base des données préliminaires disponibles, elle [la nouvelle souche] pourrait être 50 % à 74 % plus transmissible », a indiqué Nick Davies, biologiste à la London School of Hygiene and Tropical Medicine, l'un des coauteurs de l'étude. Ce nouveau variant contient 23 mutations, un nombre relativement important, raison pour laquelle il est « particulièrement pris au sérieux », indiquera Chris Whittie, le *Chief medical officer for England.*

Il n'est pas du tout sûr que cette nouvelle souche, dont la découverte a été annoncée le 20 décembre 2020 en Angleterre, n'ait pas été importée. « Le Royaume-Uni fait beaucoup de séquençage par rapport à d'autres pays » grâce à une banque mondiale des génomes du coronavirus : le Covid-19 Genomics UK Consortium. Cette banque, mise en place dès le mois de mars 2020 avec une dotation de 20 millions de livres sterling, avait produit à la mi-février 2021 la moitié de l'inventaire mondial des génomes du SARS-CoV-2[32]. Au 16 janvier, les Anglais avaient séquencé plus de 165 000 coronavirus contre 74 000 aux États-Unis et seulement 3 400 en Allemagne[33]. C'est ce qui a permis aux chercheurs anglais de donner rapidement l'alerte au niveau mondial permettant aux pays de fermer leurs frontières, faute de quoi, le variant se serait largement répandu pendant des mois. L'OMS en a profité pour appeler à une généralisation mondiale du séquençage génomique et du partage des données.

Ce variant, qui sera désigné sous le nom de variant anglais, se caractérise par des mutations qui touchent la protéine *Spike*. Une de ces mutations, appelée N501Y, affecte la liaison avec les enzymes ACE2. On retrouvera cette mutation N501Y dans les variants sud-africain et brésilien qui apparaitront par la suite et seront prénommés chronologiquement 501Y. V2 et 501Y. V3 pour signifier qu'ils sont le deuxième et troisième variant à contenir cette mutation. Dans les trois cas, on parlera de variante ou de souche, car le nombre de mutations est tel que ces « nouveaux virus » divergent des autres lignées du SARS-CoV-2.

Baptisé temporairement VUI-202012/01 (pour *Variant Under*

32. Nicolas Gutierrez C, « la France très en retard dans le sequençage du virus », Sciences et Avenir, 19 février 2021.

33. Benjamin Mueller, « How British Scientists Found the More Infectious Coronavirus Variant », *New York Times*, 16 January 2021.

Investigation, année 2020, mois 12, variant 01), le variant anglais sera désigné sous le nom scientifique de VOC202012/01 ou bien 501Y. V1. Le nombre des cas d'infections dû à ce nouveau variant, de même que celui des régions concernées, va augmenter rapidement. Des cas seront enregistrés au Pays de Galles et en Écosse. Par sa propagation rapide, il deviendra la forme « dominante » dans les régions concernées, notamment à Londres où, au 21 décembre 2020, il représentait plus de 60 % des nouvelles infections contre 28 % à la mi-novembre. Ce nouveau variant a été aussi détecté dans d'autres pays. Un patient infecté par ce nouveau variant, rentré du Royaume-Uni par avion, a été identifié à l'hôpital militaire Celio de Rome. Il a également été identifié au Danemark, aux Pays-Bas et en Australie. D'autres pays s'ajouteront rapidement à cette liste. Au total, 22 pays de la grande zone Europe avaient enregistré des cas liés à cette nouvelle souche, a précisé l'OMS dans son point presse du 7 janvier.

Ce variant ne change pas la nature de la maladie : « le Covid-19 n'est ni plus, ni moins grave » et « les enfants ne semblent pas être plus exposés », avait rassuré Hans Kluge, le directeur Europe de l'OMS. Les premières indications suggèrent également que les premiers vaccins seraient efficaces contre le variant. Une nouvelle étude statistique du *London School of Hygiène & Tropical Medicine*, publiée le 9 mars, qui n'avait pas encore été relue par les pairs, montrera que le variant anglais serait en fait 64 % plus mortel que la souche classique qui perdait progressivement du terrain.

Face à son variant, l'Angleterre a commencé son troisième confinement. Trente-huit millions de personnes, soit environ 68 % de la population, vont se retrouver dans des zones soumises au niveau 3, le niveau maximal d'alerte. Un seuil qui signifie la fermeture des hôtels, pubs, restaurants, musées et salles de spectacle. Fortement touchée, Londres avait été placée au niveau le plus élevé de restrictions dès le 17 décembre. Boris Johnson, sous pression, se refuse toujours à suivre l'exemple de l'Irlande du Nord qui a annoncé un troisième confinement strict à partir du 26 décembre pour six semaines, du Pays de Galles qui sera confiné à partir du 28 décembre pour une période indéfinie et de l'Écosse qui annonce également un confinement le lendemain de Noël. Il sera toutefois obligé d'annoncer le 19 décembre, de nouvelles restrictions pour tenter d'endiguer la reprise de l'épidémie. Les Londoniens ainsi que les habitants du sud-est de l'Angleterre vont passer à un stade d'alerte supérieur de niveau 4, le plus élevé soit l'équivalent du confinement de novembre, selon le locataire du *10 Downing Street*. Ils ont pour consigne de rester chez eux et les commerces non essentiels ne pourront plus rouvrir après avoir baissé le rideau le 19 décembre, une mauvaise nouvelle à la veille de Noël. Les propos alarmistes des autorités britanniques sur cette nouvelle variante du SARS-CoV-2 vont créer un vent de panique. Une quarantaine de pays vont fermer leurs frontières aux voyageurs en provenance du Royaume-Uni. La France a bloqué, à partir du 20 décembre, toutes les entrées maritimes, routières et aériennes pendant 48 heures. Une décision qui va provoquer de longues files d'attente dans les ports de la Manche. Sur l'autoroute qui mène à Douvres, des centaines de camions vont stationner en enfilade sur la bande d'arrêt d'urgence. Les chauffeurs, souvent des étrangers qui ne parlent pas anglais, vont passer plusieurs nuits dans leurs camions. Un chaos dont le Royaume-Uni aurait surement aimé faire l'économie à une dizaine de jours du 31 décembre, date avant laquelle un nouvel accord commercial entre le Royaume-Uni et l'UE devra être trouvé. À défaut, ce serait le *no deal* et les échanges entre le Royaume-Uni et l'Union européenne seraient régis par les règles de l'OMC, synonymes de droits de douane et de quotas. Un accord sera trouvé avec la France le 22 décembre, pour que les milliers de chauffeurs de poids lourds, qui étaient bloqués à la frontière, puissent rejoindre l'Hexagone dès le 23 décembre, à condition d'avoir un résultat négatif à un test de dépistage rapide du Covid-19. Le port de Douvres a rouvert dans la foulée à 23 h GMT, éloignant la menace de pénuries et pour la première fois depuis le dimanche 20 décembre, des véhicules avec passagers ont débarqué dans la nuit du 22 au 23 décembre, dans le port de Calais en provenance de Douvres. Dès ce 23 décembre, les expatriés et touristes français présents au Royaume-Uni pourront également rentrer en France à condition de justifier d'un résultat de test négatif.

Une bonne nouvelle dans cette grisaille londonienne. Comme un cadeau de Noël, après dix mois de négociations difficiles, l'Union européenne et le Royaume-Uni sont enfin parvenus à un accord commercial et évitent donc *in extremis* un « *no deal* », à une semaine de la date butoir. Dieu a sauvé la reine.

Les chiffres de la pandémie sont en train de battre des records, en cette fin d'année. 41 385 nouveaux cas ont été signalés le 28 décembre, le chiffre le plus élevé jamais enregistré en une seule journée. Le NHS a signalé qu'il y avait plus de 20 000 personnes hospitalisées ce jour-là, plus qu'au plus fort de la pandémie d'avril. Le nombre de nouveaux cas était de 55 892 le 31 décembre. Le gouvernement britannique a décidé, le 1er janvier, de fermer toutes les écoles primaires de la capitale pendant les deux semaines suivantes afin de bloquer la propagation du nouveau variant. Les hôpitaux provisoires construits au début de la pandémie vont rouvrir, à nouveau, leurs portes pour faire face à l'aggravation de la situation, en particulier à Londres, avec l'hôpital de Nightingale, construit au printemps avec l'aide de l'armée à l'Excel Exhibition Center, dans les Docklands de Londres.

Cette fois-ci, le Royaume-Uni va passer au dernier cran. Boris Johnson a annoncé, le 4 janvier, le reconfinement total de la population à partir du 6, et ce jusqu'à la fin du mois de février, alors que plus de 50 000 cas sont relevés chaque jour. Des chiffres attribués en partie au nouveau variant détecté fin décembre. Parallèlement, le pays accélère sa campagne de vaccination. Sept centres de vaccination massive ont ouvert le 11 janvier avec l'objectif de vacciner quelque 15 millions de personnes d'ici mi-février. Avec plus de 80 000 morts, le pays va vivre des heures dramatiques. 32 689 patients étaient hospitalisés le 13 janvier 2021, soit 70 % de plus qu'au pic de la première vague le 12 avril 2020. Les hôpitaux sont au bord du gouffre. La quantité d'oxygène donnée aux patients gravement malades a été réduite dans quelques hôpitaux. Certains établissements déplacent les patients Covid-19 dans des hôtels pour libérer des lits. Les équipes d'ambulance attendent souvent des heures pour décharger les patients. Le Royaume-Uni a enregistré 1 820 décès supplémentaires le 20 janvier 2021, un nouveau record quotidien. Le variant a provoqué une troisième vague.

Le 26 janvier, le Royaume-Uni deviendra le premier pays européen à dépasser la barre des 100 000 morts. Le Premier ministre est accusé d'avoir sous-estimé la crise au printemps dernier en confinant 1 semaine plus tard que les autres pays européens et en déconfinant trop vite l'été dernier, contre l'avis des scientifiques. Le Royaume-Uni va imposer à ses résidents arrivant de pays très touchés par les variants du Covid-19, une quarantaine à leur frais dans des hôtels spéciaux, le prix du séjour sera de 1 750 livres sterling (près de 2 000 €), tests compris. Le Royaume-Uni est à la fois moins généreux et moins confiant que la France envers ses citoyens puisqu'en France, on se contente d'une attestation sur l'honneur et que les tests sont pris en charge par la collectivité sans limites en vertu du « quoi qu'il en coûte ! »

Le 2 février 2021 sera un jour de deuil pour le Royaume-Uni. Sir Tom Moore, « *captain Tom* », le vétéran qui, lors du premier confinement, avait récolté la somme record de 37 millions d'euros pour le personnel soignant en faisant des tours de son jardin, vient de mourir du Covid-19 à l'âge de 100 ans. L'Angleterre reconfinée depuis début janvier entrevoit le bout du tunnel : les effets du « *lockdown* » et de la campagne de vaccination, qui bat son plein, ont fait baisser le nombre de contaminations, d'hospitalisations et de morts. Le temps est à l'optimisme après des semaines d'angoisse pour le pays d'Europe le plus touché. Boris Johnson a présenté, le 22 février, un plan de sortie du confinement qui se veut, selon lui, « prudent » et « irréversible ». Le pays européen le plus atteint

a également commémoré ses plus de 120 000 victimes en leur dédiant, à l'est de Londres, un jardin public avec 33 arbres à fleurs symbolisant les *boroughs* de la capitale anglaise.
Le Premier ministre voulait en finir, le 21 juin 2021, avec toutes les restrictions. Le variant Delta viendra tout remettre en cause.

L'Italie : Noël sous cloche
Après avoir été dans l'œil du cyclone au printemps, l'Italie est à son tour frappée par la virulence de la deuxième vague. Après un répit estival, l'épidémie est repartie à la hausse à partir de septembre et les contaminations n'ont cessé d'augmenter. Des mesures de restrictions ont de nouveau été prises. Les bars, restaurants et magasins ont été fermés dans les zones les plus touchées et un couvre-feu instauré, à l'échelle nationale, provoquant l'ire de la population. Les hôpitaux à nouveau saturés ne pourront plus absorber le trop-plein de malades.
« La situation est largement hors de contrôle », déclarera Massimo Galli, le chef du département des maladies infectieuses de l'hôpital Sacco de Milan, le 10 novembre à la télévision publique RAI. En Lombardie, l'une des régions les plus touchées, il n'y a plus de places vacantes dans les cliniques et pas assez de personnel médical. Un hôpital de campagne sera déployé par l'armée directement sur la piste de Formule 1 de Monza. Au sud du pays, plutôt épargné lors de la première vague, les services de santé sont au bord de la rupture. À Naples, c'est le chaos. On voit les parkings de deux grands hôpitaux avec des dizaines de voitures, près desquelles des bouteilles d'oxygène ont été posées à même le sol pour aider les malades en détresse respiratoire, bloqués dans leur véhicule, faute de place dans les unités de soins et les services d'urgence. Un octogénaire en attente d'hospitalisation a même été retrouvé mort aux toilettes à l'hôpital Cardarelli, le plus grand établissement de la ville.
Le 12 novembre, le seuil symbolique du million de cas sera dépassé. Neuf autres pays ont déjà franchi ce cap selon les chiffres de l'AFP. Il s'agit des États-Unis, l'Inde, le Brésil, la Russie, la France, l'Espagne, l'Argentine, le Royaume-Uni et la Co-

lombie. L'Italie, qu'on qualifiait volontiers d'élève modèle de l'Europe pour avoir résisté à la deuxième vague, se retrouvera à nouveau au bord du précipice. Aucune des 20 régions n'est épargnée. La stratégie du gouvernement, qui, pour éviter un reconfinement national, a privilégié une politique de tests antigéniques, est fortement critiquée. Le gouvernement italien est contraint de prendre à nouveau des mesures restrictives et imposera un couvre-feu à compter du 26 octobre dans trois régions : le Latium, la Lombardie et la Campanie. Le président du conseil, Giuseppe Conte, n'a pas voulu confiner, à nouveau, tout le pays, comme l'ont réclamé nombre d'experts. La situation va s'aggraver puisque le pic de décès remontant au 27 mars 2020 avec 969 morts sera battu le 3 décembre avec 993 morts, la Lombardie région la plus touchée, comptant à elle seule 347 morts.

Le nombre de cas positifs va commencer à baisser à partir de la fin novembre, une baisse interprétée par les autorités sanitaires italiennes comme un succès des mesures adoptées pour lutter contre les nouvelles contaminations

Le 12 décembre, l'Italie a totalisé 64 036 morts en Europe depuis le début de l'épidémie détrônant provisoirement le Royaume-Uni pour ce sinistre record.

Le Premier ministre italien annoncera le 18 décembre un nouveau confinement du 21 décembre au 6 janvier. « Nos experts craignent que la courbe de contagion n'augmente pendant la période de Noël », précisera le chef du gouvernement. Toute l'Italie sera classée rouge pour les fêtes de Noël et de Nouvel An. Une seule sortie par jour sera autorisée. Les Italiens pourront sortir de chez eux pour participer à un repas de Noël en famille à couverts limités. Il sera interdit d'aller d'une région à l'autre sans motif de santé ou professionnel impérieux. Les commerces de détail, ainsi que les bars et restaurants, seront fermés. Les célébrations religieuses seront autorisées jusqu'à 22 h. C'est ce confinement strict qui permettra aux Italiens de retrouver un peu de *dolce vita* avec les premiers rayons de soleil du printemps.

Le 23 décembre, l'Italie est devenue le premier pays européen à dépasser les 70 000 morts. Cinq cents familles de victimes déposeront une plainte au civil et réclameront cent millions d'euros à l'État italien soupçonné de graves omissions dans la gestion de la crise. Le collectif « *Noi denunceremo* », qui regroupe les familles, reprochent aux autorités publiques régionales lombardes et au gouvernement central « de graves omissions dans l'organisation de la riposte à la pandémie ».

Les premiers lots de vaccins Pfizer-BioNTech arriveront dans la soirée du 25 décembre à l'hôpital Spallanzani de Rome. C'est dans cet hôpital où avait été soigné un couple de touristes chinois à la fin du mois de janvier, que la première personne sera vaccinée le 27 décembre. Les vaccins sont arrivés par un camion frigorifique orné d'un logo en forme de pince de crabe. Les camions partis des usines Pfizer en Belgique arriveront à Rome avec bonne escorte policière sous l'œil des caméras des chaines de télévision, dans un véritable spectacle à l'italienne.

La situation sanitaire s'améliorera à la fin du mois de janvier 2020. La plupart des régions italiennes seront classées en « jaune », le 1er février, soit à un niveau de risque modéré. Celui-ci permet aux bars et restaurants de rester ouverts jusqu'à 18 heures et aux musées d'ouvrir en semaine. Par contre, le couvre-feu restera en vigueur sur tout le territoire national de 22 heures à 5 heures. Les Italiens retrouveront un peu de normalité. Ils peuvent à nouveau fréquenter bars, restaurants et musées. La vigilance et l'inquiétude resteront de mise devant la propagation des nouveaux variants et les autorités redoutent les conséquences des attroupements des premiers week-ends ensoleillés.

La péninsule a peut-être desserré les contraintes trop tôt. Le variant anglais et une campagne vaccinale, qui n'a pas priorisé les personnes âgées, seront à l'origine d'une nouvelle flambée de tous les indicateurs, début mars, même si l'épidémie est inégale sur le territoire. Le Nord étant plus touché que le Sud. La péninsule franchira la barre des 100 000 morts, le 8 mars. L'Italie, qui est confrontée à une « nouvelle vague de contagions », selon le nouveau Premier ministre Mario Draghi, va reconfiner

la majeure partie de son territoire à partir du 15 mars. Ce sera le cas de la Lombardie où le chef du gouvernement a inauguré, le 18 mars, le « bois de la mémoire » planté de centaines de tilleuls pour honorer les victimes.
Le nombre de nouveaux cas va baisser régulièrement à partir du 20 mars. On assistera à une remontée à partir de la fin juin, notamment chez les jeunes touchés par le variant Delta.

L'Espagne : bars à tapas et hôpital Zendal
Début septembre, l'Espagne sera le pays le plus touché par la seconde vague. Si l'Italie avait été le pays avant-coureur de la première vague en Europe au mois de février, ce sera l'Espagne lors de la deuxième.
Le taux d'incidence est de 106 cas pour 100 000 habitants, alors qu'il n'était à ce moment-là que de 55 cas pour 100 000 habitants en France. Le pays va dépasser la barre des 500 000 contaminations le 7 septembre. Au 8 septembre, huit mille personnes étaient hospitalisées rien qu'à Madrid. Dans la capitale espagnole, les urgences vont être débordées et il faudra construire un nouvel hôpital pour accueillir les patients. L'insuffisance des mesures prises est pointée du doigt : les touristes ne se font pas tester, les bars continuent à être ouverts la nuit et le port du masque est loin d'être généralisé alors qu'il est obligatoire pour les plus de 6 ans depuis le 21 mai sur la voie publique et dans les lieux fermés si la distance de sécurité ne peut être maintenue. Il était déjà obligatoire depuis le 4 mai dans les transports en commun.
Afin de permettre aux régions qui jouissent d'une grande autonomie de prendre les mesures de restrictions nécessaires, le Premier ministre Pedro Sanchez a annoncé, le 25 octobre, l'instauration d'un état d'urgence sanitaire jusqu'au début du mois de mai 2021, ainsi que d'un couvre-feu de 23 heures à 6 heures, dans tout le pays, à l'exception des îles Canaries, afin de tenter de briser la deuxième vague de Covid-19. En attendant le couvre-feu, de nombreuses régions avaient déjà adopté plusieurs restrictions.
Ce sont elles qui vont fixer chacune leurs restrictions et pour-

ront réduire les déplacements ou moduler les heures de couvre-feu. La situation assez disparate qui va en résulter sera critiquée par les épidémiologistes. La Catalogne a décidé de fermer bars et restaurants ; la Navarre a interdit les visites à domicile ; le Pays Basque a empêché la circulation d'une municipalité à l'autre. Madrid fera figure d'exception en relâchant les restrictions et en optant pour des confinements partiels dans les seuls quartiers les plus affectés. La gestion de la crise se déroulera sur un fond de bras de fer politique entre le gouvernement socialiste de Pedro Sánchez et le Parti populaire qui l'accuse de trop d'interventionnisme.

Avec 411 morts en 24 heures, le pays a enregistré le 11 novembre son plus mauvais bilan depuis le début de la deuxième vague. Les régions les plus touchées sont au nord du pays, l'Aragon et la Rioja faisant figure d'épicentres.

Le tourisme sera à l'arrêt complet ; ce secteur représentait 13 % du PIB avant la pandémie. L'économie espagnole sera la plus touchée de l'UE, selon le FMI.

La stratégie de l'Espagne face à la pandémie de Covid-19 « donne des résultats », déclarera le 22 novembre, le Premier ministre espagnol en présentant le plan de vaccination de son pays pour 2021, en ajoutant que l'Espagne avait réussi à réduire les cas sans imposer un deuxième confinement, contrairement à d'autres pays européens. Contrairement à l'Allemagne qui a choisi de mettre en place une structure distincte de son réseau hospitalier pour organiser des campagnes de vaccination de masse, l'Espagne a préféré miser sur son réseau sanitaire habituel.

Dimanche 29 novembre, des milliers de personnes ont défilé à Madrid dans le cadre de la manifestation de la Marée Blanche contre la politique du gouvernement régional de la conservatrice Isabel Diaz Ayuso. Beaucoup mettent en doute le bien-fondé de la construction du nouvel hôpital des pandémies, Isabel Zendal, craignant qu'il capte des ressources allouées aux autres hôpitaux. Construit en seulement 3 mois, c'est un complexe unique en Europe avec ses 80 000 m^2, du nom d'une infirmière

d'origine galicienne qui fut chargée par la couronne espagnole de mener une campagne de vaccination contre la variole dans les colonies de l'ex-Empire, à l'aide d'enfants qu'elle emmenait avec elle pour servir de réservoirs vivants de vaccin.
Le Premier ministre espagnol s'était réjoui trop tôt, car les cas vont grimper en flèche à partir du 10 décembre. Araceli Rosario Hidalgo Sanchez, une pensionnaire d'une maison de retraite de Guadalajara près de Madrid, sera la première personne à être vaccinée le 27 décembre 2020.
C'est dans ce contexte que le ministre de la Santé Salvador Illa démissionnera pour conduire la liste du parti socialiste en Catalogne aux élections régionales qui se sont tenues le 14 février. Un départ qui va provoquer un tollé général alors que le pays a enregistré 93 000 nouveaux cas le 23 janvier.
L'épidémie va connaître un bond après les fêtes de fin d'année. Le cap des 3 millions de cas sera franchi le 9 février 2021. En Espagne, les restrictions sanitaires sont moins sévères qu'en France: bars, restaurants et musées sont à nouveau ouverts, attirant de nombreux Français. Parmi les quelque 650 000 touristes qui se sont rendus en Espagne en décembre, il y avait plus de 164 000 Français. La France fait pourtant partie des 65 pays dits « à risque » dont les voyageurs sont obligés de fournir un test PCR négatif de moins de 72 heures à leur arrivée sur le territoire. En fait, beaucoup s'y rendent en voiture, les frontières terrestres étant exemptées de contrôle. C'est le cas des dix-neuf Français, peu adeptes de la distanciation sociale, qui ont été arrêtés le 30 janvier par la police espagnole dans un hôtel transformé en bordel situé à Capmany, non loin de la Jonquera, à moins de 20 kilomètres du Perthus, une ville située sur la frontière entre la France et l'Espagne.
Pays de contradictions, l'Espagne va offrir un visage contrasté avec d'un côté, ses bars à tapas ouverts et ses lieux culturels fréquentés et de l'autre, un couvre-feu à 22 h, des frontières fermées à 65 pays à risques et un hôpital anti-Covid flambant neuf! Le fédéralisme, avec des règles qui varient d'une région à l'autre, ne facilite pas, non plus, la lecture des choses.
La situation va se détériorer jusqu'à la fin du mois de janvier.

Après une embellie, elle se dégradera à nouveau, à partir de la fin juin, sous l'effet du variant Delta.

Le Portugal : au bord de la rupture

Le 30 octobre, le Portugal a enregistré 4656 nouveaux cas de contaminations et 40 décès en 24 heures, et comptait 1927 personnes hospitalisées, dont 275 en soins intensifs. C'est le plus lourd bilan depuis de début de la pandémie pour ce petit pays d'un peu plus de 10 millions d'habitants. Le Premier ministre, Antonio Costa, annoncera un nouveau confinement partiel, qui va concerner environ 70 % de sa population, à partir du 3 novembre. Il sera moins strict qu'au printemps. Les personnes concernées devront respecter un « devoir civique de confinement à domicile », mais pourront quitter leur résidence pour aller travailler, si le télétravail est impossible ou pour emmener leurs enfants à l'école. Les commerces devront fermer au plus tard à 22 heures et les entreprises instituer des horaires de travail décalés. Alors que la deuxième vague de Covid-19 a commencé à refluer, les autorités ont décidé de maintenir les restrictions sanitaires, afin de pouvoir les alléger pour les fêtes de fin d'année. Le nombre des hospitalisations est toujours à un niveau jugé extrêmement élevé avec environ 3300 personnes hospitalisées au total, dont plus de 500 dans des services de soins intensifs.

Selon le plan national de vaccination, le pays compte recevoir 22 millions de doses à partir de janvier et commencera par vacciner 950 000 personnes considérées prioritaires.

En début d'année 2021, la pandémie de Covid-19 va atteindre de nouveaux records et le Portugal devra se résoudre à un nouveau confinement général à partir du 15 janvier, alors que le virus se propage de manière accélérée avec plus de 10 500 nouveaux cas sur la seule journée du 13 janvier. Le pays va dévisser et vivre ses jours les plus sombres depuis le début de l'épidémie : « 2056 morts liés au Covid-19 en dix-sept jours », c'est le titre qui barre la Une du quotidien *Publico* du 19 janvier. « L'atmosphère qui règne dans les hôpitaux, c'est la folie totale. C'est impossible que ça tienne », témoigne Carlos Robalo Cordeiro, directeur du service de pneumologie de Coimbra cité par *Courrier international*[34]. Les hôpitaux sont débordés. La surcharge du réseau d'oxygène à l'hôpital d'Amadora Sintra près de Lisbonne a déclenché l'alarme et le Portugal évoque la possibilité de transférer des patients vers d'autres pays. Il est en train de payer au prix fort sa stratégie permissive jusqu'aux fêtes de fin d'année. Le Portugal deviendra au début de l'année 2021, le pays du monde le plus durement frappé par l'épidémie au regard de sa population. Le variant anglais a plongé le pays en enfer. Le gouvernement a accepté « l'offre de coopération » de l'Allemagne qui enverra, le 3 février, huit médecins et du personnel soignant qualifié, ainsi que quelque 150 appareils de perfusion et 150 lits médicaux. Le pays était, ce jour-là, sur le point d'atteindre le pic de cette troisième vague. L'Autriche a également proposé son aide. La France qui compte pourtant une grande colonie lusitanienne est restée assez discrète devant cette tragédie !

Le Portugal connaîtra une nette décélération des cas depuis la fin janvier et prévoira de vacciner 70 % de sa population d'ici l'été. Le variant Delta fera repartir l'épidémie, obligeant le pays à interrompre la levée des restrictions sanitaires

L'Allemagne : l'ancien bon élève

L'Allemagne, considérée comme un des bons élèves européens du printemps sera, à son tour frappée par la deuxième vague qu'elle aura beaucoup de mal à contrôler.

Grâce à sa politique de tests précoces et de recherche de contacts, l'Allemagne s'était sortie de la première vague avec relativement peu de décès et suffisamment de lits de soins intensifs pour prendre en charge des patients des pays voisins.

Les choses ont changé au cours de cette deuxième vague. Le cap du million de cas sera franchi le 27 novembre. « Nous devons

34. « Branle-bas de combat au Portugal, où la troisième vague de la pandémie ne pardonne pas » -*Courrier International*, 19 janvier 2021, *In*. Natalia Faria : « E a locoura total'nos hospitals Os médicos estao 'exaustos e em sofrimento ético », Publico, 19 janvier 2021.

encore faire des efforts, le nombre d'infections quotidiennes se situe encore à un niveau beaucoup trop élevé », a déclaré Angela Merkel. Seize mille personnes vont mourir du Covid-19 au mois de décembre, soit autant qu'entre mars et novembre. Alors que d'autres pays européens, dont la Belgique, la France et l'Irlande, ont adopté des mesures assez strictes, les länder allemands, qui sont responsables des politiques de santé, vont tarder à s'entendre. Le modèle fédéral, présenté comme un atout, va se révéler être plutôt un handicap !

En attendant que le gouvernement fédéral et les dirigeants de régions se retrouvent pour discuter d'éventuelles nouvelles mesures, plusieurs régions particulièrement touchées, comme la Bavière et la Saxe, ont déjà pris les devants. Dès le 9 décembre, la Bavière a instauré des couvre-feux locaux après 21 heures dans les zones comptant plus de 200 nouveaux cas pour 100 000 habitants par semaine. « C'est la dernière étape avant le confinement total », a averti Markus Söder, le président de la région. Le Land de Saxe, à l'est du pays, en tête des chiffres de nouvelles contaminations, doit également durcir sa réglementation. Cette région d'ex-Allemagne de l'Est est surtout connue pour le niveau élevé du vote d'extrême droite et les thèses conspirationnistes qui vont avec.

La chancelière allemande, Angela Merkel, a été un des premiers dirigeants européens à dévoiler, le 19 novembre, un plan complet de vaccination. À Berlin, le plus grand parc d'expositions a été transformé pour devenir l'un des plus importants centres de vaccination du pays ; deux anciens aéroports sont aussi devenus des centres de vaccination. Une soixantaine de centres ont été aménagés dans tout le pays ; tous ont été équipés de congélateurs capables de stocker à -90 °C. L'Allemagne a la chance d'avoir, avec Blinder, l'un des plus grands fabricants au monde de congélateurs. À peine commencée, en dépit de chiffres bien meilleurs que ceux de la France, l'opposition critiquera la lenteur et la désorganisation de la campagne. Le gouvernement allemand se verra surtout reprocher de ne pas avoir commandé suffisamment de doses du vaccin Pfizer-BioNTech,

des critiques qui visent surtout l'UE qui a négocié directement avec les fabricants. Le quotidien *Die Welt* regrettera « que le fruit de la recherche allemande soit largement disponible aux États-Unis, mais demeure une denrée rare en Allemagne ».
Sur le plan national, depuis novembre, bars, restaurants, installations sportives et lieux culturels sont fermés et les rassemblements publics comme privés ont été limités, alors qu'écoles et magasins ont pu rester ouverts. L'Allemagne sera contrainte de passer à la vitesse supérieure. Tous les commerces non essentiels, ainsi que les écoles et crèches vont fermer dans le pays à partir du 16 décembre jusqu'au 10 janvier. Les nouvelles contaminations et les décès quotidiens battent des records. L'Institut Robert Koch pour les maladies infectieuses a fait état le 13 décembre de 20 200 nouvelles contaminations et de 321 décès supplémentaires.
Une mauvaise nouvelle, la veille de Noël. Le variant anglais a, pour la première fois, été détecté en Allemagne, chez une femme arrivée par avion de Londres, ont annoncé les autorités sanitaires allemandes, le 24 décembre.
Les premières vaccinations commenceront le 26 décembre, dans une maison de retraite de la région du Sachsen-Anhalt, dans l'est du pays. Âgée de 101 ans, Edith Kwoizalla sera la première citoyenne allemande à recevoir le vaccin de Pfizer-BioNTech.
L'Allemagne subit la crise de plein fouet. Plus de 1000 décès liés au Covid-19 en 24 heures ont été enregistrés le 29 décembre pour la première fois depuis le début de la pandémie. L'Allemagne va durcir et prolonger ses restrictions jusqu'à la mi-février. Le pays va rendre obligatoire les masques médicaux, FFP2 ou chirurgicaux, dans les transports et les magasins. La fermeture des écoles, bars, restaurants et lieux culturels va se prolonger jusqu'au 14 février 2021. Les employeurs devront privilégier le télétravail au moins jusqu'au 15 mars.
Les dirigeants allemands sont de plus en plus critiqués pour avoir tardé à prendre les mesures nécessaires et en raison d'un rythme de vaccination jugé trop long. Un groupe d'ex-

perts, venant de plusieurs disciplines, a proposé une gestion différente pour vaincre le virus intitulée « *No Covid* », des propositions qui, si elles suscitent le débat, sont loin de faire consensus.

Afin d'endiguer la propagation des nouveaux variants, l'Allemagne a décidé de fermer certaines de ses frontières terrestres, comme elle l'avait déjà fait en mars 2020, notamment avec la République tchèque et la région autrichienne du Tyrol ; les contrôles seront prolongés jusqu'à début mars. Même si les cas ont baissé, le pays redoute toujours l'arrivée d'une troisième vague liée aux variants alors que les 16 Landers commencent à relâcher la pression. Les restrictions sont de plus en plus contestées par l'opinion publique allemande à 7 mois des élections législatives. La chancelière Merkel a été contrainte d'annoncer, le 3 mars, un déverrouillage progressif du dispositif anti-Covid. Une décision probablement malvenue, car le pays va connaître, à nouveau, une hausse de contaminations qui fait craindre une troisième vague, due à la progression du variant anglais, qui représentait 55 % des cas diagnostiqués au 11 mars 2021.

Les chiffres de l'épidémie vont baisser à partir de la fin avril. L'Allemagne se préparera à l'arrivée d'une quatrième vague, liée au variant Delta et imposera aux touristes de nouvelles règles strictes d'entrée sur son territoire.

La Belgique : l'ancien recordman du monde

La Belgique a détenu pendant longtemps le triste record du monde de la mortalité par Covid-19, avant d'être détrônée par plusieurs pays d'Europe centrale.

Le 30 octobre, le Premier ministre, Alexander De Croo, a décidé un « confinement plus sévère » pendant six semaines, évoquant « des mesures de la dernière chance » pour tenter de ralentir la pandémie. C'est la fin de la politique d'assouplissement mise en œuvre, quinze jours seulement avant, par l'ancienne Première ministre, Sophie Wilmès, avant qu'elle ne quitte ses fonctions. Elle sera elle-même victime du virus et

devra être hospitalisée en soins intensifs le 21 octobre. Le nouveau gouvernement va prendre une série de mesures : fermeture pour un mois des bars et des restaurants, télétravail obligatoire, couvre-feu de minuit à 5 heures du matin, limitation des contacts sociaux, redéfinition des protocoles pour le sport et la culture, etc. L'objectif des autorités était d'éviter à tout prix un reconfinement total. Cette politique va produire ses fruits. « Nous constatons une diminution rapide et persistante des chiffres », pouvait se réjouir le porte-parole interfédéral, Yves Van Laethem, le 25 novembre, tout en précisant que les résultats étaient « moins dramatiques que dans d'autres pays comme les Pays-Bas ou la France ».
Face au variant anglais, introduit par des Belges qui s'étaient rendus en Angleterre pour Noël, la Belgique a dû prendre des mesures radicales afin d'éviter un reconfinement. Sauf circonstances exceptionnelles, à partir du 27 janvier, les Belges n'auront plus le droit de voyager à l'étranger, la mesure fonctionnant également en sens inverse. La Belgique, qui s'est barricadée, a poursuivi les restrictions jusqu'au 1er avril. Le variant Delta va devenir dominant et les nouveaux cas repartir à la hausse à partir de fin juin.

Les Pays-Bas : la révolte

Les Pays-Bas, qui n'avaient eu recours, au printemps dernier, qu'à un confinement dit « intelligent », avec les écoles fermées mais les magasins ouverts, « vont fermer pour cinq semaines », a annoncé le Premier ministre, Mark Rutte, le 14 décembre. Tous les magasins non essentiels, à l'exception des supermarchés, des magasins d'alimentation et des pharmacies, ont été fermés à partir du 15, tandis que les écoles seront fermées le 16 suivant. Les musées, les cinémas, les salles de spectacle et de gym ainsi que les zoos ont aussi été fermés. Ce confinement strict est intervenu alors que le nombre de contaminations était en forte augmentation dans le pays et que le nombre de décès avait dépassé la barre des 10 000 morts. Les Pays-Bas étaient déjà soumis à un

« confinement partiel » depuis le 14 octobre 2020, avec en particulier la fermeture des bars et restaurants. L'instauration d'un couvre-feu de 21 h à 4 h 30 à partir de 23 janvier 2021 va mettre le feu aux poudres. Pendant 3 jours, plusieurs villes vont s'embraser : des magasins pillés, des voitures incendiées, un hôpital attaqué à Enshede et un centre de dépistage détruit par le feu à Urk. Trois semaines après, un tribunal de La Haye, saisi d'un recours par *Viruswaaheid* (Vérité sur le virus), a estimé, le 16 février, que le gouvernement devait mettre fin au couvre-feu en vigueur, qui « constitue une violation profonde du droit à la liberté de mouvement et à la vie privée » et nécessite « un processus décisionnel très minutieux ». Le couvre-feu va cependant se poursuivre, le gouvernement ayant fait appel du jugement. Après un deuxième pic atteint le 23 avril, la courbe de l'épidémie va baisser jusqu'à la fin juin pour repartir à la hausse sous l'effet, ici aussi, du variant Delta. Le pays sera obligé de revenir sur la levée de certaines restrictions sanitaires.

Les Pays nordiques : l'exception suédoise

Les Pays nordiques ont fait partie des bons élèves avec des niveaux d'infection cinq fois inférieurs à la moyenne de l'Union européenne et des taux de décès parmi les plus faibles d'Europe. La Norvège ne comptait au 30 décembre 2020, que 48 278 cas et 436 décès, ce qui ne l'a pas empêchée de prolonger ses restrictions sanitaires jusqu'à la deuxième quinzaine de janvier pour éviter un rebond de l'épidémie. Elle serrera un peu plus la vis début 2021. Le pays fera surtout parler de lui à la mi-janvier, en raison de l'inquiétude suscitée par le décès post-vaccination de 33 personnes. Les autorités affirmeront, après enquête, que les décès n'étaient pas liés au vaccin reçu. Le gouvernement norvégien annoncera, le 23 janvier, des mesures de semi-confinement, les plus strictes depuis les débuts de la pandémie, à Oslo et dans sa région, après la découverte de cas de variants anglais dans une localité proche de la capitale. Après un pic à 1085 nouveaux cas, le 23 mars, l'épidémie va décroître et sera sous contrôle, ce qui n'empêchera pas le pays de remettre à fin juillet, début août, la levée des restrictions sanitaires.

Le pays du bonheur, la Finlande est également exemplaire dans sa lutte contre la pandémie. Avec seulement 8 décès pour 100 000 habitants au 10 décembre, elle a fait figure de modèle alors que les restaurants étaient ouverts et que le masque n'était recommandé que dans certaines zones. Une action rapide du gouvernement, des tests massifs, une application de traçage plébiscitée, une confiance dans le gouvernement dirigé par la jeune Première ministre, Sanna Marin, expliquent ces bonnes performances. Les naissances sont aussi en hausse en ce début année 2021, alors qu'elles sont en baisse, un peu partout en Europe.

Bons résultats aussi pour l'Islande qui ne comptait que 29 décès au 7 janvier 2001. L'Islande est également le bon élève de la vaccination, en étant un des premiers à avoir inoculé le vaccin Moderna après celui de Pfizer-BioNTech. Elle deviendra aussi un des premiers pays à délivrer des certificats de vaccination.

La situation est, par contre, moins favorable au Danemark et surtout en Suède.

Le Danemark a été l'un des premiers pays européens à se déconfiner le 15 avril 2020 avec la réouverture des crèches, des écoles maternelles et primaires, un début de déconfinement qui n'a pas fait repartir l'épidémie.

Il se sera surtout fait remarquer par la mutation Cluster 5 apparue chez des visons contaminés au Covid-19, avant d'infecter plus d'une douzaine de Danois. Premier producteur mondial, le Danemark a commencé, le 4 novembre, à abattre la totalité des quinze millions de visons élevés sur son territoire à cause de cette dangereuse mutation. Une affaire qui sera mal gérée et les images de cadavres de visons déversés dans des fosses va choquer l'opinion danoise et sera à l'origine d'un scandale politique qui coûtera son poste au ministre de l'Agriculture, Mogens Jensen, lequel reconnaitra avoir « commis une erreur » en ordonnant l'abattage massif des visons « sans fondement légal », selon le quotidien danois *Politiken*. L'élevage des visons a, depuis, été interdit et le gouvernement danois sera obligé d'annoncer qu'environ 4 millions de cadavres seront exhumés en 2021, une mesure qui répond à la demande des associations environnementales qui craignent une pollution des nappes phréatiques par les charniers des animaux. En comparaison, l'Espagne et les Pays-Bas, également touchés, ont réussi à préserver les animaux sains ! Beaucoup d'États rechignent à arrêter l'élevage de visons. En France, qui ne dispose que de quatre élevages, dont trois petits et un plus important dans l'Orne avec plus de 10 000 têtes, les animaux n'ont été testés qu'à la mi-novembre. Un élevage dans le département d'Eure-et-Loir a été considéré comme « contaminé » et les mille visons, qu'il contenait, ont été abattus. L'arrêt de la filière est prévu pour 2025[35]. On apprendra également qu'un vaccin avait été mis au point dans le Colorado aux États-Unis pour protéger les putois à pieds noirs, une espèce menacée proche des visons qui pourrait aussi transmettre le Covid-19 aux humains. Le 5 mars, quatre orangs-outans et cinq bonobos du zoo de San Diego ont reçu chacun deux doses d'un vaccin expérimental, développé par la firme spécialisée Zoetis.

Jugeant les taux d'infection et le nombre d'admissions à l'hôpital trop élevés, le gouvernement danois va donner un nouveau tour de vis en fermant les commerces pendant les fêtes de fin d'année. « Du 25 décembre au 3 janvier, le Danemark sera vraiment fermé, à l'exception des magasins d'alimentation et des pharmacies », a annoncé la Première ministre, Mette Frederiksen. Une mesure tardive pour beaucoup. « Le gouvernement a trop tardé. Si on avait fermé plus tôt, le plus gros de la contamination serait déjà passé, alors qu'elle s'accélère au moment où les gens veulent fêter Noël », a estimé Jan Pravsgaard, professeur d'immunologie à l'université de Copenhague. Le nombre de contaminations va continuer à augmenter et le Danemark affichera un bilan beaucoup plus lourd que la Norvège et la Finlande qui comptent une population aussi importante. Au Danemark également, les restrictions susciteront des réac-

35. Yann Faure, « Malgré les risques de Covid, les États rechignent à arrêter l'élevage de visons », *Reporterre*, 22 décembre 2020.

tions hostiles. Plusieurs centaines de personnes défileront dans les rues de la capitale en scandant : « Liberté pour le Danemark, nous en avons assez. » Les chiffres vont recommencer à baisser à partir de la mi-janvier pour rester sur un plateau jusqu'au début juin.

Le Danemark sera le premier pays de l'UE à utiliser le pass sanitaire et rendra le masque facultatif dans certains lieux à partir du 14 juin.

La Suède, qui n'a pas confiné sa population depuis le début de la pandémie et qui a continué à cultiver sa spécificité, sera en sérieuse difficulté. Sans imposer le port du masque, ni fermer ses bars, restaurants et magasins, ni instaurer de quarantaine obligatoire, la Suède se sera illustrée par une stratégie basée essentiellement sur des « recommandations » et très peu de mesures coercitives. Au lieu d'appliquer la moindre restriction, le Premier ministre suédois, Stevan Lofven, a, en effet, appelé la population à se fier à son *folkvett*[36], un mot qui signifie savoir-vivre, moralité et bon sens, des qualités supposées innées chez les Suédois et l'a invitée à suivre les recommandations sur la base du volontariat. Depuis le printemps 2020, la stratégie suédoise reposait sur les convictions de l'épidémiologiste en chef, Anders Tegnell, qui estimait qu'en ne confinant pas, son pays parviendrait à l'immunité collective, n'hésitant pas à qualifier les mesures de confinement des pays voisins de « folie ». Celle-ci devait protéger le pays d'une seconde vague. Ce ne fut pas le cas et le pays a dû progressivement serrer la vis. L'immunité collective s'est avérée être un échec. On était loin d'atteindre les 60 à 70 % d'immunité, loin même des 40 % qu'espérait atteindre l'Agence de santé publique suédoise, dès le mois d'avril. Fin juin, les taux n'étaient que de 11,4 % à Stockholm, 6,3 % pour Göteborg et de 7,1 % pour l'ensemble de la Suède. Les taux de mortalité sont près de 10 fois plus élevés que dans les autres pays nordiques et de nombreuses voix vont s'élever en Suède pour critiquer cette stratégie atypique. Les Suédois descendront dans la rue

36. Paul O'Shea, « La Suède et le Japon payent le prix de leur gestion de la Covid », *The conversation*, 23 décembre 2020.

avec des pancartes « Help Sweden » pour critiquer les choix du gouvernement. De plus en plus de Suédois éprouveront de la « *coronaskam* », la honte de la stratégie du pays face au Covid-19[37].

Un changement de cap, peut-être ? Face à la forte remontée des cas, des recommandations très strictes finiront par être émises, notamment celle de ne fréquenter que les personnes de son foyer. À partir du 24 novembre, les rassemblements publics seront limités à huit personnes contre 300 auparavant. Les bars et restaurants seront fermés à 22 h 30. Les lycées suédois seront fermés pour un mois et les cours dispensés à distance, annoncera le 3 décembre, le Premier ministre. Les recommandations seront envoyées par SMS aux 22 millions de téléphones portables, le gouvernement continuant à miser sur la responsabilité individuelle de chaque Suédois.

Cela ne suffira pas. « Malheureusement, le niveau de contamination ne diminue pas [...] et c'est très inquiétant », affirmera le 17 décembre, à l'AFP, le directeur sanitaire de la région de Stockholm, Björn Eriksson, qui décrira « une pression extrême sur le système de santé ». La Suède « a échoué » contre le Covid-19, n'a pas hésité à dire le roi Carl XVI Gustaf le même jour, dans un commentaire qui confortera les critiques de plus en plus nombreuses contre le modèle suédois. Il aura fallu attendre le 18 décembre pour que, pour la première fois depuis l'apparition du virus, la Suède finisse par recommander le port du masque dans les transports publics. Le pays adoptera aussi une nouvelle loi lui permettant notamment de fermer commerces et restaurants, un texte qui ne lui permettra pas toutefois de confiner la population à domicile. Il n'est jamais trop tard pour bien faire, dit le dicton et en ces temps de pandémie, les Suédois aspireront plus que jamais au *Mys*, un mot suédois devenu tendance en 2020 qui signifie « recherche de confort et de bien-être ».

37. Anne-Françoise Hivert « Les Suédois victimes de la "coronaskan", la honte de la stratégie du pays face au Covid-19 » *Le Monde,* 31 décembre 2020.

Europe de l'Est : le rideau de fer n'a pas tenu

Préservés par la première vague, les pays d'Europe de l'Est seront plus sérieusement touchés à l'automne 2020 et plusieurs États seront contraints de prendre des mesures assez strictes. Cette fois-ci, le « rideau de fer » n'aura pas tenu. Plusieurs pays d'Europe centrale vont occuper les premiers rangs pour le taux de mortalité par million d'habitants

Au printemps, la République tchèque prétendait avoir maitrisé l'épidémie. Le 1er juillet, les Praguois ont même fêté la fin de l'épidémie en organisant un repas géant sur le pont Charles. Les choses vont changer à l'automne. Le 9 octobre, avec 521 contaminations pour 100 000 habitants, la République tchèque sera même le pays européen le plus touché. Le 12 octobre, le gouvernement annoncera plusieurs mesures drastiques : fermeture des bars et restaurants, interdiction des réunions de plus de 6 personnes, suspension des cours jusqu'à début novembre.

Le pays connaitra une flambée de cas, au début de l'automne, avec 15 000 cas par jour, qu'il aura beaucoup de mal à maitriser. Le gouvernement annoncera, le 14 décembre, la réinstauration d'un couvre-feu ainsi que la fermeture des bars et restaurants pour Noël. Les rassemblements sont toujours limités à 6 personnes en intérieur comme à l'extérieur et la consommation d'alcool sera interdite en extérieur à partir du 18 décembre. Des restrictions mal vécues par la population. Les manifestants construiront, le 3 janvier, une chaîne de verres à bière contenant des bougies allumées dans le centre de Prague pour les contester. À signaler l'initiative originale de la ville de Kijov, dans le sud-est du pays, qui va créer sa propre monnaie, le Corrent, contraction entre les mots de Coronavirus et de *Current* (monnaie en anglais). Les habitants se verront distribuer ainsi de l'argent à dépenser dans les commerces locaux de manière à relancer l'économie locale, un projet qui pourrait faire des petits ailleurs.

Sa voisine, la Slovaquie, qui a été aussi relativement épargnée par la première vague, va se faire connaitre par des campagnes massives de tests. Ce petit pays d'Europe centrale sera le premier à le faire à l'échelle nationale. Un programme de dépistage du coronavirus, au sein de l'ensemble de la population de 5,4 millions d'habitants avec des tests antigéniques, sera lancé le 31 octobre. Quelque 45 professionnels de la santé, de l'armée et de la police seront déployés pour effectuer ces tests dans environ 5 000 points de dépistage ouverts le week-end. La participation au test ne sera pas obligatoire, mais toute personne, ne disposant pas de certificat de test négatif, sera passible d'une lourde amende. Toute personne testée positive devait se mettre aussitôt en quarantaine pendant 10 jours. Le bilan de cette campagne, qui va inspirer ce qui se fera plus tard en France, restera mitigé. L'épidémie n'a pu être ralentie que de manière temporaire et le Premier ministre, Igor Matovic, a même déclaré avoir « perdu le combat pour l'utilisation des tests massifs comme alternative au confinement ».

Début mars 2021, l'épidémie va connaitre une nouvelle flambée, due au variant anglais, en République tchèque et en Slovaquie et sera à l'origine d'une troisième vague. Le 1er mars, le premier affichera le taux d'incidence le plus élevé de l'UE avec 1120 cas pour 100 000 habitants et détrônera même provisoirement la Belgique pour le taux de mortalité. La Slovaquie deviendra également un des pays ayant le plus fort taux de mortalité. La France lui fera un don de 15 000 vaccins d'AstraZeneca. Autant en faire don, en effet, plutôt qu'ils ne dorment dans les frigos. Des patients slovaques ont aussi été accueillis en Pologne et en Allemagne.

Pourtant moins touchée que d'autres, la Hongrie a refermé ses frontières à partir du 1er septembre 2020. À quelques exceptions près, les étrangers ne seront plus autorisés à entrer sur son territoire, une mesure conforme à l'ostracisme vis-à-vis de l'étranger bien ancré chez les autorités hongroises ! Au printemps dernier, elles avaient déjà expulsé *manu militari* 14 étudiants iraniens, accusés à tort d'avoir propagé le virus dans le pays. Les poursuites judiciaires qui avaient été engagées seront rapidement abandonnées. Les dirigeants hongrois, par contre, ne s'embarrassent pas trop de scrupules quand eux-mêmes sont à l'étranger. Ainsi un proche du dirigeant nationaliste Viktor Orban, l'eurodéputé Jozsef Szajer a été surpris dans une soirée libertine gay clandestine à Bruxelles en plein confinement en violation des règles sanitaires, alors que le pouvoir hongrois est connu pour sa grande intolérance vis-à-vis de la communauté LGBT.

La Hongrie fera face, début mars, à des taux d'infection et de mortalité parmi les plus élevés du monde. Il occupera même le premier rang mondial. Le gouvernement décidera de fermer toutes les écoles et la plupart des magasins le 6 mars.

La Pologne n'a pas vraiment connu de première vague. Début juin, alors que la pandémie refluait en Europe de l'Ouest, la Pologne enregistrera une flambée de cas dans le bassin minier de Silésie, ce qui conduira le gouvernement à fermer pour trois semaines les 12 mines du bassin. La Pologne va subir de plein fouet la deuxième vague, à partir du mois d'octobre. Les autorités vont prendre de nouvelles mesures à partir du 10 octobre. Les masques sont désormais obligatoires dans la rue dans tout le pays. Le Premier ministre demandera, le 8 octobre, aux citoyens de « rester chez eux » et de « travailler à distance », en annonçant une série de mesures visant à endiguer une hausse record des contaminations.

Le pic sera atteint le 27 novembre avec 17 304 nouveaux cas et 599 décès, mettant à l'épreuve un système de santé déjà en crise alors que le gouvernement nationaliste a décliné l'offre allemande d'accueillir des patients polonais. Le président polonais, Andrzej Duda, sera lui-même testé positif.

Afin de se protéger d'une éventuelle troisième vague, la Pologne annoncera, le 17 décembre, un confinement partiel de trois semaines, à partir du 28 décembre, sur l'ensemble du territoire. Les déplacements seront interdits le soir du Nouvel An et les centres commerciaux, les hôtels et les stations de ski fermés. « Nous introduisons un confinement national du 28 décembre au 17 janvier », déclarera, à la presse, le ministre de la Santé, Adam Niedzielski, afin de « nous protéger de la troisième vague de l'épidémie dans un proche avenir ». Les personnes arrivant de l'étranger devront se soumettre à une quarantaine de 10 jours. La plupart des restrictions seront prolongées jusqu'au 31 janvier.

Les Balkans : l'Église sans barrières

Les Balkans avaient réussi à limiter l'impact de la première vague. Un déconfinement trop rapide aura des conséquences dramatiques. Les bilans quotidiens n'ont cessé de s'alourdir à partir de la mi-juin.

La Roumanie verra le nombre de nouvelles infections exploser, à partir de la fin juillet, avec près d'un millier de cas par jour. Cette hausse sera liée à une période de 3 semaines au cours de laquelle les Roumains contaminés n'étaient contraints ni d'aller à l'hôpital, ni de rester chez eux, la Cour constitutionnelle ayant décidé que ces obligations, qui « portent atteinte aux droits fondamentaux », ne pouvaient être imposées par un simple décret du gouvernement. Du coup, à partir du 10 juillet, plus de la moitié des quelque 50 000 personnes, mises en quarantaine chez elles, ont pu quitter leur domicile, en dépit des recommandations des médecins et 624 patients hospitalisés ont demandé à rentrer chez eux au risque de contaminer leurs proches.

La Roumanie adoptera, le 29 juillet, de nouvelles mesures comme le port du masque obligatoire dans certains espaces extérieurs et une activité réduite pour les bars et restaurants. Plusieurs villages seront placés en quarantaine avec interdiction d'y entrer ou d'en sortir.

Avec plus de 10 000 cas par jour et un taux de mortalité parmi les plus élevés de l'UE, la Roumanie sera mise à dure épreuve. Le pic sera atteint le 12 novembre avec 10 142 nouveaux cas. C'est dans ce contexte que se sont tenues les élections législatives, le 6 décembre, sur fond de coronavirus et de délabrement du système de santé marqué par un exode massif de médecins à l'étranger. La Roumanie a l'une des densités médicales les plus faibles d'Europe. Selon le ministère de la Santé, 25 000 médecins et infirmières ont quitté la Roumanie ces dix dernières années. Les hôpitaux, gangrenés par la corruption, sont vétustes avec une qualité des soins loin des standards européens. En témoigne le violent incendie du 14 novembre 2020 qui a couté la vie à 10 patients malades du Covid-19 dans un hôpital, situé dans la ville de Piatra Neamt, à 350 kilomètres de Bucarest. Cet incendie est le plus meurtrier en Roumanie depuis 2015, lorsqu'une boîte de nuit de la capitale Bucarest avait pris feu, tuant 64 personnes dont plus de la moitié décéderont à la suite d'une infection contractée dans les hôpitaux où ils étaient soignés !

La bonne gestion de la Grèce fut saluée lors de la première vague. Les choses seront différentes à l'automne. Le nombre de cas et de décès va grimper à partir du mois de novembre. Pour endiguer la deuxième vague, le Premier ministre, Kyriakos Mitsotakis, décidera de reconfiner le pays. À partir du 7 novembre, tout déplacement devait être justifié, avec un système d'autorisation par SMS. Le confinement, qui devait prendre fin le 11 janvier et qui a été mis à mal par la vague de chaleur qui s'est abattue début janvier, sera prolongé d'une semaine. Seules les crèches, jardins d'enfants et les écoles primaires ont rouvert comme prévu.

La deuxième vague sera marquée par une polémique sur le décompte des cas de Covid-19 en raison de l'existence de deux registres parallèles qui aboutira à une plainte en justice. L'Église orthodoxe sera aussi mise en cause pour son rôle dans la propagation du virus. « Des églises pleines à craquer où les fidèles ne portent pas de masques, embrassent des icônes ou les mains des popes, des prélats qui donnent à boire du vin lors de la communion en utilisant une même cuillère pour tout le monde, un enfant embrassant le cercueil d'un prêtre mort du coronavirus… Les images ont de quoi choquer, en pleine deuxième vague de l'épidémie de Covid-19 » rapportera le journal *Le Monde*[38]. L'Église orthodoxe sera frappée par une hécatombe avec le décès de deux dignitaires : le métropolite Amfilohije du Monténégro et le patriarche Irinej qui avait présidé les obsèques du premier. L'archevêque Anastasios, chef de

38. Marina Rafenberg, « En Grèce, le rôle controversé de l'Eglise orthodoxe dans la propagation du Covid-19 », *Le Monde*, 23 novembre 2020.

l'Église albanaise, et l'archevêque Ieronimos d'Athènes auront été aussi hospitalisés.
Avec des restrictions imposées dès l'apparition des premiers cas de Covid-19, début mars, et quasiment épargnée lors de la première vague, la Bulgarie sera l'un des pays d'Europe les plus touchés par la deuxième. Le nombre de contaminations et de décès n'a cessé d'augmenter à partir de la fin novembre. Malgré tout, il n'y aura pas de confinement strict dans le pays. Les écoles, restaurants et bars seront toutefois fermés.
Une vague plus importante que celle du printemps touchera les Balkans occidentaux. La Bosnie, la Macédoine du Nord et le Monténégro vont figurer dans les dix premiers pays d'Europe pour le taux de mortalité. Les systèmes de santé seront à la dérive. Les hôpitaux sont submergés. Le Kosovo envisagera même de transformer des hôtels en hôpitaux de fortune. En Albanie, les plus fortunés iront se faire soigner en Turquie.
Tous les espoirs reposent désormais sur les vaccins. La Commission européenne a mobilisé une enveloppe de 70 millions d'euros pour leur permettre un accès rapide à la vaccination. La Serbie a lancé, le 24 décembre 2020, sa campagne de vaccination, en commençant par les maisons de retraite. C'est le premier pays des Balkans à vacciner sa population contre le Covid-19 et l'un des premiers en Europe. Elle deviendra même, début février, le premier pays d'Europe en matière de nombre de vaccins administrés, avec 35 000 vaccinations par jour grâce à l'utilisation massive du vaccin chinois Sinopharm. C'est le premier pays d'Europe à utiliser le vaccin chinois. La Serbie, qui se plaindra de l'absence de solidarité de l'UE, recevra un million de doses de la Chine et entend aussi produire le vaccin Spoutnik V sur son territoire.

III.
Liberté, Égalité et SARS-CoV-2

Alors qu'on pensait l'épidémie maitrisée, c'est au cours de l'été que tout se sera joué ! Les bars et restaurants, qu'on sait être des lieux de forte contamination, ont rouvert en juin. C'est le grand départ en vacances ; les Français vont profiter du soleil et des plages. Les gestes barrière sont déjà loin, on s'agglutine sur les terrasses pour prendre un verre, on s'attable entre amis, tout à la joie d'avoir retrouvé ce fameux art de vivre à la française. Certains sont partis à l'étranger, pendant que d'autres sont revenus passer les vacances en famille. Le SARS-CoV-2 va profiter de tous ces chassés-croisés pour voyager, lui aussi. Beaucoup de pays, comme la Corée du Sud, sachant les risques que font courir les vacanciers, ont renforcé les restrictions en fermant plages, restaurants et bars karaoké. La France, elle, est toute à la joie de la liberté retrouvée. Le virus va recommencer à circuler à partir du mois d'août. C'est le début de la deuxième vague !
Pourtant un certain nombre de mesures ont été prises. Après bien des débats, l'obligation du port du masque va se généraliser. Il va être rendu obligatoire dans les transports en commun publics et en gares, à partir du 11 mai 2020. Il le sera dans les aéroports en France et à bord des avions par un décret du 31 mai. Il sera aussi obligatoire dans tous les magasins, centres commerciaux, les lieux de ventes, les lieux publics clos à compter du 20 juillet et en entreprise à partir du 1er septembre. Le

gouvernement ne rendra pas obligatoire le port du masque dans la rue. Néanmoins, les préfets pourront, en lien avec les autorités sanitaires et élues, imposer le port du masque dans les endroits très fréquentés où la distanciation physique est impossible. Le port du masque ne sera rendu obligatoire dans l'espace public à Paris et dans les départements de la « petite couronne » ainsi que dans les zones à forte densité de population de la grande couronne qu'à partir du 28 août. La mesure est bien tardive !

Au fil des semaines, les points hebdomadaires de Santé publique France vont devenir alarmants. L'agence relèvera, dès le 27 août, une « progression exponentielle de la transmission du virus du SARS-CoV-2, plus rapide chez les jeunes adultes ». Les points vont se suivre et se ressembler : « Progression exponentielle de la transmission du SARS-CoV-2 » le 3 septembre ; « Poursuite de l'augmentation de la circulation du SARS-CoV-2 » le 10 septembre ; « Augmentation de l'ensemble des indicateurs de suivi de l'épidémie à SARS-CoV-2 » le 17 septembre ; « Augmentation des passages aux urgences, des nouvelles hospitalisations, des admissions en réanimation et des décès liés au SARS-CoV-2 survenus en milieu hospitalier ; augmentation exponentielle des admissions en réanimation » le 24 septembre ; « poursuite de la circulation du SARS-CoV-2 à un niveau élevé » le 1er octobre ; « circulation du SARS-CoV-2 à un niveau élevé, augmentation du nombre de cas confirmés, augmentation du taux de positivité chez l'ensemble des personnes testées particulièrement chez les patients avec des symptômes, augmentation des hospitalisations, nouvelles admissions en réanimation et décès » le 8 octobre.

Dès le 27 juillet, le Conseil scientifique tirera la sonnette d'alarme en disant que : « Il est hautement probable qu'une seconde vague épidémique apparaisse à l'automne ou l'hiver prochain. L'anticipation des autorités sanitaires à mettre en place, dès maintenan, les plans spécifiques de prévention et de précaution […] est un élément capital. » Nouvelle mise en garde le 9 septembre : « Le gouvernement va être obligé de prendre un

certain nombre de décisions difficiles dans les huit à dix jours maximum. »
Il ne s'agit que d'un avis technique, relativisera Emmanuel Macron, à l'occasion d'une visite en Corse, le lendemain. Aucune mesure contraignante ne sera annoncée, le 11 septembre, par le Premier ministre qui se contentera d'un appel au sens des responsabilités de chacun.
Au 22 septembre, qu'il s'agisse des nouvelles hospitalisations, des nouvelles admissions en réanimation ou des nouveaux décès, tous les indicateurs afficheront une croissance à deux chiffres. Si les chiffres paraissent éloignés de ceux du pic du printemps, l'allure générale des courbes montrera une reprise qui s'accélère progressivement et laisse craindre des semaines à venir compliquées, si leur progression s'effectue au même rythme. La quasi-totalité des départements français est désormais en situation de vulnérabilité.
Le 24 septembre, le ministre des Solidarités et de la Santé, Olivier Véran, est obligé d'annoncer la fermeture totale ou partielle des bars et restaurants dans plusieurs villes de France. Ainsi, à compter du samedi 26 septembre et pour au moins deux semaines, les bars et restaurants de la métropole d'Aix-Marseille et de la Guadeloupe seront contraints à la fermeture totale. Une fermeture qui n'interviendra finalement qu'à partir du 27 à minuit. Ces deux territoires seront placés en « zone d'alerte maximale » selon le nouveau classement de la France, selon la virulence du virus. La nouvelle carte de France, présentée le jour même par Olivier Véran, distinguera 5 zones : vigilance, alerte, alerte renforcée, alerte maximale et état d'urgence maximale, en fonction du taux d'incidence et du pourcentage de patients hospitalisés dans les services de réanimation. Selon les zones, le préfet sera à même de prendre plusieurs mesures drastiques afin de freiner la progression du virus. Des mesures qui pourront aller de la simple limitation des rassemblements jusqu'au confinement local. La décision du ministre va susciter un tollé dans la cité phocéenne, gauche et droite confondues. Un recours contre la fermeture des bars et restaurants à Mar-

seille et Aix sera même déposé auprès du tribunal administratif de Marseille par le président de la région Provence-Alpes-Côte d'Azur, Renaud Muselier, pourtant médecin de son état! Le recours sera rejeté.

Dans les villes de Paris et sa petite couronne, Lyon, Nice, Bordeaux, Lille, Toulouse, Saint-Étienne, Rennes, Rouen, Grenoble et Montpellier, placées en « zone d'alerte renforcée », les bars devront fermer à 22 heures au plus tard à partir du 28 septembre.

Il ne faut pas se leurrer! Le déconfinement n'a pas été réussi. On a trop vite lâché la bride. Les Français, victimes de leur tempérament et de leurs habitudes, se sont laissés aller et les autorités ont indéniablement manqué de vigilance.

Le déconfinement et la relative accalmie de l'été n'ont pas aussi été mis à profit pour mieux se préparer. Les autorités craignent que la digue hospitalière ne tienne pas, alors que nombre d'hôpitaux sont confrontés à des pénuries d'effectifs. Les moyens supplémentaires, prévus par le Ségur de la santé, ne sont pas encore là et les personnels hospitaliers sont sortis éreintés de la première vague.

C'est justement la crainte que les services de réanimation soient submergés qui va contraindre l'exécutif à passer à la vitesse supérieure. Dans un entretien télévisé, Emmanuel Macron va annoncer, le 14 octobre, l'instauration d'un couvre-feu en Île-de-France et sur 8 métropoles : Lille, Rouen, Grenoble, Lyon, Aix-Marseille, Saint-Étienne, Montpellier et Toulouse, à partir du 17 octobre, entre 21 h et 6 h du matin pour au moins quatre semaines. Le Président annonce également le passage de l'ensemble du territoire en état d'urgence sanitaire à partir du même jour. Le Premier ministre annoncera le 22 octobre l'extension du couvre-feu à 38 nouveaux départements et à la Polynésie, soit à un total de 46 millions de personnes, tout en prévenant que « des mesures beaucoup plus dures » pouvaient arriver.

Le deuxième confinement

Ces mesures plus dures finiront par arriver, quelques jours plus tard, quand le président de la République dans une nouvelle allocution, le 28 octobre, annoncera un nouveau confinement national de 4 semaines jusqu'au 1er décembre, un choix jusque-là retardé devenu inévitable. On pouvait lire, dans l'avis du 26 octobre 2020 du Conseil scientifique, que : « Depuis une dizaine de jours une accélération importante du nombre de nouveaux cas journaliers, de type quasi exponentiel (autour de 50 000 cas diagnostiqués, correspondant probablement à 80 000 - 100 000 infections réelles par jour, compte tenu d'une proportion importante de cas non diagnostiqués). Cette circulation massive du virus est observée sur l'ensemble du territoire et sur l'ensemble de la population et pas seulement chez les jeunes. Cette accélération brutale pourrait être expliquée par le refroidissement climatique observé fin septembre, qui favoriserait la persistance du virus et le retour des personnes en milieu intérieur. Cette circulation virale massive va entraîner un retentissement majeur pour le système de soins. »

Nous voilà donc revenus à la case départ. Un peu plus de 4 mois après la levée du premier confinement, le président de la République a opté pour un nouveau confinement à partir du 30 octobre. L'épidémie étant de plus en plus hors de contrôle, l'hésitation n'était plus permise. C'était la seule solution pour tenter d'endiguer la nouvelle vague qui s'annonce plus redoutable que la première.

Jacinda Ardern, la Première ministre néo-zélandaise, dont la gestion de l'épidémie a été unanimement saluée par la communauté internationale, disait qu'il fallait frapper « vite et fort » lorsqu'elle instaura un confinement strict en mars 2020, alors même que son pays ne comptait aucun mort du Covid-19.

Emmanuel Macron n'a frappé ni vite, ni fort ! Le confinement a été à coup sûr tardif. Il aurait dû intervenir plus tôt, dès les premières alertes du Conseil scientifique. À force d'avoir voulu ménager la chèvre et le chou, la France s'expose à perdre sur les deux fronts de la santé publique et de l'économie.

Le confinement est également allégé par rapport à celui du printemps, afin d'amortir l'impact économique de la mesure. Contrairement au mois de mars, les écoles et lycées resteront ouverts avec un protocole sanitaire renforcé. Les enfants devront désormais porter un masque dès l'âge de 6 ans. C'est le principal changement par rapport au printemps. La plupart des entreprises et les services publics resteront également ouverts, de même que les lieux publics comme les parcs et jardins et les marchés. Le travail pourra continuer même si le télétravail devra être généralisé « partout où c'est possible ». L'attestation de sortie fait son retour avec une nouvelle case : les parents pourront désormais accompagner les enfants à l'école.
Plusieurs millions de salariés, fonctionnaires et élèves continueront à se déplacer chaque jour. Pour eux, le confinement ressemblera plutôt à un couvre-feu prenant effet de 17 h à 7 h du matin. Quelle sera, dès lors, l'efficacité de ce nouveau confinement d'autant que, dès les premiers jours, les Français vont témoigner d'une certaine lassitude psychologique ?
Les établissements de santé sont sous pression. L'Agence régionale de Santé (ARS) du Grand Est annoncera, le 26 octobre, avoir demandé à tous les établissements de santé de la région de déclencher le « plan blanc » pour « faire face à un rebond épidémique significatif ». Le plan blanc avait déjà été activé en Île-de-France le 8 octobre et de manière plus localisée à Lille, Lyon, Grenoble ou Saint-Étienne. Tous les établissements de santé français sont invités, le 29 octobre, par Olivier Véran, à déclencher « sans attendre » leur plan blanc et à déprogrammer des activités médicales « afin de libérer des lits » pour les malades du Covid-19. Une déprogrammation qui, on le sait, a des conséquences péjoratives quant à l'accès aux soins et au suivi, ainsi qu'on l'a vu lors du premier confinement. Cela amènera l'ensemble des ordres des professions de santé à « incite[r] fortement l'ensemble des patients à continuer de consulter leurs praticiens, y compris de ville, notamment dans le cadre du suivi de leurs pathologies et de leurs traitements ». Plus de 3500 malades étaient hospitalisés en réanima-

tion le 1er novembre. C'est le principal indicateur qui guidera les décisions du gouvernement. Les projections de l'Institut Pasteur vont prévoir, dans le scénario le plus pessimiste, autour de 8600 patients en réanimation. Le 2 novembre, le nombre de nouveaux décès dans les hôpitaux s'élèvera à 416 au cours des dernières 24 heures, c'est la première fois qu'un tel niveau était atteint depuis le 20 avril.

Qu'importent ces chiffres ou que les hôpitaux soient submergés, beaucoup de maires vont « briller », si l'on peut dire, par leur civisme, en se mobilisant contre les décisions du gouvernement. L'Association des Maires de France va réclamer l'ouverture de davantage de commerces de proximité. Plusieurs maires vont prendre des arrêtés autorisant l'ouverture des commerces non alimentaires dans leur ville, en contradiction avec les mesures gouvernementales de confinement. Ce sera le cas entre autres à Perpignan (Pyrénées-Orientales), Brive (Corrèze), Chalon-sur-Saône (Saône-et-Loire), Aubusson (Creuse), Migennes (Yonne), ou encore Faches-Thumesnil (Nord). Bernard Carayon, le maire LR de Lavaur dans le Tarn, fera fort en signant 3 arrêtés pour autoriser l'ouverture des petits commerces, des salles de sport et des lieux de culte.

Le 24 novembre, après un mois de polémiques et de manifestations diverses, Emmanuel Macron, dans une nouvelle allocution après avoir estimé que « le pic de la seconde vague » était passé, annoncera un assouplissement du confinement avec un calendrier en 3 étapes.

À partir du 28 novembre, le confinement sera maintenu, mais allégé : les déplacements pour promenade et activité physique en extérieur pourront être effectués dans un rayon 20 km et pour 3 h contre 1 km pour 1 h précédemment et les commerces pourront rouvrir. La mesure la plus importante concernera la réouverture des commerces de proximité, dont la fermeture avait été extrêmement critiquée. Les offices religieux sont à nouveau permis, mais dans la limite de 30 personnes. Cette annonce fait suite aux manifestations de pratiquants catholiques réclamant l'ouverture des églises ; elle ne sera pas jugée suffisante par les représentants de l'Église catholique qui saisiront le Conseil d'État qui donnera 3 jours au gouvernement pour revoir cette limite. La Haute juridiction a sans doute été inspirée par la décision rendue, quelques jours avant, par la Cour suprême des États-Unis qui, par cinq voix contre quatre, a interdit à l'État de New York d'imposer aux lieux de culte des restrictions différentes de celles imposées aux rassemblements non religieux autorisés. Un communiqué du 2 décembre du ministre de l'Intérieur annoncera une nouvelle jauge qui « prévoit, pour l'organisation des cérémonies, de laisser libres deux sièges entre chaque personne ou entité familiale et de n'occuper qu'une rangée sur deux ». Cette mesure est entrée en vigueur le 4 décembre. On peut déplorer au passage que cela n'ait pas été fait dès le départ, ce qui aurait évité des polémiques inutiles

De son côté, la Haute Autorité de santé (HAS) a présenté, le 30 novembre, ses recommandations pour la stratégie vaccinale. Elle a défini « cinq phases progressives » avec une ligne directrice : « Protéger en priorité les plus vulnérables et ceux qui s'en occupent. »

La situation va s'améliorer. Le bilan de Santé publique France du 30 novembre fera état de 408 morts à l'hôpital en 24 heures et la pression sur le système hospitalier va continuer sa lente décrue. Le nombre de nouveaux cas est de 4005, tests RT-PCR et antigéniques confondus. Alors que le gouvernement se félicitera de ces chiffres rassurants dans la perspective d'une levée du confinement, la tendance va s'inverser avec une moyenne de plus 10 000 nouveaux cas par jour durant la première semaine de décembre.

Le gouvernement sera obligé de revoir ses prévisions. Le confinement sera bien levé le 15 décembre avec la possibilité de se déplacer sur tout le territoire. Il sera remplacé par un couvre-feu de 20 heures à 6 heures sauf pour la nuit du 24 décembre. Les établissements accueillant du public, qui devaient rouvrir pour le 15 décembre, ne pourront finalement pas le faire avant trois semaines. Ce sera le cas des cinémas, des salles de spectacles, de théâtre, des musées et des établissements sportifs, salles de jeux ou de fêtes.

Lors de la conférence de presse du 10 décembre, Olivier Véran, annoncera des opérations de dépistage massif les 14 au 19 décembre dans les agglomérations du Havre et de Charleville-Mézières et en janvier de Roubaix et de Saint-Étienne. L'objectif de ces tests est d'obtenir une photographie de la circulation du virus et de détecter les cas asymptomatiques qui passent souvent sous les radars. Ces dépistages à grande échelle s'inspirent de ce qui a été fait à l'étranger, comme en Slovaquie ou au Royaume-Uni où toute la population de la ville de Liverpool a été testée. Ces campagnes vont combiner les deux tests de dépistage : tests antigéniques et tests RT-PCR.

En matière de dépistage, on peut soit tester toute la population d'un territoire, ce qui sera fait en France, soit procéder par la méthode des échantillons qui permet d'aller plus vite. Dans cette méthode, au lieu de traiter 100 échantillons, on les regroupe en lot de 10, chaque groupe de 10 étant considéré comme un échantillon. Si un lot est négatif, les dix personnes du lot sont considérées négatives ; si un lot est positif, les 10 échantillons du lot devront être testés séparément. Cette méthode, dite de « poolage » du terme anglais *pooling*, a permis de tester 10 millions de personnes en quelques jours et de contenir un cluster à Qingdao, en Chine. Seuls 12 cas seront détectés et aucun confinement n'aura été nécessaire. En France, le Haut Conseil de la santé publique (HCSP) émettra un avis tranché le 10 mai 2020 « ne recommandant pas » l'usage des tests groupés en raison « des contraintes organisationnelles » (composition de groupes d'échantillons, délais de rendu des résultats) et « des limites techniques » (perte de sensibilité pour les échantillons faiblement positifs). Adopté par de nombreux pays comme les États-Unis, Israël ou l'Allemagne, cette méthode aurait pourtant permis de réaliser des tests à plus large échelle au moment où il le fallait et à moindre coût ! On comprend l'opposition des syndicats de biologistes au poolage qui aurait entrainé une baisse de revenus et les aurait obligés à mettre en place une organisation assez robuste.

Si le test RT-PCR, mis au point dans les premiers mois de l'épidémie sur prélèvement nasopharyngé, reste le test de diagnostic de référence pour la détection du SARS-CoV-2, une nouvelle catégorie de tests, appelés antigéniques, a été déployée. Le gros avantage de ces derniers, c'est leur rapidité puisque les résultats sont obtenus entre 15 à 30 minutes. Ils ne nécessitent pas non plus d'équipement spécifique. Ils sont, en revanche, moins sensibles. À la différence des RT-PCR qui recherchent l'ARN du virus, c'est-à-dire son code génétique, le test antigénique s'intéresse lui à l'antigène à la surface du coronavirus. Ces tests se font pour le moment, comme pour les RT-PCR, sur prélèvement nasopharyngé.

L'HAS a progressivement élargi la possibilité de recourir aux tests antigéniques. Dans un premier avis du 24 septembre 2020, elle a donné un avis favorable sous certaines conditions à l'utilisation des tests antigéniques chez les personnes qui présentent des symptômes du Covid-19 dans les 7 jours qui suivent leur apparition. Dans un deuxième avis du 8 octobre, elle a distingué trois situations cliniques. Premièrement, pour les patients qui ont des symptômes, dès lors que le résultat du test RT-PCR ne peut être obtenu dans un délai de 48 h, il est recommandé de réaliser un test antigénique dans les 4 premiers jours suivant l'apparition des symptômes. Elle a ensuite ramené de 7 à 4 jours la fenêtre d'utilisation des tests antigéniques par rapport à son avis du 24 septembre, car c'est la période durant laquelle ils sont les plus performants. Compte tenu de l'excellente spécificité de ces tests, elle considère qu'il n'est pas nécessaire de confirmer les tests antigéniques positifs par un test RT-PCR. Par contre, pour les patients à risques susceptibles de développer une forme grave de la maladie (patients de plus de 65 ans ou présentant au moins un facteur de risque figurant sur une liste établie par le Haut Conseil de la santé publique), elle préconise de confirmer les résultats négatifs, obtenus par test antigénique, par un test RT-PCR. Il s'agit de s'assurer de ne pas passer à côté de cas d'infection chez ces patients. En outre, elle recommande à ces personnes de consulter un médecin dès l'apparition des symptômes afin de mettre en place une surveillance renforcée et une prise en charge optimale. Deuxièmement, s'agissant des personnes sans symptômes qui ne sont pas des personnes-contacts, elle reconnait l'intérêt de l'utilisation des tests antigéniques dans le cadre d'opérations de dépistage à large échelle pour des populations dont le risque d'infection est plus important qu'en population générale. Cela peut concerner des populations qui vivent, étudient ou travaillent dans des lieux confinés qui favorisent la transmission du virus à un grand nombre de personnes (universités, abattoirs...). L'objectif, selon elle, est de débusquer les fameux clusters. Troisièmement, pour les personnes-contacts sans symptôme identifié, elle ne recommandait pas l'utilisation de tests antigéniques au moment de l'avis. Le test RT-PCR devait rester le test à utiliser. Une position qui va évoluer rapidement, puisque dans un troisième avis du 28 novembre, l'HAS élargira la possibilité de recourir aux tests antigéniques à ces « cas contacts ».

Ces tests antigéniques pourront être réalisés par une large palette de professionnels de santé : médecins, infirmiers, masseurs-kinésithérapeutes, chirurgiens-dentistes, sages-femmes ainsi que les pharmaciens qui pourront les réaliser au sein des officines, au domicile du patient ou dans des barnums. Les préparateurs en pharmacie et les étudiants ayant validé leur première année de la filière médecine, maïeutique, odontologie et pharmacie pourront également réaliser les prélèvements nasopharyngés sous le contrôle effectif du pharmacien.

Dans un avis du 18 septembre, l'HAS recommandera également les tests salivaires RT-PCR chez les patients symptomatiques pour qui le test PCR nasopharyngé est « difficile à faire », notamment les enfants, les personnes très âgées et les personnes souffrant de troubles psychiques. En cas de test positif et pour limiter le risque de faux positif, le résultat devra être confirmé par un autre test.

Dans un nouvel avis du 10 février 2021, l'HAS a étendu la possibilité de recourir à des prélèvements salivaires aux personnes asymptomatiques, ouvrant la voie à des dépistages massifs dans les écoles et les Ehpad ainsi qu'aux contacts, dans le cas où le prélèvement nasopharyngé « est difficile ou impossible ».

À côté de ces deux catégories de tests, la possibilité de recourir à des chiens renifleurs a été quelquefois évoquée et des expériences très sérieuses ont été menées du côté de l'École nationale vétérinaire de Maisons-Alfort. L'Académie nationale de médecine et l'Académie vétérinaire de France, deux vénérables institutions, ont même publié un communiqué commun dans lequel elles expliquent que : « Devant l'accroissement des demandes de tests de détection de la Covid-19, l'utilisation de chiens renifleurs permettrait de réduire les délais encore trop élevés pour l'obtention d'un dépistage par RT-PCR. » Rien ne bougera, du côté des autorités sanitaires françaises qui ont d'autres chats à fouetter. En tout cas, l'utilisation des chiens renifleurs s'est développée ailleurs dans le monde. Ainsi à l'aéroport d'Helsinki-Vantaa, en Finlande, des chiens sont d'ores et déjà utilisés dans le hall des arrivées. De même, les Émirats arabes unis ont déployé 20 équipes déjà formées au sein de l'aéroport de Dubaï.

Une nouvelle technique de prélèvement par voie anale fera son apparition en Chine. Le test anal est même devenu obligatoire pour les voyageurs arrivant de l'étranger. Il est considéré comme plus précis que le test nasopharyngé, le virus restant plus longtemps dans l'anus que dans les voies respiratoires. Cette technique a commencé à être également pratiquée dans la région de Galice en Espagne pour des patients intubés en situation critique chez lesquels le test nasopharyngé ne peut être pratiqué. Le Japon a demandé à la Chine de cesser de pratiquer ce test anal sur ses ressortissants en raison de la « détresse psychologique » qu'elle provoque.

L'échec du « Tester, tracer, isoler »

« Tester, tracer et isoler » a souvent répété le directeur général de l'OMS depuis le début de la pandémie. Quels que soient les tests utilisés et leur nombre, ils ne suffisent pas à eux seuls à maitriser la circulation du virus. Il faut tester, mais aussi tracer et isoler et ce sont sur ces deux derniers éléments du triptyque que le bât va blesser. La stratégie du gouvernement pour la sortie progressive du premier confinement a été clairement un échec. Elle n'a pas permis d'empêcher l'épidémie de repartir et d'endiguer la deuxième vague après la levée du premier confinement. « La stratégie « tester, tracer, isoler » n'a pas fonctionné », dira Eric Ciotti, député LR des Alpes-Maritimes et rapporteur de la commission d'enquête parlementaire sur la crise sanitaire à l'Assemblée nationale, en ajoutant : « On a beaucoup testé. Mais finalement, comme on n'a pas pu tracer, ça n'a servi à rien. » Emmanuel Macron le reconnaitra lui-même lors de son allocution sur le reconfinement. Le gouvernement préfèrera d'ailleurs utiliser, à l'avenir, l'expression plutôt floue de « tester-alerter-protéger » au lieu de « tester-tracer-isoler ». Le fait de ne plus mettre en avant les deux termes importants du triptyque que sont « tracer » et « isoler » doit être interprété comme un aveu d'échec de cette politique.

Au départ, contrairement à d'autres pays qui ont mené de larges campagnes de dépistage, la France à partir du stade 3 de l'épidémie[39], en raison de capacités limitées de dépistage, n'a testé que les patients symptomatiques présentant des signes de gravité, ceux à risque (immunodéprimés, diabétiques, insuffisants rénaux, hypertendus, etc.), les professionnels de santé et les personnes fragiles vivant en structure collective (Ehpad, maisons d'accueil spécialisées, …). Au 24 mars 2020, la France ne faisait que 9 000 dépistages par jour. Les choses vont s'améliorer avec l'augmentation du nombre de laboratoires habilités à tester. On va passer de 120 au mois de mars à 1 300 laboratoires de ville et 134 établissements de santé au 9 avril. Le nombre de tests hebdomadaire dépassera les 150 000 à mi-avril. Le président de la République avait souhaité qu'à partir du 11 mai, date du déconfinement, la France soit en capacité de tester toute personne présentant un symptôme. À partir d'un arrêté du 24 juillet 2020, toute personne ne présentant pas de symptôme du Covid-19 et n'ayant pas de prescription médicale pourra même se présenter à un laboratoire d'analyses médicales pour demander la réalisation d'un test sans avance de

39. Déclenchée dans la nuit du 14 au 15 mars 2020.

frais. Les Français ne mesurent pas la chance qu'ils ont, comparée à d'autres pays où le test est payant dès lors que vous ne présentez pas de symptômes et que vous n'êtes pas un cas contact. Vous pouvez donc vous payer un séjour dans les tropiques et votre test sera payé par la collectivité !

Les tests vont se massifier. Ainsi, si, selon une étude de la DREES, 17 723 000 tests ont été réalisés en France entre le 1er mars et 18 octobre, seulement 2 293 000 ont été pratiqués entre la 1er mars et le 6 juin lors de la première phase de l'épidémie. Le rythme s'est ensuite accéléré avec 15 430 000 tests entre le 7 juin et le 18 octobre. Il y en a même eu 2 205 480 dans la dernière semaine d'octobre, soit près du double qu'un mois plus tôt, d'après les données de Santé publique France.

Cette politique de massification des tests se révélera, en fait, contre-productive. Les files d'attente vont s'allonger devant les laboratoires qui auront du mal à suivre la cadence, les délais pour obtenir les résultats vont augmenter et les enquêteurs de l'Assurance maladie prendront du retard dans l'identification des cas contacts, ce qui ne permettra pas de casser à temps les chaines de contamination. Le délai pour obtenir les résultats a été le principal point noir des tests RT-PCR. Si le nombre de lieux de dépistage en France a pu être augmenté de manière conséquente, beaucoup de laboratoires de petite taille n'étaient pas équipés de machines nécessaires à la réalisation du test moléculaire. Les prélèvements devaient être transférés vers des centres adaptés pour le dépistage du virus, ce qui a augmenté d'autant les délais de réponse. Or l'obtention rapide des résultats conditionne l'efficacité du traçage et l'isolement des personnes contaminées.

Le « traçage » a un rôle important à jouer dans la gestion d'une pandémie pour remonter et casser les chaînes de contaminations. Le « traçage » peut se faire soit avec des moyens humains, soit en faisant appel à des supports numériques.

Depuis le 13 mai, ce sont les « brigades sanitaires » évoquées par le Premier ministre Édouard Philippe dans son discours du 29 avril 2020 et composées de collaborateurs des caisses primaires d'assurance-maladie qui sont chargées de tracer toutes les personnes positives au Covid-19 et celles ayant été en contact avec elles, dites « cas contacts ». Après que les médecins généralistes aient au préalable enregistré leur dossier dans un fichier informatique baptisé « Contact Covid » et établi une première liste de contacts familiaux, tous les « patients zéro », c'est-à-dire ceux dont le test est positif, seront rappelés par les enquêteurs. Ceux-ci vont recueillir la liste des personnes avec lesquelles le patient a eu un échange suffisamment long et rapproché dans les quarante-huit heures précédant l'apparition des symptômes ou à compter de sept jours avant le test s'il est asymptomatique. Tous ces contacts devront être rappelés, à leur tour, dans les vingt-quatre heures et seront invités à s'isoler et à se faire tester qu'ils présentent ou non des symptômes. Au 24 novembre, depuis le lancement du dispositif, 6,1 millions de Français (1,9 million de patients zéro et 4,2 millions de cas contacts) avaient ainsi été appelés. C'est un travail titanesque qui a nécessité des moyens humains considérables. Lors du lancement du dispositif à la sortie du premier confinement, 6500 agents ont été mobilisés sur tout le territoire sept jours sur sept. Au plus fort de la deuxième vague, le *contact tracing* va mobiliser plus de 10 000 collaborateurs, soit 15 % du personnel de l'assurance maladie. « C'est un effort de mobilisation considérable », dira Thomas Fatome, le directeur général de la CNAM[40].

Si on prend comme indicateur le nombre de contacts par cas identifié, comme le note un article du journal *Le Monde*[41], le dispositif « n'a jamais vraiment décollé : de 2,6 au déconfinement, il est monté à 4 en juillet avant de redescendre autour de 2,5-3. Ce ratio plutôt bas [de cas contacts] traduit les difficultés qu'ont eues les équipes de l'Assurance maladie et des Agences régionales de Santé à procéder à un inventaire complet

40. Nathalie Raulin, « Interview de Thomas Fatome, directeur de la CNAM : "Le traçage, c'est une course contre la montre" », *Libération*, 23 novembre 2020.
41. Elisabeth Pineau, « Covid-19 : la France envisage le "traçage rétrospectif", à la recherche des sources de contamination », *Le Monde*, 24 novembre 2020.

des cas contacts par malade, mais aussi la surcharge du système, qui requiert des personnels, des moyens et du temps ». De plus, un certain nombre de patients positifs ne déclarent pas de cas contacts.

Le traçage peut se révéler efficace, comme on l'a vu à Hong Kong, à Taïwan, en Nouvelle-Zélande ou au Japon lors de la première vague, quand le virus est localisé. Il fut utilisé avec succès en France lors des premiers clusters. Il s'avère peu opérationnel lors que le virus circule massivement sur tout le territoire, comme ce sera le cas en France lors de la deuxième vague. Lors de la première vague, les patients zéro comme les cas contacts étaient systématiquement appelés au télephone. Début novembre, le système a complètement explosé avec la progression brutale du nombre de nouveaux cas positifs qui va atteindre le chiffre record de 69 700 le 2 novembre. L'Assurance Maladie a été contrainte de revoir son dispositif. Les cas contacts ne seront joints que par des SMS renvoyant vers un site Internet détaillant les mesures sanitaires à respecter et l'effort se concentrera sur les patients zéro.

D'où l'idée de changer de stratégie de traçage. Jusque là, la France avait fait du traçage prospectif. Dans le traçage prospectif, on identifie les contacts qu'une personne infectée a pu contaminer. C'est ce qu'ont fait les brigades sanitaires de l'Assurance Maladie, avec une efficacité limitée, comme on l'a vu. C'est la méthode employée aux États-Unis, au Canada et dans la quasi-totalité des pays européens. Dans le traçage rétroactif, privilégié par de nombreux pays asiatiques, on cherche à l'inverse à déterminer qui a contaminé la personne infectée. Le gouvernement tentera de mettre en place cette stratégie lors de la sortie du deuxième confinement, en complément du traçage classique. Dans cette méthode de traçage dite « à la japonaise », car appliquée avec succès dans l'empire du Soleil levant, il s'agit de remonter la chaine de transmission en amont afin d'en identifier la source. Ce traçage inversé avait déjà été ponctuellement utilisé en février dernier dans l'Oise quand il fallut remonter la chaine de contamination des deux cas positifs qui n'avaient pas voyagé dans une zone à risque. Ce traçage, qui permet de mieux localiser les contaminations, est particulièrement indiqué dans l'épidémie du Covid-19, car les études montrent que 15 à 25 % des personnes contaminées sont à l'origine de 80 % des contaminations. « La super-contamination est une marque de fabrique des coronavirus », avait rappelé fin octobre, sur Twitter, Maria Van Kerkhove, une responsable de l'OMS. Cette méthode permet d'identifier à la fois les super-contaminateurs ainsi que les lieux à risque à l'origine de ces fameux « *clusters* », ce que le traçage prospectif ne permet pas de faire. Les clusters ne représentaient, jusque-là, que 10 % des cas recensés.

L'Assurance-maladie compte aussi s'appuyer sur les professionnels de santé qui réalisent désormais des tests antigéniques : l'idée est qu'ils puissent eux aussi faire du traçage directement en présence du patient positif et permettre de gagner du temps dans cette chasse au virus.

En complément du traçage manuel, les États ont aussi eu recours au « *digital contact tracing* », en utilisant des plateformes centralisées, des applications pour smartphones ou la géolocalisation. C'est la première pandémie de l'ère du smartphone, du *Big Data* et de l'intelligence artificielle. Lors de la première vague, les pays asiatiques très connectés vont utiliser massivement les technologies numériques sans trop se poser de questions sur les atteintes éventuelles aux libertés individuelles ou la protection des données.

Les pays asiatiques seront ainsi les premiers à faire du *contact-tracing* numérique. La Corée du Sud, pays sévèrement touché lors de la première vague, a mis en place un *contact tracing* par géolocalisation particulièrement intrusif. Chaque citoyen était informé par SMS sur son portable de la progression du virus, des lieux à éviter ; tous les cas positifs étaient signalés avec l'historique des déplacements grâce à la géolocalisation. Cette carte numérique de la contamination a été réalisée par un élève-ingénieur de 25 ans. Au départ, la carte comprenait beaucoup d'informations sur les cas positifs (âge, sexe, adresse) et on pouvait quelques fois deviner l'identité des personnes.

Un lien permettait ensuite de consulter un site mis en place par le commissariat où l'on pouvait consulter la liste des lieux où s'était rendu l'individu avant de découvrir sa maladie. Ce pistage a donné lieu par recoupement à quelques révélations embarrassantes sur la vie privée des Coréens. On a ainsi vu un homme d'une cinquantaine d'années accusé d'adultère sur Internet après qu'il soit revenu de Wuhan en Chine, avec sa secrétaire de 30 ans ! Les choses ont heureusement évolué depuis dans le bon sens.

Taiwan a utilisé une plate-forme nationale de recherche des contacts nommée TRACE, développée en 2017, qu'elle utilisait pour toutes les maladies à déclaration obligatoire. Un module Covid-19 a été ajouté à la mi-janvier 2020.

Un *contact tracing* assez intrusif a été également mis en place à Hong-Kong, dès les premiers cas, fin janvier 2020. L'historique des voyages des patients, avec la date, le numéro de train ou du vol, le numéro de siège ainsi que les résultats de l'enquête épidémiologique étaient publiés en ligne.

Le Japon a choisi, fin mars 2020, une voie moins intrusive en se contentant de demander les données des opérateurs téléphoniques, qui ont été anonymisées et uniquement utilisées pour les patients effectivement contaminés, afin d'identifier d'éventuels clusters.

La ville État de Singapour se fera aussi connaitre par l'application « TraceTogether » fondée sur la technologie Bluetooth qui permet au smartphone de détecter une proximité prolongée avec une autre personne et un « contact » est ainsi enregistré. Quand, plus tard, un individu déclarera avoir contracté la maladie, son historique de contacts permettra d'alerter automatiquement les personnes avec qui il a pu entrer en contact. Basée sur le volontariat, l'application ne connaitra pas le succès attendu avec seulement 20 % de téléchargements.

L'usage des technologies numériques a été limité dans les pays autres qu'asiatiques, lors de la première vague.

En Europe, c'est à l'occasion de la levée du premier confinement qu'on débattra du traçage numérique, à l'ombre du totem de la protection de la vie privée. Deux modèles vont s'affronter : un modèle centralisé dans lequel les données sont regroupées et stockées dans un serveur central et une solution décentralisée où les informations sont stockées sur le téléphone des utilisateurs.

Les géants américains Apple et Google vont mettre à la disposition des États une interface leur permettant un suivi des cas contacts.

Au final, en Europe, en dehors de la Hongrie, tous les pays ont fait le choix de modèles décentralisés. L'Allemagne, un temps tenté par un modèle centralisé, fera le choix inverse avec l'application Corona-Warn-App, en optant pour le modèle décentralisé fourni par Apple et Google. Le Royaume-Uni changera aussi de philosophie et choisira le protocole d'Apple et Google.

Avec Stop Covid, la France, toujours au nom de la sacro-sainte protection des libertés individuelles, sera le seul grand pays d'Europe à avoir une application qui ne marche que sur son territoire alors que les applications de traçage des autres pays pourront fonctionner ensemble. C'est toujours l'histoire du coq gaulois. C'est une application qui fonctionne par Bluetooth sur smartphone et permet d'avertir une personne si elle s'est trouvée à moins d'un mètre et durant plus de quinze minutes d'une personne testée positive au Covid-19, même si elle ne la connait pas. Grâce à cette alerte, la personne pourra s'isoler, consulter son médecin ou se faire tester.

Comme de coutume, l'histoire de Stop Covid sera jalonnée de polémiques, en dépit des garanties données et du feu vert de la CNIL. Le projet sera décrié par l'opposition et par une partie de la majorité pour ses atteintes aux libertés individuelles. Le dirigeant de la France Insoumise, Jean-Luc Mélenchon, qui est contre tout, comme d'habitude, trouvera le projet « inefficace » et « liberticide ». Le projet finira par recueillir un soutien assez large de l'Assemblée nationale puis du Sénat dans la nuit du 27 au 28 avril et l'application sera téléchargeable à partir du 2 juin. L'application va reposer sur le seul volontariat, ce qui limitera sa diffusion. Elle ne sera téléchargée que par 2,6 millions de fois en quatre mois avant d'être remplacée par une nouvelle version le 22 octobre. C'est bien moins que les applications britannique et allemande qui ont été téléchargées respectivement 16 millions et 20 millions de fois. L'application sera même désinstallée plus d'un million de fois. Stop Covid aura été, à son tour, un échec. Seulement 7969 personnes s'y sont déclarées comme étant Covid-19 positives et 472 notifications ont été envoyées à de potentiels cas contacts, des chiffres dérisoires au regard des quelque 200 000 à 300 000 euros que va coûter l'application chaque mois. Emmanuel Macron le reconnaîtra dans son allocution du 14 octobre. Pour les spécialistes, l'échec de Stop Covid s'explique par 3 raisons : l'usine à gaz qui a présidé à son élaboration ; le choix d'une architecture centralisée qui l'a isolé de ses partenaires européens qui ont construit leurs solutions autour des standards édictés par Google et Apple ; une mauvaise communication qui n'a pas su convaincre les Français. À cela, se sont ajoutés des problèmes techniques : le Bluetooth s'il est moins intrusif est aussi relativement peu efficace, n'étant pas conçu pour estimer les distances. *Mediapart* révèlera aussi que loin de se limiter au recensement des contacts « à moins d'un mètre pendant au moins quinze minutes », Stop Covid collectera et transfèrera au serveur central, les identifiants de toutes les personnes qui se sont « croisées », de près ou de loin à travers l'application. Du coup, la CNIL sera amenée à mettre en demeure le ministère des Solidarités et de la Santé pour que l'application soit mise en conformité avec les dispositions du RGPD (Règlement général sur la protection des données) de la loi Informatique et Libertés. Il sera difficile de faire porter aux Français l'échec de Stop Covid, quand on sait que le Premier ministre Jean Castex, lui-même, qui a pourtant été le « Mr déconfinement » avant sa nomination à Matignon, ne l'a pas téléchargé, se trompant même de nom puisqu'il parlera de TéléCovid ! Deux autres ministres, Éric Dupond-Moretti, le garde des Sceaux, et Marlène Schiappa, ministre déléguée à la Citoyenneté, avoueront également ne pas l'avoir téléchargé lors d'une émission télévisée le 24 septembre.

Place désormais à la nouvelle application qui s'appellera « Tous Anti-Covid » avec cette fois-ci, parmi les abonnés Jean Castex et ses ministres, tout au moins, il faut l'espérer.
Il faut tester, mais cela ne suffit pas. Il faut aussi tracer. Tracer ne suffit pas non plus. Il faut également isoler les personnes contaminées pour casser les chaines de contamination. Si une personne contaminée est isolée rapidement après son infection, avant même de devenir contagieuse, elle ne disséminera pas le virus qu'elle développe ou non des symptômes. C'est une course contre la montre. Le délai qui sépare le contact d'une personne avec le SARS-CoV-2 et son éventuel isolement est un indicateur central de l'efficacité de la stratégie « tester - tracer - isoler ». Il n'est ni connu ni maitrisé en France. Cela reste plus d'un an après, l'angle mort du dispositif de lutte contre le Covid-19 !
Dans le schéma d'origine, les brigades sanitaires devaient inviter les personnes testées positives à s'isoler chez elle une « quatorzaine » (cette durée sera par la suite ramenée à 7 jours pour être portée à nouveau à 10 jours après l'arrivée des variants) ou dans un lieu mis à disposition, notamment des hôtels réquisitionnés, quand la nature du logement rend l'isolement difficile. Au printemps dernier, des chaines d'hôtels avaient même passé des accords pour accueillir des patients malades qui ne pouvaient pas s'isoler correctement. Selon, des chiffres donnés par *Europe 1*[42], au 9 décembre 2020, seules 147 personnes avaient été accompagnées dans leur isolement, dont moins de la moitié hébergée dans des lieux dédiés, à Paris, Marseille, Bordeaux ou Orléans. Un chiffre sans rapport avec le nombre de cas positifs diagnostiqués chaque jour, sans parler des cas contacts. Pour Philippe Juvin, le chef des urgences de l'hôpital Georges-Pompidou, à Paris : « Aujourd'hui, dans les faits, il n'y a pas d'isolement. Ça ne sert à rien de tester des millions de Français si c'est pour ensuite les renvoyer chez eux lorsqu'ils sont positifs et infecter leur entourage[43]. »

42. Chronique de la rédaction, « Isolement des malades du Covid-19 : cinq questions pour tout comprendre. », Europe 1, 9 décembre 2020.
43. Stephane Mandard, « Isolement des patients positifs au Covid-19 : le gouvernement n'exclut pas des "mesures coercitives" » *Le Monde*, 19 novembre 2020.

Et encore, il ne s'agissait que de recommandations sans aucune obligation, comme c'est le cas dans nombre de pays. Un temps envisagé, la mesure de contraindre à l'isolement les personnes testées positives qui refuseraient de se soumettre aux prescriptions sanitaires, fut vite abandonnée. Il est facile d'imaginer le tollé que cela aurait suscité !

La piste d'un isolement obligatoire va revenir sur la table lors du deuxième déconfinement pour être vite abandonnée, faute de consensus politique. Le Premier ministre indiquera, le 10 décembre, que l'accent serait plutôt mis sur un « accompagnement renforcé » en s'inspirant du dispositif nommé « Covisan » expérimenté à Paris. « C'est vraiment du sur-mesure », affirme Guillaume Ah-Ting, un des coordinateurs de ce dispositif. « On demande aux personnes quelle est la taille de leur appartement, combien il y a de chambres, s'il y a une fenêtre dans la salle de bain… On pose toutes ces questions-là pour s'organiser avec eux, au mieux, compte tenu de leur appartement, pour savoir comment ils prennent les repas, où ils dorment et s'il faut leur faire livrer des courses. » C'est vrai que ce maternage bon enfant est assez éloigné des méthodes chinoises qui sont autrement plus efficaces !

La piste des hôtels est restée peu exploitée alors que nombre d'entre eux étaient en panne de clients. Le patron du groupe Accor, Sébastien Bazin, avait même proposé de mettre à disposition de « plus de trois cents hôtels » !

Le président de la République, Emmanuel Macron, sera diagnostiqué positif, le 17 décembre 2020. Une information qui va faire les délices de la classe politique, des médias et des réseaux sociaux. Sans aucune commisération pour le chef de l'État, bien entendu, on va épiloguer sur les cas contacts du président, le respect des gestes barrière, le diner de la veille, etc. Ce n'est pas le premier chef d'État à avoir été contaminé. Les deux malades les plus médiatisés ont été sans aucun doute Donald Trump et Boris Johnson. Les présidents polonais, algérien, bolivien et biélorusse ainsi que les Premiers ministres russe ou kosovar n'auront pas aussi échappé au SARS-CoV-2.

Les chiffres de l'épidémie vont repartir à la hausse. Le R effectif, indicateur de la circulation du virus, dépassera à nouveau 1 et le nombre de nouveaux cas sera régulièrement au-dessus de 15 000 par jour. La situation deviendra préoccupante à quelques jours des repas de Noël, d'autant qu'une vaste enquête menée par l'épidémiologiste, Arnaud Fontanet, membre du conseil scientifique, sur 25 000 personnes touchées par le virus, a montré que le risque de contamination était important lors des réunions privées, en particulier au moment des repas.
La barre des 60 000 décès sera dépassée le 18 décembre. À l'approche de Noël, on assistera à une ruée sur les tests notamment antigéniques. Or « le test antigénique n'a pas une sensibilité très bonne, de l'ordre de 50 % des cas détectés. Il est très bien pour relever les cas positifs. Avant Noël, pourquoi pas. Mais ce n'est pas du tout une assurance, des patients positifs et non détectés risquent de repartir dans la nature. Les gens risquent d'être moins vigilants », selon le Pr Frédéric Laurent, responsable du centre de dépistage dans le palais des sports de Gerland à Lyon[44].

Sur la corde raide

À un mois de l'autorisation du premier vaccin, on ne voyait encore rien de précis se dessiner. Emmanuel Macron a bien déclaré lors de son allocution du 24 novembre que la France serait prête à vacciner les personnes vulnérables et les personnels de santé dès la fin décembre ou le début du mois de janvier. Pas plus de précisions. Rien ne filtrera dans la presse sur les détails de la campagne de vaccination française. Pendant que les Allemands commandent des congélateurs, la France s'apprête à débattre avec le collectif de citoyens et élabore un guide de 45 pages pour recueillir le consentement dans les Ehpad ! On sait aussi que le vaccin sera gratuit. Un « Monsieur vaccin » a également été désigné en la personne du Pr Alain Fischer. On ne pourra pas dire que la première parole publique du grand immunologiste sur le sujet, le 3 décembre, lors de la présenta-

44. Claire Mayer, Laurie Moniez, Richard Schittly, « Covid-19 : la demande massive de tests avant les fêtes place le système en surchauffe, au risque d'effets pervers. », *Le Monde*, 18 décembre 2020.

tion de la stratégie vaccinale du gouvernement, en insistant sur le peu de recul offert par les nouveaux vaccins à ARN messager (ARNm), ait été totalement rassurante pour les vaccino-sceptiques !

Le couvre-feu a succédé au confinement depuis le 15 décembre. Le Président a quitté le pavillon de la Lanterne à Versailles, où il s'était isolé, le 24 décembre et va pouvoir fêter Noël en famille. On sait seulement qu'il a eu de la fièvre, de la fatigue et des courbatures. Contrairement à ce qui s'est passé pour Donald Trump, rien n'aura filtré sur les traitements dont il a bénéficié. En France, l'état de santé du chef de l'État est toujours un secret bien gardé !

Le 24 décembre, trois jours après le feu vert de l'Union européenne, l'HAS autorisera le vaccin de Pfizer-BioNTech. Contrairement à la force de frappe déployée outre-Atlantique, le démarrage de la campagne française apparaitra plutôt poussif. La vaccination débutera bien le 27 décembre en France. Seront tout d'abord concernés les résidents de deux ou trois Ehpad dont l'unité de soins de longue durée de l'hôpital René-Muret à Sevran, en Seine-Saint-Denis et le centre gériatrique de Champmaillot, qui dépend du CHU de Dijon.

Les 19 500 premières doses du premier vaccin sont arrivées le 26 décembre en France. Elles sont venues directement de Belgique dans un camion escorté par des motards de la gendarmerie. Conservées dans de la glace carbonique dans quatre « *thermal shippers* », des caissons isothermes, les doses ont été acheminées à la pharmacie centrale des Hôpitaux de Paris.

Dans un avis du 23 décembre, le Conseil scientifique estimera qu'une « reprise incontrôlée de l'épidémie » de Covid-19 en janvier est « probable ». Le gouvernement français n'envisagera que la mise en place d'un couvre-feu dans 15 départements à partir du 2 janvier 2021.

La campagne de vaccination va débuter sur un train de sénateur. « L'Allemagne vaccine 20 000 personnes par jour, nous sommes à 50 personnes vaccinées par jour », se plaindra le Pr Mehdi Mejdoubi du centre hospitalier de Valenciennes le 2 janvier sur *BFMTV*. Si l'on en croit les chiffres de CovidTracker, seules 352 personnes ont été vaccinées en France au 3 janvier contre 165 000 en Allemagne qui a démarré ses vaccinations le même jour. Ce démarrage *mezza voce* va susciter des critiques de toute part. Il y a eu manifestement impréparation. La légendaire bureaucratie de l'administration sanitaire française a montré tout son savoir-faire[45]. Pourquoi n'a-t-on pas fait appel à l'expertise logistique de l'armée française ? Emmanuel Macron se rendant compte que l'intendance ne suivait pas, aurait, paraît-il, « tapé du poing sur la table », ce qui fera les délices des réseaux sociaux où on pouvait lire sur Twitter : « Je comprends la colère de Macron, c'est quand même difficile pour lui de devoir bosser avec tous ces incompétents qu'il a lui-même choisis et nommés. » Le Premier ministre est aux abonnés absents, laissant son ministre de la Santé, en première ligne. Olivier Véran annoncera que les soignants de 50 ans et plus allaient être vaccinés dès le 4 janvier, avançant leur tour de plusieurs semaines. Il n'est pas sûr que cela fasse taire les critiques ! Une chose est sûre, les Français devront patienter avant de faire des « vaxxies », les « selfies » pris au moment de la vaccination, une pratique de plus en plus populaire aux États-Unis.

Contrairement à plusieurs pays européens, dont l'Allemagne, la France n'a pas choisi d'aménager des espaces publics, qualifiés de façon péjorative de « vaccinodromes », plus adaptés pourtant à une vaccination à large échelle. L'Allemagne peut ainsi compter sur au moins 440 centres de vaccination répartis sur tout le territoire. Ces centres ont été généralement installés dans de grands gymnases, totalement réaménagés avec de grandes allées et des petits espaces isolés pour l'injection. Un schéma identique aurait été certainement plus adapté pour une vaccination de masse. La France y a probablement renoncé en raison de l'expérience malheureuse de la vaccination contre la grippe H1N1 de triste mémoire. Ce choix a surtout permis

45. Alexis Dussol-Tribune, « La vaccination contre le Covid, victime de la bureaucratie française », *Slate*, 8 janvier 2021.

de ne pas se heurter aux syndicats de médecins libéraux qui s'étaient montrés farouchement opposés à Roselyne Bachelot sur le sujet en 2009. Ici, comme ailleurs, les politiques de santé sont souvent dictées par des choix politiciens plus que par l'intérêt général. Le fait que seuls des médecins puissent vacciner, participe aussi de la même logique. Le lobby de la médecine libérale a dû peser de tout son poids et on a bien senti l'influence de l'Assurance maladie en pleine négociation conventionnelle dans les choix qui ont été faits. On comprend mal pourquoi les pharmaciens en ont été exclus. Le gouvernement, pressé de toute part pour accélérer le rythme, va faire le choix de centres de vaccinations adossés à des hôpitaux. Plus facile à mettre en place dans un système de santé marqué par l'hospitalo-centrisme, en attendant que d'autres vaccins, comme celui d'AstraZeneca-Oxford, qui se prêtent plus facilement à une administration en cabinet, soient sur le marché.
Sous la pression des variants et contrainte de passer la vitesse supérieure, la France sera obligée de revoir son modèle. L'idée de vaccinodromes, récusée au départ par l'exécutif, fera son chemin. L'armée et les pompiers vont mettre en place « au moins » trente-cinq grands centres de vaccination, « pour pouvoir être capables d'utiliser » toutes les doses qui seront livrées à la France « à partir du mois d'avril », indiquera, lundi 22 mars, le ministre de la Santé. Des villes ont déjà anticipé comme Valenciennes où un centre de vaccination fonctionne depuis le mois de janvier dans un gymnase. Le stade de France en Seine Saint-Denis ou le stade vélodrome à Marseille vont devenir des vaccinodromes. Très franchement, que de temps de perdu ! On aurait évité beaucoup de ratés. Dogmatisme, quand tu nous tiens !
De même, depuis un décret, paru au Journal officiel du 5 mars, les pharmaciens et les sages-femmes sont autorisés, sauf quelques exceptions, à prescrire et à injecter les vaccins contre le Covid-19. Les infirmiers pourront également vacciner sans qu'un médecin soit systématiquement présent. Là aussi, cela aurait pu se faire plus tôt ! Corporatisme, quand tu nous tiens !
Il faut maintenant passer la surmultipliée. Le ministre de la

Santé fera état d'un chiffre de 220 000 personnes vaccinées sur la seule journée du samedi 6 mars. Si les chiffres ont augmenté, ils sont loin de ceux du Royaume-Uni ou des États-Unis et il n'est pas du tout certain que les objectifs du gouvernement soient tenus. Déjà, la vaccination des soignants patine alors qu'elle est ouverte depuis début février avec le vaccin d'AstraZeneca et que de nombreux stocks dorment dans les frigos. Seul, un tiers des soignants est vacciné en France, déplorait le Pr Alain Fischer, le Monsieur vaccin, le 7 mars 2021. Selon une enquête du *Parisien*, au 3 mars, seuls 36 % du personnel médical et 18 % des autres catégories de personnel des hôpitaux de Paris, avaient reçu une dose de vaccin. En exprimant des doutes sur l'efficacité de ce vaccin avant même l'avis de l'Agence européenne du médicament (EMA), comme l'a fait le président de la République lui-même, le gouvernement s'est tiré une balle dans le pied, même si sa position a évolué par la suite. De nombreuses voix vont s'élever pour rendre ce vaccin obligatoire pour les soignants, comme c'est le cas pour plusieurs autres vaccins. Le ministre de la Santé adressera une lettre appelant chaque soignant à se faire vacciner et les huit ordres professionnels cosigneront une tribune dans le *Journal du Dimanche* du 7 mars 2021. Les propos d'un responsable syndical infirmier, imputant le refus des soignants de se faire vacciner au faible taux d'efficacité du vaccin anglo-suédois, ne relèvent rien de plus que de l'irresponsabilité. La vaccination doit devenir obligatoire, recommande l'Académie de médecine, qui juge l'hésitation vaccinale « éthiquement inacceptable chez les soignants ».

Deux jours après l'EMA, le vaccin *COVID-19 Vaccine Moderna* sera autorisé par l'HAS, le 8 janvier. Plus de 50 000 doses de ce vaccin ont été livrées, à partir du 11 janvier, dans les endroits où le virus circule le plus, c'est-à-dire à Mulhouse, Colmar, Strasbourg, Reims, Nancy, Metz, Lons-le-Saunier, Besançon, Dijon, Moulins, Nice et Toulon.

Alors que huit nouveaux départements sont passés sous couvre-feu dès 18 h à partir du 10 janvier, le variant anglais va inquié-

ter les autorités qui redoutent qu'il devienne, à terme, la souche la plus fréquente dans l'Hexagone. Recensé, pour la première fois, en France à Tours en décembre, il semble se diffuser sur l'ensemble du territoire, notamment à Bagneux en banlieue parisienne et surtout à Marseille, où des clusters ont été détectés. Ce ne sont, sans doute, que la partie visible de l'iceberg. Un premier cas du variant sud-africain du Covid-19 sera aussi détecté en France, le 6 janvier 2020, chez un homme de retour d'Afrique du Sud et résidant dans le Haut-Rhin, à proximité de la frontière suisse. Quand est-il entré en France ? A-t-il présenté un test PCR à son entrée sur le territoire ? S'est-il placé en quarantaine ?
Le 16 janvier, la France avancera son couvre-feu de deux heures, à 18 h, pour tenter de freiner la propagation du coronavirus alors que le pays a dépassé la barre des 70 000 morts. Déjà en vigueur dans une grande partie est du pays, cette mesure est désormais étendue à tout le territoire. On verra par la suite que ce couvre-feu anticipé a eu un impact considérable sur le recul de la souche historique du virus, celle qui a circulé en 2020 avant l'arrivée des variants. L'inquiétude grandit justement face à la menace de nouveaux variants plus contagieux dont le pourcentage dans le nombre total de cas va continuer d'augmenter. Si, selon une enquête flash menée le 8 janvier, le variant anglais ne représentait que 1,4 % des cas de Covid-19 diagnostiqués dans le pays, il pourrait devenir « dominant » en France entre la « fin février et mi-mars » selon l'INSERM. Des chercheurs de l'université de Harvard, après une analyse des contaminations au sein d'une équipe de de la *National Basket Association*, se sont rendus compte également que la durée globale de l'infection était de 13,3 jours chez les joueurs infectés par le variant anglais, ce qui poussera le gouvernement à allonger la durée d'isolement des personnes testées positives de 7 à 10 jours.
Le pays se préparera à affronter une troisième vague si tant est que la deuxième vague ait vraiment reflué. La barre des 70 000 morts sera franchie le 16 janvier. « La première vague a été tronquée par son arrivée à la fin de l'hiver. La deuxième

est apparue beaucoup plus tôt, à l'automne, avec tout l'hiver devant elle, une saison propice à la diffusion du virus. Il a plus de temps pour agir et donc pour sévir », a fait remarquer l'épidémiologiste, Antoine Flahault.

Le gouvernement prendra de nouvelles mesures, celles de la dernière chance, avant un nouveau confinement. Alors que cette mesure était réclamée depuis longtemps par des politiques et des professionnels de santé, le gouvernement finira par se résoudre à renforcer les restrictions à l'entrée sur le territoire. À compter du 18 janvier, les voyageurs désirant entrer en France, en provenance d'un pays extérieur à l'Union européenne, comme le Royaume-Uni, devront présenter un test PCR négatif, effectué moins de 72 heures avant. Ils devront également s'engager sur l'honneur à s'isoler pendant 7 jours et à refaire un nouveau test PCR au bout de cette période. Après avoir tant tardé, on passera au cran au-dessus, à partir du 31 janvier, en interdisant toute entrée sur le territoire en provenance d'un pays extérieur à l'UE, sauf motif impérieux. Sept pays, non classés en zone de circulation de l'infection du virus SARS-CoV-2, échapperont à cette interdiction : Australie, Corée du Sud, Japon, Nouvelle-Zélande, Rwanda, Singapour et Thaïlande. Les ressortissants de l'espace européen (Union européenne, Andorre, Islande, Liechtenstein, Monaco, Norvège, Saint-Marin, Saint-Siège et Suisse) pourront entrer sous réserve d'un test PCR négatif de moins de 72 heures. À partir du même jour, toute entrée sur le territoire français, à l'exception des travailleurs frontaliers, quel que soit le mode de déplacement, sera donc automatiquement conditionnée à un test PCR. Cette mesure, déjà en vigueur depuis le 24 janvier pour le transport maritime et aérien, est étendue au transport terrestre. Tout cela est bien tardif ! On comprend que les fameux variants aient eu un boulevard devant eux. Alors que la situation était extrêmement critique à Nice, Christian Estrosi, le maire de la ville, pointera du doigt la responsabilité des touristes étrangers venus nombreux à Noël, en disant le 21 février sur France Info : « On est passé de 20 à 120 vols venant des pays anglo-saxons, scandinaves, des Émirats arabes unis, de Russie. » Il se trouvera encore quelques esprits chagrins, comme le philosophe Bernard-Henri Lévy pour s'en plaindre. « Fermer les frontières n'arrêtera pas l'épidémie. Mais c'est une terrible conversion au virus nationaliste. Comment, avec un vaccin produit partout sauf en France, alimenter ainsi cette fiction d'une nation fermant sur elle-même son propre rideau de fer ? », écrira-t-il sur son compte Twitter le 29 janvier.

L'hypothèse d'un nouveau confinement est de plus en plus probable pour beaucoup. « On est en fait dans la dernière chance », a déclaré le 22 janvier, sur France Inter, Arnaud Fontanet de l'Institut Pasteur, membre du Conseil scientifique. L'avenir est désormais dans les mains du variant anglais qui selon les résultats préliminaires d'une enquête flash, réalisée les 26 et 27 janvier, représentait 14 % des cas positifs en France. Tous les tests RT-PCR ne permettent pas de détecter ce variant. Fin janvier, seul le test ThermoFisher, qui ne représentait que 10 % des tests réalisés, permettait de le détecter. D'autres vont arriver sur le marché notamment celui de Novacyt permettant de diagnostiquer les variants. Les Britanniques ont été capables de détecter la présence du variant VOC-2020-12/01, surnommé le variant anglais, grâce à leurs énormes capacités de séquençage. Le séquençage consiste à élaborer la carte d'identité de chaque virus. Pratiqué à une large échelle, comme le font certains pays, le séquençage permet de repérer l'apparition de nouvelles souches comme les variants anglais, brésilien ou sud-africain. Le Danemark s'y est engagé dès le mois de mars et a analysé par séquençage entre 10 % et 20 % des tests positifs durant les six premiers mois de l'épidémie. C'est ce qui lui a permis de détecter rapidement le variant associé au vison, d'abattre 17 millions de bêtes et d'éliminer une souche potentiellement dangereuse, car semblant résister aux anticorps développés par les patients ayant été contaminés. Alors que c'est un outil essentiel pour maitriser l'épidémie, la France accusera un énorme retard. Sur l'ensemble des personnes testées positives en France, seules 0,15 % ont fait, au 23 février, l'objet

d'un séquençage, selon GISAID, la base de données de référence alimentée par des chercheurs du monde entier.
Par contre, la grande majorité des tests RT-PCR et antigéniques positifs sont criblés afin de connaitre le nombre et le pourcentage des variants. On a ainsi appris, selon le point de Santé publique France du 18 février que le variant anglais représentait 37 % des tests criblés contre 5 % pour les variants sud-africain et brésilien. Le criblage n'est pas le séquençage contrairement à ce qui est dit, elle ne permet d'identifier que les variants déjà connus. « Les complètements nouveaux, vous ne les voyez pas et les variants de la variante, vous ne les voyez non plus », a déclaré, le 18 février 2020 à l'AFP, le généticien Philippe Froguel qui estime que tester par séquençage seulement 5 % des cas positifs serait suffisant pour détecter de nouveaux variants.
Le président de la République, pressé de toute part, se refusera toujours au confinement. Est-ce la bonne stratégie ? Ce n'est pas l'avis de nombre de spécialistes. Pour Samuel Alizon, directeur de recherche au CNRS, « Il faut bien comprendre que l'important, face à une telle épidémie, est de réagir au "bon" moment. Plus une mesure est mise en place tôt, plus elle a d'effet »[46]. Le couvre-feu est, de surcroît, jugé d'une efficacité limitée pour nombre d'experts.
« L'épidémie persiste et les variants plus transmissibles circulent davantage », c'est le titre du communiqué de Santé publique France du 4 février 2021. Pour le Pr Arnaud Fontanet, membre du Conseil scientifique, le variant anglais qui est de 50 à 60 % plus transmissible que le virus de 2020 deviendrait majoritaire autour du 1er mars. Le même jour, quatre premiers cas d'infection au variant brésilien du coronavirus seront détectés.
Une première livraison de 273 600 doses du vaccin britannique d'AstraZeneca-Oxford est arrivée le 6 février et une seconde de 304 800 doses dans la semaine. Ces doses ont été réparties « sur tout le territoire national, entre 117 établissements de santé pivots […] pour être ensuite attribuées par les agences régio-

46. Conversation avec Samuel Alizon, « Depuis l'été, notre pays court après l'épidémie au lieu d'anticiper », The Conversation, 2 février 2021.

nales de santé aux lieux de vaccination concernés », a annoncé la Direction générale de la santé. Ce vaccin n'est, pour le moment, réservé qu'aux professionnels de santé et du secteur médico-social de moins de 65 ans. Une nouvelle étape, dans la campagne vaccinale française avec le vaccin d'AstraZeneca-Oxford, a commencé la dernière semaine de février : trente-mille médecins vont pouvoir vacciner leurs patients à risque, âgés de 50 à 64 ans, à partir du mois de mars. Ce nombre de médecins volontaires est jugé faible par rapport aux effectifs des médecins libéraux et on comprend d'autant moins leur opposition à ce que la vaccination soit faite par les pharmaciens.

La barre des 80 000 morts sera franchie le 9 février. Un nombre important de cas de variants sud-africain et brésilien du coronavirus a été détecté dans l'est de la France et en particulier dans le département de la Moselle. S'agissant de personnes n'ayant pas voyagé elles-mêmes ou n'ayant pas été en contact avec des personnes ayant voyagé dans des zones à risque, cela montrera que le virus circulait à bas bruit sur le territoire. L'épidémie se situe toujours sur un plateau élevé. « Le risque lié à la diffusion des variants n'est pas maitrisé » selon Olivier Véran[47]. Il y a encore beaucoup de choses que les scientifiques ont du mal à expliquer ! La France est sur la corde raide, la situation pouvant basculer d'un côté comme de l'autre. La situation est particulièrement critique dans les Alpes-Maritimes avec des taux d'incidence trois fois supérieurs à la normale. Une situation qui va conduire les autorités à décréter, pour la première fois, un confinement local pour deux week-ends, une mesure demandée jusque-là à plusieurs reprises par des élus locaux à laquelle le gouvernement s'était toujours refusé. Un confinement localisé sera aussi mis en place dans le Dunkerquois où le taux d'incidence a dépassé 900 cas pour 100 000 habitants, le 22 février. La situation sera également préoccupante dans 14 autres départements où ce taux a dépassé le seuil d'alerte maximale fixé à 250 cas pour 100 000 habitants.

47. Conférence de presse du 18 février 2021.

Les handicaps français

Si on pouvait faire preuve de compréhension lors de la première vague, tous les pays, surpris par la rapidité de propagation du virus, ont été confrontés aux mêmes difficultés, les ratés de la deuxième vague peuvent difficilement bénéficier de la même indulgence.

Depuis les débuts, la lutte contre la pandémie a pâti de plusieurs handicaps qui expliquent le relatif échec de la France.

Tout d'abord, l'absence d'union nationale face à un danger commun. L'intérêt général est un sentiment de plus en plus rare au sein d'une classe politique française qui préfère les querelles de politique politicienne. Du côté des médias, il n'y a plus ces grandes signatures qui savaient influer sur l'opinion. L'heure est aux chaines d'information continue et aux réseaux sociaux où les « y a qu'à… », « faut qu'on… » entretiennent la confusion chez les Français déjà septiques de nature. Tout cela aboutit à un climat assez anxiogène. La parole publique a perdu de sa légitimité et le président de la République se retrouve souvent seul à la porter, en particulier au cours de la deuxième vague, d'autant que les avis du Conseil scientifique ne sont pas toujours suivis.

Il y a ensuite les retards de la France dans divers domaines. L'épidémie a mis en lumière les retards industriels qui ne datent pas d'aujourd'hui, il faut le reconnaître. Le pays dépend de la production étrangère pour beaucoup d'équipements et de fournitures médicales, ainsi qu'on l'a vu lors de la première vague pour les masques, les tests diagnostiques ou les respirateurs. Cette dépendance industrielle a empêché le déploiement des tests au moment où c'était le plus nécessaire.

La France paie aussi son retard technologique. Pour les vaccins, le virage de l'ARN a été raté alors que Pasteur et Sanofi réalisent près de 80 % des vaccins dans le monde. Sanofi, fleuron de l'industrie pharmaceutique française, était déjà passé à côté des médicaments issus des biotechnologies. La Pharma française a continué à miser sur les vieilles molécules chimiques qui ont fait sa fortune, alors que les médicaments, issus des biotechnologies, constituent aujourd'hui la majorité des médicaments mis sur le marché. Ainsi, le nombre de ces molécules biologiques approuvées par an par la Food and Drug Administration (FDA) américaine qui était de 2,6 en moyenne entre 2004 et 2008, est passé à 13 entre 2015 et 2019 et à 17 en 2018 et 2019. Si le portefeuille de Sanofi comprend aujourd'hui des médicaments biologiques, c'est parce qu'il a racheté à prix d'or, en 2011, la pépite américaine Genzyme et son portefeuille de produits sur les maladies rares. La *big pharma* française n'a pas probablement cru, non plus, à la technologie de l'ARN même si elle a un petit partenaire américain qui travaille sur cette technologie. Contrairement à des pays comme les États-Unis ou l'Allemagne, la France n'a pas su faire émerger des biotechs compétitives. C'est d'elles et des *spin off* universitaires que vient aujourd'hui l'innovation. « On trouve à l'origine de bon nombre d'avancées récentes, des start-ups créées à proximité des centres de recherche fondamentale », rappelle le Conseil d'analyse économique dans une note de janvier 2021[48].

Le retard français s'est aussi manifesté dans le séquençage du génome du virus, particulièrement indispensable pour repérer, puis maitriser les variants. À la mi-février 2021, sur les 500 000 génomes de la base de données du GISAID, la moitié provenait du Royaume-Uni et seulement 5 000 de la France[49]. De petits pays, comme le Danemark, en ont séquencé beaucoup plus. La France, à la fois, ne séquence pas beaucoup et les chercheurs ne partagent pas non plus leurs données sur GISAID !

Tous ces retards sont assez incompréhensibles, compte tenu de la valeur de la communauté scientifique française. Les raisons sont probablement ailleurs. Tout n'est pas qu'une question d'argent. La bureaucratie y a une grande part, ainsi qu'on l'a vu dans le déploiement de la campagne vaccinale.

Le troisième handicap de la France, et non des moindres, a

48. Margaret Kyle et Anne Perrot, « Innovation pharmaceutique : comment combler le retard français ? », Les notes du conseil d'analyse économique, n°62, janvier 2021.

49. Nicolas Gutierrez C, « Covid-19 : la France très en retard dans le séquençage du virus », *Sciences et Avenir*, 19 février 2021.

résidé dans cette sorte de bien-pensance, toute française, qui explique qu'on s'est refusé à prendre des mesures pourtant nécessaires pour la santé publique parce qu'elles auraient pu menacer les libertés individuelles ou mettre en danger le sacro-saint principe d'égalité dont on sait combien il est consubstantiel à la société française. On a ainsi beaucoup tardé à fermer les frontières parce que c'était contraire à la liberté d'aller et de venir ; sur la vaccination, on a préféré consacrer son énergie à élaborer un guide d'une quarantaine de pages pour recueillir le consentement des personnes âgées, en négligeant toute la logistique de l'opération. L'échec de Stop Covid a été aussi dû à la crainte obsessionnelle que Google et Apple allaient « pirater » les données de santé des Français, oubliant que les GAFA en connaissent déjà beaucoup sur eux et que cela n'a pas gêné grand monde jusque-là ! De même, on a totalement échoué à isoler les malades contaminés et leurs cas contacts parce qu'on s'est refusé à la moindre contrainte, laissant à ces derniers la liberté de contaminer leurs concitoyens. Idem pour le confinement sélectif pour éviter toute discrimination ! Que tout cela entraine un nombre de morts supplémentaires, peu importe. Gare surtout à ceux qui se hasarderaient à porter atteinte à nos grands principes. Nos grands intellectuels, qui ont un point de vue sur tout, surveillent tout cela de près, de leurs confortables appartements des beaux quartiers de Paris. C'est la France !

Un an après la déclaration de la pandémie par l'OMS, la France est toujours sur la corde raide. L'Ile-de-France est confrontée à une flambée épidémique. Le seuil de 4000 malades en réanimation a été franchi le 12 mars, pour la première fois depuis la fin novembre 2020. Une centaine de patients doivent être transférés d'Ile-de-France vers d'autres régions soit par avion, soit par TGV médicalisés. Ne pas confiner ne serait-ce que la région francilienne pourrait se révéler un pari extrêmement risqué !

Le vaccin de Johnson & Johnson (J&J) a été autorisé par l'HAS le 12 mars. Les premières livraisons n'arriveront qu'un mois plus tard. En attendant, la France qui veut vacciner plus de 10 millions de personnes à la mi-avril et l'Europe manquent cruellement de vaccins, d'autant qu'AstraZeneca a annoncé de nouveaux retards de livraison en Europe et que les États-Unis s'opposent à la sortie des doses du vaccin britannique qui dorment dans les stocks en attendant son approbation par la FDA.

IV.
L'Asie, grande gagnante

L'Asie a gagné son combat contre le Covid-19. Le continent, d'où est partie l'épidémie, sera celui qui aura le mieux résisté. Les chiffres des pays d'Asie seront loin des effroyables bilans des pays occidentaux. Après avoir rapidement maitrisé la première vague, les pays d'Asie du Sud-Est ont été relativement épargnés par la deuxième, même si quelques pays comme le Japon ou la Corée du Sud ont connu un léger rebond estival. Le Sud-Est asiatique sera aussi la partie du monde qui aura tiré le mieux son épingle du jeu au plan économique. Le PIB chinois a enregistré une croissance de 2,3 % en 2020 alors que le PIB mondial s'est contracté au même moment de 4,9 % selon le FMI. Le Vietnam va réaliser en 2020 l'une des croissances économiques les plus élevées du monde. Un gros point noir dans ce tableau : l'Inde, devenue le pays d'Asie le plus touché, a vu son PIB se contracter de 10,3 %, la plus forte chute parmi les principaux pays émergents et la pire depuis son indépendance en 1947.

La Chine : tolérance zéro

Paradoxalement, le berceau de l'épidémie n'a pas été touché par la deuxième vague, même si les chiffres officiels sont probablement en deçà de la réalité. On a ainsi appris presque un an après le début de la pandémie, par le site Caixin Wang, que, selon le Centre chinois de contrôle et de prévention des maladies, près de 4,5 % des habitants de Wuhan auraient développé des anticorps contre le Covid-19. Sur une population de 11 millions d'habitants, cela représente près de 500 000 personnes, très loin des bilans officiels qui affichaient toujours 88 804 cas et 4635 décès au 22 janvier 2021.

On se rappelle que lorsque l'épidémie a démarré, après les flottements du début, la Chine a adopté des mesures très fortes : mise en quarantaine stricte des zones gravement touchées avec interdiction totale de sortir du domicile, comme ce fut le cas à Wuhan durant 76 jours, fermeture des entreprises, interdiction de déplacements entre les villes et les provinces, contrôles quotidiens de la température corporelle, etc.

Pour comprendre la réponse chinoise, il faut avoir en tête l'épidémie du SRAS qui a frappé la province du Guangdong au sud-est du pays en 2003. Les critiques internationales sur sa mauvaise gestion de la crise conduiront la Chine à revoir en profondeur sa politique sanitaire. C'est à ce moment-là que fut créé le Centre de contrôle et de prévention des maladies (CDC) chinois sur le modèle américain. L'épidémie de grippe aviaire de 2009, qui s'avéra d'ampleur limitée, permettra au jeune CDC de roder ses plans d'action. La Chine sera prête lorsque l'épidémie va démarrer en janvier 2019 avec des dispositifs opérationnels et des moyens considérables. Pour le régime chinois, l'enjeu était de rassurer la population, de préserver l'économie et de montrer son savoir-faire à l'échelle internationale. Un pari qui sera réussi puisque l'empire du Milieu aura quasiment fait disparaitre le virus de son territoire au mois d'octobre, en dehors de quelques résurgences vite maitrisées comme à Beijing en juin et à Qingdao à mi-octobre.

La forte réaction de la Chine a été servie par plusieurs atouts. C'est, avant tout, un état autoritaire où ce qui vient d'en haut ne se discute pas. C'est aussi un encadrement social fort à travers plusieurs institutions comme le Parti communiste, la Fédération des syndicats, la Ligue de la Jeunesse communiste, la Ligue des femmes et surtout les omniprésents comités de résidents. Ces comités, créés en 1949, seront en première ligne lors de l'épidémie du Covid-19. « Ils prennent la température des entrants et des sortants, mettent en quarantaine les cas suspects, informent les habitants des nouvelles mesures, désinfectent les espaces publics et les couloirs des immeubles, dissuadent les habitants de se regrouper et font les courses pour les familles confinées[50]. » L'hyperconnectivité de la population chinoise a également permis un recours massif aux nouvelles technologies : applications, QR code, traçage numérique qui ont été au cœur de la lutte contre l'épidémie. Ne taisons pas non plus l'adhésion toute confucéenne de la population chinoise aux restrictions au nom du bien commun. On peut toujours pérorer sur le manque de démocratie ou l'atteinte aux libertés individuelles. On peut ne pas être d'accord. En attendant, c'est efficace. C'est le modèle chinois. Le 8 avril, après de 2 mois et demi de confinement strict, le déconfinement à Wuhan s'est accompagné de plusieurs mesures : port du masque obligatoire, QR code santé sur les portables, prise de température à l'entrée des magasins. La Chine n'hésite pas non plus à recourir à des campagnes de tests à grande échelle. Les onze millions d'habitants de Wuhan seront tous testés au mois de mai pour détecter seulement 600 cas. D'autres campagnes analogues ont eu lieu dans d'autres endroits dès qu'un certain nombre de cas étaient diagnostiqués. Ce sera le cas de la métropole de Qingdao où 9 millions d'habitants seront testés après la découverte de six cas de Covid-19 ! Le contrôle est également particulièrement sévère aux frontières avec une obligation de respecter une quarantaine stricte dans un hôtel, une leçon pour les pays européens. Là-bas, on ne se contente pas d'attestations sur l'honneur qui n'engagent que ceux y croient, comme disait un homme politique français aujourd'hui disparu !

À Wuhan, la ville d'où est partie la pandémie, la vie quotidienne est redevenue normale en ce mois de décembre 2020. Les magasins, restaurants et boites de nuit sont restés ouverts.

---

50. Gilles Guiheux, Ye Guo, Renyou Hou et al, « "Travailler en Chine au temps du Covid-19", Dossier : les visages de la pandémie », La vie des Idées, 11 mai 2020.

Au niveau national, on ne compte que quelques nouveaux malades chaque jour. Il s'agit, dans la quasi-totalité des cas, de Chinois revenant de l'étranger qui ont été placés en quarantaine à leur arrivée. La Chine sera le seul pays du G20 en croissance et la première place mondiale lui est sans doute promise dans quelques années.

La recette chinoise pour contenir l'épidémie, c'est avant tout sa capacité à prendre des mesures fortes et rapides dès les premières alertes. Ainsi le 6 décembre, dès que la Commission nationale chinoise de la santé eut déclaré 20 nouveaux cas dont 8 transmis localement, les gouvernements municipaux et provinciaux à travers la Chine ont demandé aux gens de rester dans leurs régions au cours des prochaines périodes de vacances. Pékin a immédiatement mis en place certaines des mesures les plus strictes, demandant à tous les employés des ministères et organes et institutions de l'État central de rester dans la ville pour la durée des festivités du Nouvel An et des vacances du Nouvel An lunaire qui a eu lieu le 12 février en 2021. Tous les autres habitants de la capitale devront se conformer à des contrôles stricts des déplacements, qui comprennent des restrictions sur le nombre de personnes autorisées à utiliser les transports publics, dont les trains et les avions. Résultat, la fréquentation des transports en Chine durant les vacances du Nouvel An lunaire a été divisée par deux. Beaucoup d'événements du Nouvel An lunaire ont été reportés ou annulés, tandis que les bibliothèques, musées, parcs et autres lieux ne seront ouverts que pour les visites sur rendez-vous pendant la période des fêtes.

Un an après, à Wuhan, une exposition gigantesque a raconté, dans une histoire émouvante, la façon dont les sacrifices de la ville, confinée brutalement durant 76 jours, ont permis à la Chine de vaincre l'épidémie. Cela reste avant tout une ode à la gloire du Parti communiste au pouvoir qui passe, bien entendu, sous silence toutes les erreurs commises !

La menace est toujours là à quelques jours du Nouvel An chinois 2021 avec plus de 300 nouvelles contaminations. La Chine est à nouveau en « mode de guerre ». Dix-huit millions d'habitants ont de nouveau été placés en quarantaine dans deux villes de la région de Hubei au sud de Pékin. Le 11 janvier 2021 avec seulement 32 cas dans la capitale, ce sont 500 000 personnes d'un arrondissement de Pékin qui vont se retrouver confinées. Pékin a annoncé un nouveau décès, le 14 janvier, dans la province du Hebei, c'est le premier mort du Covid-19 déclaré en huit mois par les autorités du pays. Le Heilongjiang, province limitrophe de la Russie, proclamera « l'état d'urgence épidémique » le 13 janvier. Ses quelque 37,5 millions d'habitants ont reçu la consigne de rester dans la province sauf cas d'urgence et d'annuler tout rassemblement prévu. C'est dans ce contexte que l'équipe de l'OMS, qui restera 5 à 6 semaines, a commencé son enquête en janvier 2021.

Le Japon : objectif JO

Le Japon a été relativement épargné par la première vague, bien que n'ayant pas eu recours à des mesures de confinement. Il connaitra une deuxième vague en été et une troisième vague plus meurtrière à l'automne avec une flambée des infections. Le nombre journalier de nouveaux cas, qui restait entre 300 et 800 les mois précédents, dépassera la barre des 1600, le 12 novembre, pour la première fois depuis le mois d'août, pour atteindre les 1704 cas le lendemain. « Le Japon est en alerte maximale » après avoir recensé un nombre record d'infections quotidiennes, a déclaré le 19 novembre 2020, le Premier ministre Yoshihide Suga, sans annoncer de nouvelles restrictions. Le même jour, Tokyo dépassera la barre des 500 nouveaux cas quotidiens, un deuxième record d'affilée pour la capitale après les 493 cas détectés la veille. Bien que peu élevés par rapport à d'autres pays, ces chiffres ont montré une recrudescence brutale de la pandémie dans l'archipel nippon, d'autant que les tests ne sont pas pratiqués à grande échelle.

Le Japon dépassera les 200 000 cas le 21 décembre. Le rythme de progression de l'épidémie inquiète nombre d'experts. Il a fallu moins de deux mois pour doubler le nombre de cas et dépasser le seuil de 200 000, alors que le cap de 100 000 cas n'avait été franchi que neuf mois et demi après le diagnostic du premier cas en janvier 2020. Si le froid et les chutes de neige ont probablement eu un rôle indéniable dans la propagation du virus, pour nombre d'experts médicaux, la troisième vague a surtout été liée à la campagne gouvernementale « Go To Travel » lancée en juillet 2020. Cette opération a incité les Japonais à voyager dans leur pays avec des séjours à des tarifs réduits de moitié. La campagne « *Go To Travel* » connaîtra un très large succès en août et en septembre et permettra aux entreprises du tourisme de redresser leurs chiffres d'affaires. Pressé par la gouverneure de Tokyo qui a toujours l'ambition d'accueillir les Jeux olympiques (JO) en 2021, le Premier ministre sera contraint d'annoncer l'arrêt de la campagne entre le 28 décembre et le 11 janvier. Le gouvernement avait imprudemment annoncé un prolongement jusqu'en juin prochain du programme « *Go To Travel* » régulièrement raillé par les internautes avec des « Aller à l'hôpital » ou « Aller au ciel » ! La campagne avait d'ailleurs déjà été partiellement suspendue dans certaines régions.

Le gouvernement qui était convaincu, lors de la première vague, de la supériorité du modèle japonais, le fameux *mindo*[51], c'est-à-dire le « niveau du peuple » japonais qui serait supérieur à celui des autres nations, a dû, cette fois-ci, faire machine arrière, d'autant que l'épidémie commençait à avoir un sérieux impact sur la santé mentale des Japonais. Le Japon a dénombré 15 à 20 % de suicides supplémentaires par rapport à 2019 sur la même période, une hausse de 40 % pour les femmes et même de 75 % pour les femmes de moins de 30 ans. Le phénomène a été jugé tellement inquiétant qu'un ministre de la Solitude a été nommé avec mission de soutenir la population et diminuer le nombre de morts dû à la détresse psychologique. Selon un sondage du 12 janvier de la chaîne de télévision publique NHK, 79 % des personnes interrogées estimaient que le gouvernement avait agi trop tardivement face

51. Paul O'Shea, « La Suède et le Japon payent le prix de leur gestion de la Covid », The Conversation, 23 décembre 2020.

au coronavirus en ne privilégiant que l'économie avec en point de mire le maintien des JO à Tokyo en 2021, un objectif qui paraissait bien compromis à l'époque. Un malheur n'arrivant jamais seul, comme dit le dicton, Yoshiro Mori, le président du comité d'organisation des JO, a été contraint à la démission après des propos misogynes sur les femmes trop bavardes selon lui, pour être remplacé par une femme, Seiko Hashimoto, une ancienne athlète qui était déjà membre du gouvernement. Afin d'aborder les JO dans les meilleures conditions, le gouvernement entend vacciner le plus de Japonais possible en six mois. Le Japon fournira gratuitement des vaccins contre le coronavirus aux 126 millions d'habitants du pays, en vertu d'un projet de loi adopté le 2 décembre au moment où l'archipel faisait face à une recrudescence des infections. Le Japon a lancé, le17 février, sa campagne de vaccination contre le coronavirus, administrant le vaccin développé par Pfizer et BioNTech au personnel médical d'un hôpital de Tokyo. Un troisième variant du coronavirus a été identifié au Japon, selon une annonce faite le 10 janvier 2021 par le ministère de la Santé japonais. Il s'agit du variant brésilien qui sera diagnostiqué, pour la première fois, sur quatre voyageurs arrivant du Brésil qui, comme on le verra plus tard, fera des ravages à Manaus. Le Japon a étendu le 13 janvier 2021 son état d'urgence, déjà en place sur Tokyo et sa grande banlieue, à sept départements supplémentaires, avec notamment une fermeture en soirée des bars et restaurants.
Le Premier ministre nippon, Yoshihide Suga, a également annoncé un nouveau plan de relance de l'économie de 584 milliards d'euros. Son prédécesseur, Shinzo Abe, avait déjà lancé deux plans d'aide à l'économie, pour un montant d'environ 1856 milliards d'euros.

La Corée du Sud : pour quelques milliers de wons !

La Corée du Sud est un pays dont on a salué l'action lors de la première vague. L'épidémie y avait été maîtrisée sans recourir au confinement grâce à une politique de tests et surtout de traçage qui restent des modèles du genre pour ce qui est de l'efficacité. Les enquêtes épidémiologiques, aux méthodes quelquefois policières, avaient permis de casser très tôt les chaines de contamination et le monde entier avait loué le modèle sud-coréen de traçage. « Il y a cinq endroits de la planète qui réussissent le traçage épidémiologique : Hong-Kong, Singapour, Taiwan, la Corée du Sud et la Chine », s'était félicité Son Young Rae, le porte-parole du ministère de la Santé coréen en soulignant que « leur point commun est d'avoir traversé deux ou trois [de ces] épidémies [SRAS, H1N1 et MERS-CoV][52] ». Les résultats obtenus ont renforcé la confiance de la population qui, en retour, a accepté les contraintes imposées et fera preuve d'une grande discipline dans le respect des règles de distanciation sociale. Ces bons résultats vaudront au Parti démocratique du président Moon Jae-in de remporter la majorité absolue aux élections législatives, alors que sa popularité était loin d'atteindre des records quelques mois auparavant. La Corée du Sud ne sera pourtant pas à l'abri d'une deuxième vague en été et surtout d'une grosse troisième vague à l'automne. On constatera une hausse quasi constante des cas à partir de début novembre et les chiffres vont retrouver des niveaux comparables à ceux du printemps, lorsque le pays faisait partie des principaux foyers infectieux du monde. « Notre pays affronte la plus grave crise depuis le début de l'épidémie », dira même le Premier ministre, Chung Sye-Kyun, le 6 décembre.

La méthode coréenne a été mise en échec lorsque, lors de la deuxième vague, le virus s'est diffusé dans tout le pays, notamment dans les zones urbaines très peuplées de la capitale. Un record de 1 078 cas quotidiens a même été atteint le 16 décembre. Alors que les tests étaient jusque-là réservés aux cas contacts ou aux personnes présentant des symptômes, ils seront désormais ouverts à toute la population. À la mi-décembre, 150 nouveaux centres provisoires de dépistages seront ouverts dans la région du grand Séoul et le maire annoncera son ambition de tester les 9 millions d'habitants de la capitale. Plusieurs centaines de militaires et de policiers viendront renforcer les équipes en place.

52. Harold Thibault, « Covid-19 : comment la traque méthodique et intrusive a permis à la Corée du Sud de maitriser le virus », *Le Monde*, 8 décembre 2020.

La Corée du Sud interdira les rassemblements de plus de quatre personnes à Séoul et sa région où vit la moitié des 52 millions de Sud-Coréens. Elle ne lésinera pas, non plus, sur les moyens à employer pour maitriser la propagation du virus. Ainsi, le ministère de l'Intérieur et de la Sécurité incitera la population à signaler toute violation des règles sanitaires comme le non-port du masque ou le non-respect d'une quatorzaine, etc., en « promettant des bons d'achat d'une valeur de 100 000 wons (soit environ 75 euros) aux cent personnes les plus actives dans ce domaine », révèle le mensuel *Wolgan Chosun*. De même, l'application *Safety Report* qui avait été créée à l'origine pour permettre aux gens de signaler toute situation susceptible de mettre une vie en danger, aurait enregistré 31 312 déclarations relatives au Covid-19, sur le seul mois de décembre, selon le quotidien *Maeil Kyongje*. Ce genre de délation ne fait pas l'unanimité. Huh Young, professeur de droit à l'université Kyung Hee à Séoul, cité par *Courrier international*[53], estime que « le gouvernement est en train de fabriquer une société de "Small Brothers" où les gens se surveillent les uns les autres, au risque de porter atteinte à leurs droits fondamentaux », faisant référence aux photos et vidéos qui sont souvent fournies comme preuves à l'appui d'une dénonciation.

La Corée du Sud dévoilera, le 29 décembre, un nouveau plan de relance, de 8,49 milliards de dollars, pour soutenir les petites entreprises affectées par la nouvelle vague ainsi que les salariés au chômage en raison de la crise sanitaire. La campagne de vaccination ne démarrera que fin février. Le 18 janvier, l'Agence de sécurité des médicaments autorisera le Regdanvimab, un anticorps développé par le géant coréen Celltrion, sous réserve des résultats de la phase III. La situation sanitaire s'améliorera à l'approche du Nouvel An lunaire. Il faut signaler qu'à la suite d'un premier cas de contamination chez un animal, les chats et chiens pourront aussi se faire tester depuis le 8 février.

53. « En Corée du Sud, le gouvernement encourage la délation », *Courrier international*, 6 janvier 2021.

L'Asie du Sud-Est : en ordre dispersé

Il n'y a pas eu en Asie du Sud-Est, comme ailleurs de réponse coordonnée. Les réponses à la pandémie n'ont pas été les mêmes. Le Vietnam doit être considéré comme un cas à part par ses bonnes performances sanitaires et économiques. N'oublions pas que c'est un régime autoritaire où les porteurs de virus sont signalés par haut-parleur dans les quartiers les plus peuplés. Il a aussi fermé très rapidement ses frontières avec la Chine.

L'Indonésie, quatrième pays le plus peuplé du monde, est probablement l'un de ceux qui gèrent le plus mal la pandémie. C'est le deuxième pays le plus touché en Asie, après l'Inde. Depuis les deux premiers cas détectés le 2 mars 2020, l'épidémie n'a fait que suivre une courbe ascendante. Le 9 avril, la pandémie s'était déjà propagée à toutes les provinces. Le nombre de cas quotidiens n'a cessé, depuis, de battre des records. Au nom de la priorité donnée à l'économie, les choix du gouvernement indonésien se sont toujours effectués à contretemps. En février, alors que d'autres pays ont commencé à interdire les voyages, l'Indonésie a fait le contraire en encourageant les touristes nationaux à visiter les destinations désertées par les touristes étrangers.

Fin mars, contrairement à beaucoup de pays du Sud-Est asiatique, le président Joko Widodo s'est refusé à confiner tout le pays pour éviter, selon lui, un scénario semblable à celui de l'Inde, pays dans lequel un confinement très sévère avait eu des conséquences économiques dramatiques pour les plus pauvres. Par la suite, aucune des mesures prises par le gouvernement n'aura permis d'infléchir la progression de l'épidémie, qu'il s'agisse du verrouillage partiel de plusieurs villes, de l'encouragement de la distanciation sociale ou de l'allocation d'un budget spécial pour la stratégie de réponse au Covid-19. En voulant donner la priorité à l'économie au détriment de la santé publique, le gouvernement indonésien aura, en fait, échoué sur les deux tableaux. Fin novembre, six millions d'Indonésiens avaient perdu leur travail à cause de certaines restrictions locales et de la fermeture des frontières qui ont été dramatiques pour le secteur du tourisme et des services qui emploient la moitié des travailleurs indonésiens de manière informelle. La Banque mondiale estime qu'entre 5 et 8 millions d'habitants pourraient retomber dans la pauvreté. L'augmentation du nombre de mariages précoces est aussi un indicateur de l'impact social de la crise, les parents s'empressant de marier leur adolescente plutôt que d'avoir une bouche de plus à nourrir au foyer. Toutes les actions du président indonésien, pour éviter que la première économie du Sud-Est asiatique ne soit pas trop touchée par le coronavirus, n'auront pas suffi. Même Bali, c'est fini. La destination paradisiaque, qui a accueilli 6 millions de touristes en 2019 et qui envisageait d'accueillir à nouveau des étrangers à partir du 11 septembre, a dû y renoncer en raison de la progression de l'épidémie.

De surcroît, le gouvernement a eu fort à faire depuis le retour d'exil du leader musulman radical Habib Rizieq Shihab et de son groupe *Islamic Defenders Front* (FPI). Cet ancien étudiant en théologie, partisan d'un islam pur et dur, prône une « révolution morale ». Son groupe s'était illustré par des descentes dans des bars vendant de l'alcool pendant le ramadan ; il avait aussi obtenu l'annulation d'un concert de Lady Gaga qualifiée de « messagère du diable » et manifesté contre le concours de Miss Monde qui s'était tenu en Indonésie. Le FPI a surtout été à l'origine des manifestations contre l'ancien gouverneur chrétien de Jakarta, Basuki Tjahaja Purnama, qui passera près de deux ans en prison, après avoir été accusé de blasphème. Pour la petite histoire, le dirigeant islamiste moralisateur avait dû fuir en Arabie Saoudite en 2017, après avoir été suspecté par la police dans une affaire de pornographie ! Des messages érotiques avaient été retrouvés sur son téléphone portable !

À son retour d'exil, Rizieq Shihab a été accueilli, le 10 novembre, par des dizaines de milliers de personnes à l'aéroport de Jakarta au mépris des règles de distanciation sociale. Il va immédiatement s'illustrer par des prêches rassemblant des dizaines de milliers de personnes et en invitant une dizaine de

milliers de personnes au mariage de sa fille. Accusé d'incitation à des actes criminels et de violations du protocole sanitaire, le prêcheur sera arrêté le 13 septembre.
Au 26 janvier 2021, le pays occupait le premier rang des pays du Sud-Est asiatique avec 1 012 350 cas et 29 000 décès. Le nombre de décès serait bien plus élevé, selon les experts, en raison du nombre limité de tests effectués. Signe du chaos, au 29 novembre, 180 médecins en Indonésie étaient morts à cause du Covid-19 selon l'Association médicale indonésienne. Les hôpitaux sont pleins. Face à l'affluence des patients, les autorités locales de la ville indonésienne de Madiun, sur l'île de Java, ont converti 24 wagons de train en installations médicales d'urgence. Le gouvernement a aussi lancé une campagne de vaccination massive le 14 janvier, avec un vaccin certifié « halal ».
Sur la politique vaccinale également, l'Indonésie fait bande à part. Elle a choisi une stratégie à l'inverse de celle choisie dans les pays occidentaux, en donnant la priorité à la population jeune et active. Un choix clairement assumé par les autorités. « Notre objectif est l'immunité de groupe [...]. Une fois le groupe de population le plus actif et le plus exposé, les 18 à 59 ans, vacciné, il sera alors une forteresse pour protéger les autres groupes. Ce serait moins efficace si nous utilisions notre nombre limité de vaccins sur les personnes âgées, alors qu'elles sont moins exposées », a déclaré Amin Soebandrio, directeur de l'Institut Eijkman de biologie moléculaire à Jakarta, auprès du média américain *Bloomberg*. Le vaccin sera obligatoire sous peine de sanctions, ce qui va susciter la méfiance de la population teintée de racisme antichinois, le vaccin de Sinovac étant le seul à être utilisé.
Afin d'endiguer une épidémie qui ne faiblit pas, l'Indonésie a dû reconduire la fermeture de ses frontières aux étrangers.
Les Philippines seront le premier pays du monde à décider d'un nouveau confinement strict sur une large partie du territoire à partir du 4 août alors que les mesures de confinement strictes prises par le fantasque président Duarte venaient d'être assou-

plies à partir du 1er juin. Cette décision est intervenue alors que le nombre de décès quotidien n'excédait pas la vingtaine pour un pays de 106 millions d'habitants. Une décision prise après le cri d'alarme lancé par plus d'un million de soignants appelant à un reconfinement strict, après trois jours de cas record de contaminations.
Les restrictions draconiennes mises en place ont mis l'économie du pays à terre. Le PIB a enregistré, en 2020, un recul de 9,5 %. À la pandémie, s'est ajoutée une série de typhons qui a frappé le pays à partir du mois de septembre, détruisant des dizaines de milliers de maisons. Le nombre de personnes souffrant de faim a atteint des niveaux record, selon une enquête des centres sociaux. Les pauvres vivent dans les zones surpeuplées, où certains sont réduits à manger des détritus ramassés dans les décharges. En raison du confinement, des centaines de milliers de femmes n'ont pu accéder au contrôle des naissances, d'où une recrudescence des grossesses non désirées. On estime à 214 000 le nombre de bébés non planifiés supplémentaires qui naîtront au cours de 2021, selon des projections faites par l'Institut de la population de l'Université des Philippines et du Fonds des Nations Unies pour la population.
Dans ce pays à majorité catholique, l'esprit de Noël aura continué à souffler en dépit de la pandémie. Les fidèles étaient nombreux aux traditionnelles « messes du coq » qui se sont tenues tous les jours à partir de 4 h 30 du matin durant neuf jours d'affilée du 16 au 24 décembre, une pratique remontant au temps de la colonisation espagnole au XVIIème siècle. L'ambiance n'aura été perturbée que par le séisme de magnitude 6,3 qui s'est produit le 25 décembre, faisant trembler des immeubles et interrompant les messes de Noël, sans faire heureusement de victimes et de dégâts.
Afin de limiter la transmission des variants, les jeunes de 10 à 14 ans se sont vus interdire de quitter le domicile familial et ont été officiellement invités par le Président à regarder la télé. La campagne de vaccination n'avait pas encore démarré au 18 février 2021. Le pays attendait toujours ses livraisons COVAX.

Manille s'est même dit disposé à autoriser des milliers de soignants à aller en renfort en Allemagne et au Royaume-Uni en échange de vaccins, une proposition poliment déclinée par les autorités anglaises qui emploient déjà 30 000 infirmières philippines. Le challenge le plus important du gouvernement philippin sera surtout de convaincre la population de se faire vacciner après le fiasco du vaccin Sanofi contre la dengue, jugé responsable de la mort de centaines d'enfants. Six responsables de Sanofi-Pasteur ont d'ailleurs été inculpés dans cette affaire.

Parmi les autres grands pays d'Asie, la Thaïlande, avec la découverte, le 20 décembre 2021, de près de 700 nouveaux cas de coronavirus en une journée dans le plus grand marché de produits de la mer de Thaïlande, a fait souffler un vent de panique. La majorité des personnes contaminées étaient des travailleurs migrants birmans. C'est la deuxième vague. De nouvelles restrictions ont été mises en place. Les manifestations ont été interdites à partir du 26 décembre alors que des milliers de jeunes thaïlandais manifestaient depuis des mois tous les jours pour demander des réformes constitutionnelles en brandissant les fameuses bouées géantes en forme de canard, devenues l'étendard de la révolte. Les bars, discothèques et restaurants ont fermé le 2 janvier ; la vente d'alcool est interdite à Bangkok. Si le Royaume a été le premier pays à repérer un cas d'infection hors de Chine au début de 2020, il avait été relativement épargné jusqu'en novembre avec un peu plus de 4 000 cas et 60 morts signalées, un des taux de mortalité les plus faibles de la planète. Bien que moins touchée que ses voisins, l'économie, très dépendante du tourisme dans un pays qui accueille 40 millions de touristes étrangers par an, souffre. En attendant, le gouvernement a mis en place des campagnes promotionnelles pour encourager le tourisme domestique. Le 24 février, la Thaïlande a reçu 200 000 doses du CoronaVac, approuvé deux jours auparavant. Le pays attend également une centaine de milliers de doses du vaccin d'AstraZeneca-Oxford.

La Malaisie avait réussi à maitriser la première vague grâce à un confinement strict. Les cas exploseront à partir de la mi-septembre. De nouvelles restrictions importantes seront annoncées le 12 octobre. Elles seront appliquées dans la capitale Kuala Lumpur, l'État de Selangor voisin, la capitale administrative Putrajaya et dans l'ensemble de l'État de Sabah, sur l'île de Bornéo. Les écoles ainsi que les lieux de culte seront fermés et les citoyens seront autorisés à quitter leur domicile seulement pour des tâches essentielles. Le gouvernement décidera, le 18 décembre, de prolonger les restrictions sous la forme d'ordonnances de contrôle conditionnel des mouvements jusqu'au 14 janvier 2021 aux Etats de la péninsule malaise et au Sabah sur l'ile de Bornéo. Le pays se fera remarquer par un mariage qui réunira plus de 10 000 invités alors que les réunions de plus de 20 personnes étaient interdites. Les règles de distanciation sociale sont heureusement restées sauves, les invités étant restés dans leur véhicule ! La Malaisie sera confrontée à une troisième vague qui conduira le Roi à déclarer l'état d'urgence national, le 12 janvier, une première depuis 1969 ! Les déplacements entre états ont été interdits à partir du 13 janvier. Les premières boites Pfizer-BioNTech ont été réceptionnées le 21 février, le vaccin américain ayant obtenu l'approbation conditionnelle du régulateur malais le 8 janvier. Le Premier ministre sera la première personne à se faire vacciner le 24 février.

La performance des pays de l'ex-péninsule indochinoise doit être saluée : un an après la déclaration de la pandémie, 0 décès au Cambodge, 0 décès au Laos et seulement 35 décès au Vietnam. Des performances dues à des mesures très strictes de contrôle aux frontières et cela quoiqu'il en coûte.

L'Inde : l'illusion de l'immunité collective

Deuxième pays le plus peuplé du monde, l'Inde est au deuxième rang derrière les États-Unis en nombre de cas diagnostiqués. En dépit d'un des confinements les plus stricts du monde, la première vague aura duré de longs mois. Les statistiques éta-

bliront de nouveaux records de cas dans les premiers jours de septembre, une augmentation que les autorités vont attribuer à l'augmentation du nombre de tests. Seuls les chiffres de la mortalité vont relativement rassurer si tant est qu'ils soient exacts ! Alors que le pays a enregistré un pic de 90 800 nouvelles infections en vingt-quatre heures, le métro a recommencé à rouler dans New Delhi le 7 septembre. Il était à l'arrêt depuis le 25 mars. La plupart des restrictions imposées lors du confinement général ont été levées, à l'exception des écoles qui sont restées closes. Le confinement a frappé de plein fouet le deuxième pays le plus peuplé de la planète, avec 1,3 milliard d'habitants et les conséquences économiques sont désastreuses.
L'épidémie va se propager à une vitesse galopante. Si l'Inde a mis 167 jours pour atteindre le million de cas, le million suivant sera comptabilisé en 21 jours seulement, selon le quotidien *Times of India*, soit un taux de progression bien plus rapide que celui des États-Unis ou du Brésil. Le cap des 5 millions de cas sera franchi le 16 septembre, celui des 10 millions le 18 décembre, plus tard toutefois que ce qui avait été initialement prévu. Le rythme des infections a, en effet, ralenti après un pic de près de 98 000 cas le 16 septembre. Le nombre de cas journalier est repassé sous la barre des 30 000 après le 13 décembre et des 20 000 après le 3 janvier. Selon les chiffres du gouvernement, publiés le 28 janvier, 11 666 contaminations ont été enregistrées et 123 personnes sont mortes du Covid-19 dans les dernières 24 heures alors qu'au plus fort de l'épidémie, en septembre, on comptait 100 000 cas et 10 000 décès par jour. L'Inde a assoupli ses restrictions : les piscines et les cinémas ont rouvert à 50 % de leur capacité d'accueil. Même les mariages somptuaires à la Bollywood ont été à nouveau autorisés avec toutefois un nombre d'invités limité.
Cette baisse de l'épidémie signifierait pour certains experts que de nombreux Indiens auraient développé des anticorps et seraient déjà immunisés. C'est la fameuse « *herd immunity* ». C'est en tout cas l'opinion de Pradeep Awate, un haut responsable de la santé de l'État du Maharashtra, où se trouve la mé-

galopole de Mumbai. La situation y était quasi désespérée en septembre avec plus de 20 000 cas quotidiens et des hôpitaux à court de lits et d'oxygène. Le nombre de cas est redescendu au-dessous de 5000 depuis le 8 décembre.

Le Tata Institute of Fundamental Research (TIFR) avait publié, le 5 septembre, les résultats étonnants d'une étude sérologique menée en juillet dans trois quartiers de Bombay. Menée avec le concours de la municipalité et de NITI-Aayog, une instance de conseil économique auprès du Premier ministre, cette étude a révélé que jusqu'à 58 % des gens vivant dans les bidonvilles et jusqu'à 17 % du reste de la population urbaine présentaient des anticorps au SARS-CoV-2. Le TIFR estime que Bombay s'acheminait vers l'immunité collective, car d'ici à décembre 2020 ou janvier 2021, « 75 % des gens des bidonvilles et 50 % des autres » devraient avoir développé des anticorps. Selon une autre étude sérologique, 50 % des habitants de la capitale New Delhi ont été exposés au virus et la population semblerait avoir développé une immunité collective. D'après une enquête de France 2 diffusé le 2 février 2021, les contaminations auraient diminué de 80 % en cinq mois et les lits Covid des hôpitaux se vidaient de jour en jour.

Il faut savoir que, selon l'OMS, il faudrait que 60 à 70 % de la population soit porteuse d'anticorps pour atteindre l'immunité collective. Ce pourcentage souvent évoqué ne fait pas toutefois consensus chez les scientifiques, d'autant que l'apparition des variants et l'expérience de Manaus au Brésil incitent à la prudence. À mi-février, l'épidémie semble être repartie à la hausse, ce qui montrerait que cette fameuse immunité collective n'a pas été atteinte. « L'immunité collective va être très difficile à atteindre et on ne devrait même pas y penser sur le plan pratique », a mis en garde le Dr Randeep Guleria, directeur de l'Institut indien des sciences médicales.

En Inde, les espoirs reposent désormais sur les futurs vaccins. L'Inde dispose de plusieurs atouts dans la course mondiale aux vaccins. Elle abrite le *Serum Institute of India* (SII), le plus grand producteur mondial de vaccins qui s'est lié à la société pharmaceutique AstraZeneca et à l'Université d'Oxford pour produire leur vaccin Covishield en Inde. Le SII, qui a aussi mené les essais cliniques en Inde, a même signé des accords d'approvisionnement avec près de 160 pays.

Après avoir autorisé le Covishield le 1er janvier 2021, un second vaccin 100 % indien, le Covaxin fabriqué par la firme pharmaceutique Bharat Biotech implantée à Hyderabad, sera mis sur le marché deux jours plus tard. Ces deux vaccins « sont approuvés pour un usage restreint dans des situations d'urgence », a précisé le contrôleur général des médicaments d'Inde, V. G Somani. L'autorisation de Covaxin, qui n'a pas achevé ses essais de phase III, suscitera des interrogations. C'est dans ce contexte que la campagne de vaccination a démarré le 16 janvier avec l'objectif de vacciner 300 millions d'Indiens, d'ici juillet 2021.

Un an après la déclaration de la pandémie par l'OMS, l'Inde connaitra une résurgence du virus qui pourrait s'apparenter à un début de deuxième vague, favorisée par le comportement de la majorité de la population qui a abandonné port du masque et distanciation sociale. C'est dans ce contexte, que s'est ouvert le festival traditionnel de Kumbha Mela, considéré comme le plus grand pèlerinage du monde, dont on verra les dramatiques conséquences, par la suite.

V.
Antipodes : objectif « Zéro Covid »

Empêcher toute circulation du virus sur le territoire en éradiquant la moindre flambée épidémique, c'est la stratégie « Zéro Covid » poursuivie par la Nouvelle-Zélande et l'Australie. La recette, c'est la fermeture des frontières et des confinements locaux stricts, dès l'apparition de cas, et un « tester-tracer-isoler » efficace.

La Nouvelle-Zélande : merci Jacinda Ardern

En Nouvelle-Zélande, la première vague de coronavirus avait été endiguée fin mai à la faveur d'un strict confinement national. Le pays enregistrera une remarquable série de 102 jours sans contamination locale. Mais la découverte de 4 cas de contaminations à Auckland en août poussera les autorités à ordonner un nouveau confinement pour le million et demi d'habitants de la plus grande ville du pays, un *lockdown* qui durera trois semaines jusqu'à début septembre.

La Première ministre néo-zélandaise, Jacinda Ardern, annoncera, le 5 octobre, la levée des restrictions mises en place à Auckland pour contrer la seconde vague épidémique, affirmant que son pays avait « de nouveau battu le virus ». Forts de ces résultats salués un peu partout dans le monde, la Première ministre et le parti travailliste remporteront dans la foulée une victoire éclatante lors des élections législatives.

« Frapper fort et frapper vite », c'est cette stratégie qui explique les bonnes performances de la Nouvelle-Zélande. Le 14 mars 2020, alors qu'il n'y a que six cas recensés, Jacinda Ardern a décidé que toute personne entrant dans l'archipel serait placée en quarantaine. Le 19 mars, quand le pays ne comptait que 22 malades, Mme Ardern fermera les frontières à tout étranger non résident. Le 23 mars, quand surviendront les premiers cas de transmission communautaire, elle donnera quarante-huit heures à ses concitoyens pour se préparer au confinement et à la fermeture de tous les commerces non essentiels. Signe d'une épidémie maitrisée, la Nouvelle-Zélande a accueilli, le 16 janvier, environ 20 000 fans de musique lors d'un concert du groupe Six60, de quoi faire rêver les jeunes du monde entier.

Pour autant, l'économie n'a pas été négligée. En parallèle, son cabinet a adopté un plan de relance de 6,5 milliards d'euros pour soutenir la population par le biais de subventions pour les salaires et de réductions d'impôts. Les résultats sont là. La Nouvelle-Zélande est sortie de la récession en établissant un record de croissance trimestrielle de 14 % pour la période de juillet-septembre 2020.

Rien d'étonnant à ce que le pays soit numéro 1, dans un classement publié par le magazine américain *Foreign Policy,* parmi les 36 États passés au crible, pour sa gestion de la crise du coronavirus. Une autre étude, publiée le 28 janvier par un groupe de réflexion australien, placera, à nouveau, la Nouvelle-Zélande au premier rang des pays qui ont le mieux géré l'épidémie, le bonnet d'âne revenant au Brésil. Outre la Nouvelle-Zélande, on retrouve dans les 10 premiers de ce classement le Victnam, Taïwan, la Thaïlande, Chypre, le Rwanda, l'Islande, l'Australie, la Lettonie et le Sri Lanka. Ce sont des pays qui comptent moins de 10 millions d'habitants et des iles pour la plupart !

L'exemple de la Nouvelle-Zélande nous enseigne également que rien n'est définitivement acquis dans la lutte contre la pandémie puisque le 13 février 2021, un foyer de coronavirus a été détecté avec trois membres d'une même famille testés positifs, dont une femme travaillant pour une entreprise de restauration desservant des vols internationaux. Auckland, la ville la plus peuplée de l'archipel, a été confinée pendant 3 jours. C'est la stratégie du « Zéro Covid ». Pendant ce temps, on a choisi en France de vivre avec le virus alors qu'il y avait plus de 20 000 cas le 23 février. Le Super Rugby a entamé sa saison 2021 avec des tribunes garnies, alors qu'au même moment le XV de France était terrassé par le Covid-19 avec 15 joueurs et membres du staff testés positifs !

Jacinda Ardern a également indiqué que les frontières du pays resteraient fermées, le temps de mesurer l'impact à l'échelle mondiale des campagnes de vaccination. Cela n'a pas empêché le pays de lancer son programme de vaccination le 20 février avec le Pfizer-BioNTech qui sera le premier vaccin à être approuvé.

Nouvelle alerte à Auckland où un nouveau confinement de 7 jours a été décrété à partir du 28 février après la détection d'un nouveau cas. Frapper vite et fort, c'est aussi la recette des All Blacks au rugby.

L'Australie : 7477 spectateurs à l'Open de tennis

L'Australie qui figure aussi dans le classement du magazine *Foreign Policy* a, elle aussi, apporté une des meilleures réponses à la crise, ce qui lui a permis de surmonter deux vagues épidémiques en limitant les pertes.

Face à la pandémie, l'Australie a certes bénéficié de sa position insulaire. Elle a surtout su prendre des mesures courageuses : fermeture des frontières aux étrangers le 20 mars 2020, fermetures des frontières internes par la plupart des gouvernements des Etats pour la première fois dans l'histoire du pays, politique de tests à grande échelle. Tout a été fait plus tôt et plus fort qu'en France, par exemple. L'Australie n'a pas attendu de se laisser déborder et malgré un très faible nombre de cas et de décès, la population sera soumise à des restrictions extrêmement sévères à l'origine quelquefois de véritables drames. Le journal suisse *Le Temps* rapportera ces deux tristes faits divers :

« C'est le cas d'une femme enceinte de jumeaux vivant à Ballina, en Nouvelle-Galles-du-Sud, mais tout près de la frontière du Queensland, qui devait être opérée en urgence. Sa demande de dérogation ayant pris trop de temps à être examinée par les autorités de cet État, elle a finalement pris l'avion pour se rendre dans un hôpital à Sydney où, faute d'avoir pu être opérée à temps, l'un de ses jumeaux est décédé. Les Australiens ont également été très émus par le cas d'un homme de 39 ans et père de quatre enfants, atteint d'un cancer en phase terminale et hospitalisé à Brisbane. Sa famille, vivant à Port Macquarie en Nouvelle-Galles-du-Sud, n'a pas eu le droit de lui rendre visite. »[54] Ces mesures ont été soutenues par la population en dépit de leur sévérité. Ils étaient plus de 60 % à les approuver à Melbourne et dans l'État de Victoria, en estimant qu'elles expliquaient le fait que l'Australie soit si peu affectée par la pandémie.

Pour affronter la première vague, l'Australie a mis en place, à partir du 29 mars, de nouvelles restrictions pour faire face à la propagation du coronavirus (distanciation sociale, gestes barrière, limitation des rassemblements, etc.). Les règles étaient différentes selon les États.

Le 8 mai 2020, le Premier ministre, Scott Morrison, annoncera un plan de déconfinement national en 3 étapes après presque 2 mois de restrictions. Chaque État adoptera son propre calendrier pour la mise en place des étapes. Alors que la vie était en train de revenir à la normale, l'État de Victoria, où est situé Melbourne, sera confronté durant l'hiver austral à une deuxième vague plus violente que la première. Melbourne va connaitre une flambée de cas, en raison de négligences dans les hôtels où les personnes revenant de l'étranger effectuaient leur quarantaine.

Le 7 juillet à minuit, la frontière entre le Victoria et la Nouvelle-Galles du Sud, les deux États les plus peuplés d'Australie, vont fermer pour une durée indéterminée. Une première depuis 1919 et la pandémie de grippe espagnole.

54. Grégory Plesse, « L'Australie, la démocratie la plus sévère face au Covid », *Le Temps*, 25 septembre 2020.

Le nombre de contaminations atteindra plus de 700 par jour fin juillet. Un deuxième confinement sera décrété à partir du 28 juillet pour 6 semaines avec obligation de rester chez soi, port du masque, fermeture des commerces non essentiels. Les frontières de l'État de Victoria, au sud de l'Australie, seront à nouveau fermées et surveillées de près par la police et l'armée, munis de leurs drones et avions afin d'avoir le contrôle total de la situation. Les élèves suivront des cours à distance. Les restaurants resteront ouverts mais seule la vente à emporter sera possible. Ce deuxième confinement va durer finalement 110 jours ! Il ne sera levé que le 28 octobre à Melbourne. Ce jour-là, à partir de minuit, les habitants pourront se rendre chez d'autres personnes dans un rayon de 25 km. Les restaurants, salons de beauté et commerces ont été de nouveau autorisés à accueillir des clients.
La menace n'a pas disparu et le pays est toujours sur le qui-vive. Un confinement de six jours sera même décrété par erreur, pour étouffer un foyer épidémique, à la suite d'un mensonge d'un pizzaïolo en Australie méridionale. De nouvelles restrictions, seront mises en place le 20 décembre, à Sydney pour tenter de juguler l'apparition de nouveaux cas de coronavirus dans la plus grande ville du pays. L'Australie annoncera, le 21 décembre, le diagnostic de deux cas de la nouvelle souche de coronavirus potentiellement très contagieuse, découverte au Royaume-Uni, le fameux variant anglais. L'État de Nouvelle-Galles-du-Sud, l'État le plus peuplé de l'île-continent, a pris le 2 janvier de nouvelles restrictions et rendu le port du masque obligatoire, après qu'un foyer d'infection eut été détecté. L'État de Victoria a, lui aussi, rendu le port du masque obligatoire et mis en place des restrictions avant de fermer sa frontière avec la Nouvelle-Galles-du-Sud.
Brisbane entamera, le 9 janvier, un confinement après la confirmation de la contamination d'un employé d'un hôtel accueillant des personnes placées en quarantaine. Les mesures sont, en général, fortes et rapides avec des frontières fermées, y compris entre certains États du pays. Comme son voisin néo-zélandais,

l'Australie a opté pour une stratégie particulièrement agressive face à l'épidémie. Résultat : quelque 30 000 personnes ont pu assister au coup d'envoi de l'Open de tennis d'Australie le 8 février 2021. La joie des spectateurs sera de courte durée, car, suite à une dizaine de cas dans un hôtel, les autorités seront amenées à confiner à nouveau l'État de Victoria pour 5 jours. L'Open d'Australie, qui s'est terminé le 21 février, s'est déroulé sans spectateurs du 13 au 17 février. Le public ne reviendra que le 18 février avec une jauge maximum de 7477 spectateurs ! Ici aussi c'est du Zéro Covid. L'Australie a aussi lancé sa campagne de vaccination le 21 février avec le Pfizer-BioNtech.

VI .
Le Moyen-Orient épargné

Le Moyen-Orient, à l'exception de l'Iran, a été relativement épargné lors des premiers mois de la pandémie. La plupart des pays ont réussi à contenir la propagation du virus, en fermant rapidement les frontières et en imposant des confinements complets. La population est plutôt jeune et les mesures ont été respectées par la population. Les choses se sont détériorées après le ramadan avec une multiplication des rassemblements. Si l'Arabie Saoudite a limité la participation au Hadj à un millier de pèlerins se trouvant déjà dans le pays avec interdiction de toucher la Kaaba et avec des mesures de distanciation sociale assez strictes, d'autres pays n'ont pas stoppé les rassemblements religieux. L'Achoura ou l'Arbaeen ont encore donné lieu à de grands rassemblements. Le nombre de cas a aussi augmenté avec la réouverture des frontières et des aéroports. Les pays du Golfe, mieux équipés, s'en sortent plutôt mieux ayant réussir à contenir les premiers cas apparus au sein des populations de migrants grâce à des verrouillages partiels. La situation s'est aggravée par la suite. La région a été plus durement touchée par la deuxième vague et la crise sanitaire a même pris des proportions alarmantes dans certains pays. L'OMS a lancé un avertissement solennel sur l'envolée des contaminations au Moyen-Orient durant le mois de juin 2020, car plus de cas ont, en effet, été enregistrés que durant les quatre mois précédents.

L'Iran : pas de répit pour les Ayatollahs

L'Iran est le pays de la région le plus touché par la pandémie. Après un premier pic en mars/avril et un deuxième en juillet/août, la République islamique a été confrontée à une troisième vague à partir de la mi-octobre. La situation sanitaire souffre également des sanctions américaines. Au 9 février 2021, le pays comptera 58 625 morts et 1 481 396 cas de contamination depuis l'annonce des premiers cas en février 2020.

L'Iran n'a jamais imposé de confinement général. Le régime de l'ayatollah Khamenei a même levé, dès le mois de mai, les restrictions imposées pourtant tardivement afin d'éviter une explosion sociale.

« Nous assistons à une nouvelle flambée et à la troisième vague du coronavirus », a déclaré le ministre de la Santé iranien, le 22 septembre. Le quotidien officiel *Rassalat* rapportait même le 17 septembre que « en ce qui concerne le nombre de décès quotidiens dus au coronavirus, l'Iran est l'un des cinq pays les plus gravement touchés dans le monde ».

Pour lutter contre l'épidémie, le régime a renforcé timidement ses restrictions. Début novembre, le port du masque a été rendu obligatoire dans tout le pays. Les commerces non essentiels ont été fermés à partir de 18 heures dans les grandes villes. Dans la capitale Téhéran et à Ispahan, les cinémas, cafés, restaurants et même les mosquées seront fermés. Le *Journal international de Médecine,* qui rapporte ces informations dans son édition du 24 novembre, fait état d'une lettre ouverte des 65 présidents de faculté de médecine demandant un confinement national de 15 jours, une mesure à laquelle le régime s'est toujours refusé.

Le nombre de cas quotidiens a plus que triplé depuis le début octobre. Selon le ministère de la Santé, le virus a fait plus de 400 morts chaque jour au mois de novembre, un chiffre probablement sous-évalué. Un couvre-feu local de 21 h à 4 h sera aussi mis en place à partir du 10 novembre à Téhéran et d'autres grandes villes.

L'Iran a franchi la barre du million de cas le 3 décembre et les responsables s'attendaient à un hiver difficile. En dépit du

contexte alarmant, les autorités allégeront les restrictions en raison de la grave récession économique que connait le pays depuis les sanctions décidées par l'administration Trump en 2018.
Les espoirs reposent désormais à la fois sur la nouvelle administration américaine et sur les futurs vaccins. L'Iran a préacheté 16,8 millions de doses par le mécanisme COVAX de l'OMS et elle devra, pour cela, disposer des fonds bloqués par les États-Unis dans différents pays. Les autorités de Téhéran se plaignent des sanctions américaines qui les empêcheraient de se les procurer. En théorie, les aliments et les médicaments échappent à ces sanctions, mais, dans la réalité, les banques internationales ont tendance à refuser les transactions impliquant l'Iran pour éviter de s'exposer à d'éventuels litiges. À diverses reprises, l'OMS a cependant assuré que la livraison de vaccins COVAX ne serait pas entravée par les sanctions américaines.
Par ailleurs, le guide suprême iranien, l'ayatollah Ali Khamenei, a interdit d'importer les vaccins américains et britanniques, accusés de chercher à « contaminer » le pays ! Même veto vis-à-vis d'un éventuel vaccin français ! « Vu notre expérience avec le sang français, les vaccins français ne sont pas dignes de confiance non plus », a-t-il déclaré.
Sans doute, est-ce pour cela que la République islamique a entamé le 29 décembre « la première phase » des essais cliniques de son propre vaccin qu'elle va développer en association avec Cuba. La télévision d'État a diffusé, le jour même, des images montrant deux hommes et une femme en train de recevoir une injection en présence du ministre de la Santé, Saïd Namaki, et du vice-président iranien chargé de la Science et de la Technologie, Sorena Sattari.
Alors que l'épidémie a ralenti, un premier cas du variant anglais a été détecté le 5 janvier. Le même jour, le nombre quotidien de morts est passé sous la barre de 100 pour la première fois depuis 6 mois.
Le pays a commencé sa campagne de vaccination le 9 février avec Spoutnik V. Des médecins et des infirmiers ont été les

premiers à être vaccinés à l'hôpital Iman Khomeini de Téhéran sous les caméras de télévision. Certains ayatollahs ne facilitent pas la tâche des autorités sanitaires ; c'est le cas d'Abbas Tabrizian qui n'hésite pas écrire sur le réseau Telegram que les vaccins transforment les gens en homosexuels !
Pauvre pays qui n'arrive pas à sortir du tourbillon de l'épidémie depuis ses débuts. Le 13 février, le président Rohani a même annoncé l'arrivée d'une quatrième vague après la hausse du nombre de cas dans certaines régions. À l'approche du Norouz, le Nouvel An iranien, qui avait eu des conséquences désastreuses en 2020, il y a, à nouveau, foule dans les rues de Téhéran alors que le pays compte 1,7 millions de cas et plus de 60 000 morts, le record de la région. Le régime compte sans doute sur le vaccin iranien, baptisé Coviran Barekat, qui aurait franchi avec succès la première étape des essais cliniques sur 56 personnes. Les phases II et III ont démarré le 15 mars. Ce n'est pas probablement pas pour demain et le pays aura probablement beaucoup de mal à le fabriquer, compte tenu des sanctions internationales.

Israël : en tête du hit-parade
Confronté à un rebond des contaminations, l'État hébreu va se confiner pour la troisième fois à partir du 27 décembre à 17 heures. Les Israéliens se sont rués dans les magasins pour faire des réserves avant ces deux semaines pendant lesquelles il sera interdit de se déplacer à plus d'un kilomètre de son domicile avec la plupart des commerces fermés. La pandémie de Covid-19 a surtout sévi dans les villes arabes et les communautés juives ultra-orthodoxes.
Parallèlement, une campagne de vaccination, 24 heures sur 24 et sept jours sur sept, battra son plein. Les autorités lanceront, le 20 décembre, une vaste campagne qui, en moins d'une semaine, permettra à 250 000 des 9 millions d'Israéliens de recevoir une première dose du vaccin Pfizer-BioNTech. L'objectif du ministère de la Santé est d'immuniser le quart de la population en un mois. Le Premier ministre, Benjamin Netanyahu,

montrera lui-même l'exemple. Le gouvernement israélien s'engagera également dans une collaboration de grande ampleur avec le géant américain Pfizer associé à l'allemand BioNtech. En contrepartie d'une livraison rapide des vaccins, Israël fournira au laboratoire des informations sur le niveau d'immunité et sur les effets secondaires potentiels du vaccin, en fonction d'indicateurs comme l'âge ou les antécédents médicaux à l'aide d'importantes banques de données médicales numériques dont il dispose. Alors qu'Israël vaccinera à un rythme effréné, les habitants de Cisjordanie et Gaza attendront. Plusieurs ONG appelleront Israël à débloquer la situation, au nom d'une « obligation morale, humanitaire et juridique ». On apprendra le 28 février que les dizaines de milliers de Palestiniens, bénéficiant d'un permis pour travailler en territoire israélien ou dans les colonies de Cisjordanie occupée, allaient finalement pouvoir recevoir le vaccin.

Alors que la population palestinienne de Cisjordanie et de la bande de Gaza résistait mieux que celle d'Israël au début de la pandémie, le mauvais état du système local de santé a entraîné une progression fulgurante des contaminations à l'automne 2020. L'Autorité palestinienne débutera, le 2 février 2021, la vaccination du personnel médical en Cisjordanie occupée, après avoir reçu 2000 vaccins Moderna sur les 5000 qu'Israël s'était engagé à lui donner suite aux pressions internationales. Le 21 février, 20 000 doses du Spoutnik V sont aussi arrivées dans l'enclave palestinienne, en provenance des Émirats arabes unis.

L'État hébreu engagera sa troisième phase de déconfinement le 7 mars. Les cafés, restaurants ont rouvert. Seuls les détenteurs du fameux « passeport vert » y auront accès, les autres devront se contenter des terrasses.

Les Émirats arabes unis : à fond Sinopharm

D'une manière générale, les pays du Moyen-Orient ont été relativement épargnés par la première vague. Au 26 avril 2020, les Émirats arabes unis (EAU) étaient toutefois le deuxième pays le plus atteint des pays arabes du golfe persique après l'Arabie saoudite. La fédération des sept micromonarchies sera, par contre, peu touchée par la deuxième vague. Après un raidissement à la fin de l'été, la courbe de l'épidémie se stabilisera début octobre avec 1300 cas par jour pour 10 millions d'habitants. Le nombre quotidien de décès ne dépassera pas cinq durant tout le mois, des résultats obtenus grâce à une politique massive de tests, la discipline de la population et un système hospitalier solide. À Abou Dhabi, la capitale administrative, les nouveaux arrivants seront soumis à une quarantaine stricte. Ambiance plus décontractée à Dubaï, dont l'économie repose en grande partie sur le shopping et le tourisme, qui a tourné très rapidement la page de la première vague, déconfinant alors que l'épidémie n'avait pas reflué. L'obligation du masque restera cependant de rigueur et si les restaurants sont restés ouverts, la jauge était limitée à 8 personnes à table et il était interdit de consommer au comptoir. D'autres mesures ont été adoptées pour relancer le tourisme : le concubinage sera autorisé pour les étrangers et les règles d'achat d'alcool assouplies. La ville va devenir l'eldorado pour beaucoup d'étrangers. De nombreux Français, notamment des jeunes de banlieues, vont s'y ruer. Plages, bars, restaurants et centres commerciaux vont être bondés. Le laisser-faire est tel que même Abu Dhabi exigera un test pour passer la frontière. Résultat, les cas vont repartir à la hausse et les restrictions seront renforcées : tous ceux qui arrivent à Dubaï devront présenter un test Covid-19 négatif. Le nombre de participants est limité à 10 pour les fêtes privées comme les mariages. Les autorités ont aussi opté pour une autre méthode : la délation en incitant la population à rapporter de manière anonyme toute violation des mesures de précaution.

Les Émirats arabes unis feront le choix du vaccin développé par le laboratoire chinois Sinopharm et se lanceront dans la deuxième campagne de vaccination la plus rapide au monde en proportion de leur population, après Israël. Le vaccin y avait été approuvé dès le 9 décembre 2020, sur la base d'un taux d'efficacité de 86 % lors des essais de phase III qui ont eu lieu dans les EAU, dès le mois de juillet. Le vaccin avait déjà reçu l'approbation d'urgence des autorités sanitaires, à la mi-septembre, pour une utilisation sur les personnels de santé en première ligne dans la lutte contre le Covid-19. En septembre, le Bahreïn avait aussi indiqué que son prince héritier, Salmane ben Hamad Al-Khalifa, avait participé aux essais de phase III. Le Premier ministre, vice-président des Émirats arabes unis, le cheikh Mohammed ben Rached Al-Maktoum, s'était aussi fait vacciner dès le 3 novembre. Le vaccin sera également proposé à une clientèle de personnes riches moyennant paiement toujours dans l'objectif de promouvoir le tourisme.

VII.
États-Unis : 1 mort

Pandémie, fractures sociales, élection contestée... Les États-Unis ont connu en 2020, de mémoire d'homme, la pire année de leur histoire, selon Time Magazine dont la une du mois de décembre comportait les quatre chiffres de l'année barrés d'une énorme croix rouge.
Après la première vague du printemps, qui a touché principalement le Nord-Est et notamment l'État de New York, les États-Unis ont connu une relative accalmie en avril et mai. Les cas vont à nouveau grimper en flèche durant l'été dans les États de la « ceinture solaire », incitant les responsables à resserrer les restrictions quelques semaines seulement après les avoir levées. À l'automne, le virus a commencé à se propager dans les zones rurales du Midwest et de l'Ouest. La troisième vague concernera le pays dans son intégralité et les tristes records vont s'enchainer. Les États-Unis connaitront des chiffres ahurissants à partir de la fin du mois de novembre avec plus de 2000 décès par jour. Le record sera battu le 4 février 2021 avec 5117 morts. Les États-Unis devraient « largement dépasser les 600 000 morts » du Covid-19, selon le pronostic pessimiste du nouveau président Joe Biden. L'avenir lui donnera raison. Tous les espoirs vont reposer sur les vaccins dont la distribution a débuté à la mi-décembre.
Le 22 septembre, les États-Unis ont enregistré leur deux

cent millième décès, selon le décompte de l'université Johns-Hopkins, pour près de 7 millions de cas. Pour commémorer ce macabre record, vingt mille drapeaux seront placés par les bénévoles du Covid Memorial Project autour du Washington monument, l'obélisque de 169 mètres de haut de la capitale fédérale, chaque drapeau représentant 10 vies perdues à cause du Covid-19.

Donald Trump, testé positif

Le Président ainsi que son épouse seront testés positifs. Donald Trump l'annoncera le 2 octobre à 0 h 54, heure locale, sur son compte Twitter :« *Tonight @FLOTUS and I tested positive for COVID-19. We will begin our quarantine and recovery process immediately. We will get through this TOGETHER!* »
Présentant des symptômes qualifiés de bénins comme de la toux, une congestion nasale et de la fièvre, selon les informations données à l'époque, son médecin personnel, le Dr Sean Conley, lui administrera une combinaison de deux anticorps de synthèse dénommée Regn-Cov-2. C'est un traitement, développé par la société Regeneron Pharmaceuticals, non encore autorisé qui lui sera prescrit dans le cadre d'un usage compassionnel. Il s'agit d'un des deux traitements par anticorps en cours d'essais cliniques à ce moment-là, l'autre étant développé par le laboratoire Eli Lilly. Le président américain sera le premier patient au monde à bénéficier de ce traitement, en dehors des essais cliniques. Le Dr Conley a déclaré que le Président qui « se portait très bien » avait commencé également à prendre du remdesivir, l'antiviral de Gilead Sciences. Ce dernier traitement avait aussi bénéficié d'une autorisation d'utilisation d'urgence de la FDA, le 1er mai dernier. On apprendra plus tard par le *New York Times*[55] que l'état de Donald Trump a été plus sérieux que ce qui a été dit et son entourage a même craint, à un moment donné, qu'il soit placé sous assistance respiratoire. Toute la vérité n'a pas été faite sur cet épisode; on ne sait toujours

55. Noah Weiland, Maggie Haberman, Mark Mazzetti, Annie Karni, « Trump was sicker than acknowledged with Covid-19 », 11 February 2021.

pas, par exemple, s'il était déjà contaminé lorsqu'il a participé au premier débat présidentiel du 29 septembre.

Donald Trump sera transféré le soir même en hélicoptère à l'hôpital militaire Walter Reed, situé dans la banlieue de Washington. Les chaines de télévision américaine retransmettront les images d'un président se dirigeant à pied vers l'hélicoptère stationné sur la pelouse de la Maison-Blanche. On le verra, cette fois-ci, masqué, alors que le 29 septembre à Cleveland, lors du premier des trois débats qui l'opposeront à Joe Biden, il s'était encore moqué de son concurrent démocrate, en disant : « Il peut parler à 60 mètres de ses interlocuteurs et il vient quand même avec le plus grand masque que je n'aie jamais vu. » Un débat chaotique qui fera date dans l'histoire politique américaine dont la responsabilité revient au Président sortant qui n'a eu de cesse que d'interrompre son concurrent.

On apprendra que le Président a commencé aussi à prendre de la dexaméthasone, un stéroïde que l'OMS ne recommande de donner qu'aux patients dans un état sévère ou critique. Le président américain est devenu un formidable cobaye qui aura testé, à lui seul, quasiment toute la pharmacopée anti-Covid ! En plus du Regn-Cov-2, de l'antiviral remdesivir, de la dexaméthasone et de l'oxygénothérapie, un communiqué du médecin personnel, publié le 2 octobre, indiquera que Trump « a [aussi] pris du zinc, de la vitamine D, de la famotidine, de la mélatonine et une aspirine quotidienne ».

Plusieurs membres de son entourage et du Parti républicain, qui l'ont côtoyé les jours précédents, ont également été testés positifs. Ce sera le cas du sénateur républicain Thom Tillis de Caroline du Nord et de ses collègues Mike Lee de l'Utah et Ron Johnson du Wisconsin, tous présents lors de la cérémonie qui s'est tenue le 26 septembre dans la roseraie de la Maison-Blanche, en l'honneur de la juge Amy Coney Barrett, désignée par Donald Trump.

Au moins onze personnes, qui se trouvaient à la roseraie, seront testées positives. Peu de gens, présents à cette cérémonie en plein air, portaient des masques ou gardaient une distance sociale. Cet évènement a, sans doute, joué un rôle de super-propagateur ! En tout cas, la Maison-Blanche est devenue le plus gros cluster de la capitale fédérale ! Selon la chaine ABC, au moins vingt-trois personnes, y travaillant, ont été diagnostiquées positives. Le dernier en date étant Stephen Miller, la « plume » du Président.

Le président Trump quittera le centre médical Walter Reed après y avoir passé trois nuits. La sortie, digne d'un film d'Hollywood, sera mise en scène pour la télévision. On y verra le Président grimpant les escaliers à la Maison-Blanche jusqu'à un balcon où il enlèvera son masque en levant les pouces dans un signe de victoire. Il s'exprimera ensuite sur la pelouse de la Maison-Blanche pour demander aux citoyens américains de « ne pas se laisser dominer par le virus », de « ne pas en avoir peur » sapant, une nouvelle fois, le message des autorités sanitaires et des experts en santé publique. Une déclaration ressentie comme une insulte par les 210 000 victimes de la pandémie qui n'ont pas eu la chance de bénéficier des traitements administrés au président. Reconnaissons quelque part au président américain, le mérite de ne pas changer d'avis. Il continue à sous-estimer le danger présenté par le nouveau coronavirus, comme il l'a fait constamment depuis les débuts de l'épidémie. On apprendra qu'il connaissait la dangerosité du virus dès le départ, comme il l'avouera lors d'une interview donnée, le 7 février, au célèbre journaliste Bob Woodward qui la rapportera dans son best-seller « Rage » : « Le virus se déplace par l'air. C'est très délicat. C'est un truc mortel ». Le conseiller à la sécurité nationale, Robert O'Brien, l'aurait même averti : « Ce sera la plus grande menace pour la sécurité nationale à laquelle vous serez confronté pendant votre présidence », selon Woodward. Pourtant, il passera par la suite, tout son temps à affirmer le contraire, pour ne pas, dira-t-il, « paniquer » le peuple américain !

On sait que Donald Trump a participé à plusieurs manifestations dans les jours précédant sa contamination. Quand et où le président a-t-il été contaminé? De quand date son dernier test négatif? L'était-il déjà lors du premier débat du 29 septembre? On sait que les symptômes apparaissent en général cinq jours après la contamination et le président ayant présenté ses symptômes le 1er octobre, la contamination pourrait remonter au 26/27 septembre, ce qui nous renvoie à la cérémonie du 26 septembre à la Maison-Blanche. Entre temps, le milliardaire a, sans doute, contaminé plusieurs milliers de personnes dans les quatre États où il s'est rendu dans l'intervalle.

Le deuxième débat Biden-Trump qui devait avoir lieu le 15 octobre à Miami sera annulé par la Commission des débats présidentiels après le refus du milliardaire d'accepter un format virtuel envisagé sur les recommandations de la Cleveland Clinic, qui conseille les organisateurs sur le protocole de santé, ce format à distance apparaissant plus sûr compte tenu des incertitudes sur l'état de santé du Président.

Le 3e et dernier débat aura lieu à Nashville le 22 octobre. Pour éviter la cacophonie du premier, la commission décidera que les micros des candidats seraient coupés lorsqu'ils n'auront pas la parole. Il faut dire que lors de leur premier débat en septembre, Trump avait interrompu 71 fois son rival démocrate! L'atmosphère sera, cette fois-ci, bien plus calme.

Le climat de la campagne devient délétère. Treize activistes, dont certains appartenant aux Wolverine Watchmen, une milice d'extrême droite seront arrêtés et inculpés de terrorisme dans le Michigan, le 8 octobre. La milice armée projetait de kidnapper et d'éventuellement tuer la gouverneure Gretchen Whitmer avant l'élection du 3 novembre et de prendre d'assaut le Capitole de Lansing, siège des institutions du Michigan. Il faut savoir que la jeune élue, étoile montante du parti démocrate, est régulièrement mise à l'index par Donald Trump en raison des mesures strictes prises en Virginie contre le coronavirus. Déjà en avril, des hommes et femmes armés avaient envahi le siège du gouvernement local. En septembre, le patron du FBI, Christopher Wray, estimera devant la commission de la sécurité intérieure de la Chambre que « l'extrémisme violent à motivation raciale » principalement de la part de suprématistes blancs, constituait la majorité des menaces terroristes internes. Le refus du président Trump de condamner ces suprématistes et leurs propos et insultes vont entretenir un climat de guerre civile !

Les États-Unis vont faire face à une accélération de l'épidémie à quelques jours de l'élection présidentielle. Au 1er novembre, les États-Unis compteront 9 282 300 cas et 230 900 décès selon la base de données du *New York Times*. Ce qui n'empêchera pas le président américain d'affirmer, une nouvelle fois, que les États-Unis ont « tourné la page ». Une affirmation qui sera immédiatement contredite par l'infectiologue, Anthony Faucy, qui déclarera dans une interview au *Washington Post* que : « Toutes les étoiles sont alignées au mauvais endroit, alors que vous allez vers l'automne et l'hiver, avec des gens qui se rassemblent à l'intérieur des maisons. Vous ne pourriez pas être positionné plus mal. » Une déclaration mal vécue par le Président qui s'engagera devant ses partisans à congédier le célèbre médecin, au lendemain de sa « réélection » ! L'ancienne *Task Force* de la Maison-Blanche n'est plus désormais en odeur de sainteté auprès de Donald Trump. Le Dr Deborah Birx, coordinatrice du groupe de travail sur les coronavirus, passe désormais l'essentiel de son temps à voyager à travers le pays pour conseiller les Etats et les responsables des collectivités locales. Ni elle ni Antony Faucy n'ont un accès régulier au Président ; ils ont été supplantés par un certain Scott Atlas, neuroradiologue de son état, sans compétence particulière en infectiologie et grand adepte de la stratégie controversée de « l'immunité collective ».

Environ 100 millions d'électeurs ont voté par anticipation, dont 64 millions par correspondance. Un chiffre historique qui va retarder l'annonce des résultats définitifs. Le vote par correspondance est une pratique connue aux États-Unis qui remonte à plusieurs décennies. Autrefois limitée, cette possibilité a été ouverte à tous les citoyens dans la plupart des Etats, en raison de l'épidémie. Si le comptage des votes physiques se fait automatiquement et les résultats annoncés rapidement après la fermeture des bureaux de vote, il n'en est pas de même pour les bulletins par correspondance. Chaque État a ses propres règles. Certains ne comptent que les bulletins reçus jusqu'au jour de l'élection, tandis que d'autres les acceptent jusqu'à 10 jours après la date du scrutin, s'ils ont été envoyés avant ou le jour de l'élection. Les délais ont aussi été rallongés en raison de l'embouteillage des services postaux qui ont été débordés. Dans certains des États, il a même été admis que les bulletins soient acceptés jusqu'au 6 novembre, parfois jusqu'au 9 ou 12 novembre, le cachet de la poste faisant foi.

Si les démocrates ont choisi de voter massivement par anticipation, les républicains ont choisi de se rendre aux urnes. Ainsi, lors du dépouillement, Trump, qui avait une avance confortable dans les *keys States* à la clôture du scrutin, la verra fondre comme neige au soleil, au fur et à mesure du décompte des votes par correspondance. « Nous tirons la sonnette d'alarme et affirmons qu'il y a une vraie possibilité que les données qui apparaîtront le soir de l'élection donneront une victoire incroyable pour Trump », avait averti, dès septembre, le PDG de l'entreprise Hawkfish, une agence américaine de données politiques. Ce sera le cas dans les États clés de la « *Rust belt* » (Pennsylvanie, Michigan et Wisconsin), anciens bastions démocrates gagnés par Trump en 2016 ainsi que dans la Géorgie, traditionnelle terre républicaine.

Le camp républicain se méfiant, à juste titre, du vote par correspondance, les États « rouges » auront pourtant multiplié les restrictions au nom de la lutte contre la fraude électorale. Au Texas, bastion conservateur, tout a été fait pour entraver le vote des minorités noires et hispaniques. Ainsi à Houston, des militants ultraconservateurs ont investi les bureaux de vote, depuis quelques années déjà, en tant que scrutateurs afin de dissuader les gens d'aller voter.

Donald Trump, à coup de tweets, avait pris soin de semer la confusion pendant des mois affirmant que le résultat de l'élection présidentielle du 3 novembre ne serait peut-être jamais déterminé avec précision. Une manière de préparer le terrain

aux contestations qui viendront. Ce faisant, il s'est peut-être lui-même pris les pieds dans le tapis, en décourageant ses partisans de voter par correspondance, ce qui pourrait expliquer un peu plus la remontée démocrate dans plusieurs États.
La complexité des bulletins de vote ne favorise pas non plus la participation des électeurs. En plus d'élire le Président, il faut en même temps choisir son sénateur, son représentant, ses élus locaux, et se prononcer sur divers sujets par voie de référendum, en fonction de l'État. Certains bulletins de vote peuvent atteindre 20 pages ! Ainsi, le 3 novembre, parmi les 12 propositions soumises au vote des Californiens, figurait la proposition 22 sur le statut des conducteurs d'Uber. Mieux encore, en 2016, les électeurs de San Francisco ont eu à se prononcer sur le port du préservatif dans les films pornographiques !
Pour l'emporter, un candidat n'a pas besoin d'être majoritaire en voix au niveau national : il lui suffit d'obtenir au moins 270 des 538 grands électeurs. Georges Bush, élu en 2000, avait 500 000 voix de moins qu'Al Gore et Donald Trump près de trois millions de moins qu'Hillary Clinton en 2016.

Joe Biden, élu 46e président

Joe Biden deviendra le 46e président des États-Unis en remportant 306 grands électeurs contre 232 à son concurrent. Ce dernier sera le quatrième président américain à ne pas être réélu depuis 1945 après le républicain Gerald Ford en 1976, le démocrate Jimmy Carter en 1980 et le républicain George H.W. Bush en 1992. Le milliardaire pourra se consoler en se disant qu'il a obtenu 73 890 295 voix, soit plus que Barack Obama lors de son élection en 2008, mais il sera pourtant distancé au final de plus de 7 millions de voix. Le démocrate obtiendra 80 026 721 voix, le plus grand nombre jamais recueilli par un candidat à l'élection présidentielle aux États-Unis avec un taux de participation de 66,9 %, le plus élevé depuis 1900.
La crise sanitaire a pesé lourd dans les résultats du 3 novembre. Elle aura fait une « victime » de marque : Donald Trump. Ce ne sera finalement que justice, tant le milliardaire aura fait

preuve de cynisme, de désinvolture et d'irresponsabilité dans la gestion de la crise sanitaire. Ses propos et son comportement expliquent, pour une bonne part, l'attitude d'une partie de ses compatriotes qui ont fait fi du port du masque et des règles de distanciation sociale.

Les principaux médias américains, y compris la chaine ouvertement trumpiste Fox News, annonceront la victoire de Biden le 7 novembre. Le même jour, la plupart des chefs d'État et de gouvernement étrangers vont adresser leurs félicitations au président élu sauf Vladimir Poutine, qui, en démocrate sourcilleux, préférera attendre la consolidation des résultats électoraux. Le milliardaire refusera de concéder sa défaite et multipliera les recours prétextant des fraudes massives. Pas moins de 300 recours seront engagés dans 44 États sur les votes par correspondance. Au 14 novembre, la plupart d'entre eux seront rejetés. Les avocats de Donald Trump se désisteront les uns après les autres, en dehors de l'ineffable Rudy Giuliani, l'ancien maire de New York qui poursuivra sa mission pour un salaire de 20 000 dollars par jour ! La surréaliste conférence de presse, où l'on voit l'avocat transpirer à grosses gouttes et la teinture de ses cheveux dégouliner sur sa joue, restera dans les annales. Il sera, à son tour, victime du Covid-19 comme beaucoup de gens du premier cercle de Donald Trump. Il faut dire qu'il se sera baladé sans masque aux quatre coins de l'Amérique pour aller plaider la cause du milliardaire, contaminant probablement au passage des centaines de compatriotes. Lui et quelques autres amis du Président auront la chance de bénéficier, comme ce dernier, des traitements par anticorps monoclonaux, alors que ces molécules sont sévèrement rationnées dans beaucoup d'hôpitaux. Aucune preuve de fraude massive ne sera rapportée. Le directeur de l'agence fédérale de cyber-sécurité, Chris Krebs, affirmera même que la présidentielle du 3 novembre avait été « la plus sûre de l'histoire des États-Unis », ce qui lui vaudra d'être limogé dans les jours qui suivront.

Le Président sortant refusant de reconnaitre sa défaite, la transition avec la nouvelle équipe sera laborieuse. Toujours dans le déni, Donald Trump finira par autoriser le processus de transfert du pouvoir. Dans une lettre du 23 novembre, la directrice des *General Services Administration* (GSA), Emily Murphy informera Joe Biden que lui et son équipe auront désormais accès à des ressources qui étaient, jusque-là, refusées du fait des procédures juridiques contestant les résultats du scrutin. Cette annonce interviendra après que le Michigan eut certifié ses résultats. Le feu vert des GSA était indispensable pour que l'équipe du Président élu puisse disposer de fonds et de l'accès aux services fédéraux, d'ici à l'investiture du 20 janvier 2021. Le président élu et la vice-présidente élue, Kamala Harris, recevront également les comptes rendus de sécurité nationale habituellement transmis au président.

Les Américains ont célébré le traditionnel Thanksgiving, le 26 novembre, alors que les chiffres de l'épidémie explosaient un peu partout. Dans un discours prononcé à la veille de Thanksgiving, le Président élu, en rappelant les drames personnels qu'il a vécus, exhortera les Américains à « s'accrocher » et appellera à l'unité. « Nous devons nous rappeler que nous sommes en guerre contre le virus, pas les uns avec les autres », a-t-il affirmé.

Pendant ce temps, le milliardaire continuera à nier la victoire de son concurrent. L'Arizona et le Wisconsin certifieront le 30 novembre la victoire de Joe Biden, un nouvel échec pour le républicain dans ses tentatives pour contester le résultat des élections. Il faut saluer le loyalisme des responsables locaux du parti républicain vis-à-vis des lois de leurs États, qui refuseront de suivre Donald Trump sur cette pente dangereuse !

Plus d'un million de cas de Covid-19 sont enregistrés chaque semaine ! « Les trois prochains mois vont être tout simplement horribles », a déclaré le Dr Ashish Jha, doyen de l'École de santé publique de l'université Brown au *New York Times*. Le comportement des Américains explique le chaos du pays. Nombre d'entre eux, surtout parmi les électeurs républicains, sont hostiles au port du masque. « Les électeurs d'extrême droite ont toujours l'impression que c'est un

signe de faiblesse… », se désole Martha Louise Lincoln, une historienne de la médecine à l'université d'État de San Francisco. Les *Centers for Disease Control and Prevention (CDC)* ont pourtant publié de nouvelles lignes directrices, le 10 novembre, préconisant clairement le port du masque que l'on soit infecté ou pas.
En dépit des recommandations des autorités, plus de six millions d'Américains prendront l'avion durant la semaine de Thanksgiving, soit environ 40 % du trafic aérien de l'année 2020. Les responsables sanitaires avaient pourtant averti que cela risquait de provoquer « une flambée s'ajoutant à la flambée », selon les mots du Dr Fauci.
La barre des 100 000 personnes hospitalisées sera franchie le 2 décembre.
Joe Biden dira son intention de s'attaquer à la pandémie dès son accession au pouvoir le 21 janvier. Autre annonce qui devrait rassurer les Américains, le procureur général de Californie, Xavier Becerra, grand défenseur de l'Obamacare, sera le prochain secrétaire à la Santé. Parmi les membres de la future équipe, Vivek Murthy, l'ancien « chirurgien général » de la présidence Obama occupera à nouveau les mêmes fonctions dans l'administration Biden et le Dr Rochelle Walensky dirigera les CDC.
Un panel d'experts indépendants qui conseille les CDC, l'Advisory Committee on Immunization Practices (ACIP) délivrera ses premières recommandations sur la stratégie vaccinale. Il recommandera de vacciner, en premier, les résidents des maisons de retraite et unités de soins de longue durée, les employés de ces structures ainsi que les travailleurs du secteur de la santé à risques. Le deuxième groupe prioritaire concernera les travailleurs essentiels représentant plus de 85 millions de personnes. Une division du département de la Sécurité intérieure a dressé la liste de travailleurs que les États devraient inclure dans ce groupe. Ce serait ensuite le tour des adultes à risques comme ceux souffrant de diabète ou d'obésité et les personnes de plus de 65 ans. Viendrait enfin le reste de la population adulte.

Alors que son pays va traverser des heures sombres, Donald Trump prétendra toujours avoir gagné la présidentielle et poursuivra sa guérilla judiciaire. La Cour suprême des États-Unis, où il pensait avoir le soutien des trois derniers juges qu'il a nommés lui infligera un revers cinglant en refusant, le 8 décembre, d'examiner un recours déposé par les républicains de Pennsylvanie.

Pendant ce temps, chaque jour qui passe, les États-Unis vont établir de nouveaux records. Celui des décès quotidiens aura été battu le 9 décembre avec 3 055 morts, très au-dessus du pic printanier de 2752 décès du 15 avril. En une seule journée, le pays aura perdu plus d'Américains par le coronavirus que dans les attentats terroristes du 11 septembre ou l'attaque japonaise contre Pearl Harbor.

Une lueur d'espoir dans ce noir tableau, l'arrivée prochaine d'un vaccin. La *Food and Drug Administration* (FDA) va accélérer le calendrier de l'autorisation d'urgence du Pfizer initialement prévu pour le 12 décembre 2020. Un panel fédéral d'experts indépendants recommandera à la FDA d'octroyer une autorisation d'urgence par 17 voix contre 4 et une abstention. Une pression maximale viendra du côté de la Maison-Blanche. Conformément à ses habitudes, le président Trump s'en prendra à la FDA, attaquant nommément le commissaire de l'agence, le Dr Stephen Hahn, lui demandant par un tweet de « arrêter de jouer et de commencer à sauver des vies!!! » C'est l'histoire de l'hôpital qui se moque de la charité! Mark Meadows, le chef de cabinet de la Maison-Blanche, aurait même conseillé au Dr Stephen Hahn de préparer son CV pour un prochain emploi si une autorisation n'était pas délivrée le 11 décembre, ce qui sera finalement fait. La FDA donnera son *Go* et deviendra le sixième pays à autoriser le Pfizer après la Grande-Bretagne, Bahreïn, le Canada, l'Arabie saoudite et le Mexique.

Trump qualifiera, au passage, la FDA de « tortue grosse, vieille et lente », une comparaison qui lui a sans doute été inspirée par ce qu'a dit de lui le journaliste vedette de CNN, Anderson Cooper : « C'est le président des États-Unis. C'est la personne la plus puissante du monde. Nous le voyons comme une tortue obèse sur le dos s'agiter sous le soleil brûlant, réalisant que son temps est révolu. »

Une première livraison de 2,9 millions de doses du vaccin sera faite dans la semaine qui suivra l'autorisation. Chaque État, ainsi que six grandes villes, soumettront au gouvernement fédéral une liste d'endroits, principalement des hôpitaux, où le vaccin Pfizer devra être expédié. Derrière l'apparence de « pizzas box », les boites transportant le vaccin Pfizer sont en réalité assez sophistiquées. Elles sont équipées de dioxyde de carbone solidifié, c'est-à-dire de la glace sèche, d'un dispositif permettant de suivre le vaccin à la trace de l'usine à son destinataire, ainsi que d'une sonde thermique destinée à s'assurer du maintien de la température tout au long du trajet des sites de l'entreprise dans le Michigan et le Wisconsin vers les lieux d'acheminement. UPS et Fedex, les deux grands transporteurs d'habitude rivaux, vont travailler ensemble. McKesson Corporation, un gros fournisseur de dispositif médical enverra vers ces mêmes sites des kits de seringues, tampons d'alcool, etc. C'est une logistique impressionnante qui a exigé un effort de coordination extrêmement complexe entre la compagnie Pfizer, les compagnies aériennes, les sociétés de transport, les responsables de la santé de l'État et des villes, de l'armée, des hôpitaux. C'est un domaine où les Américains savent faire en y mettant les moyens.

Les camions, transportant les premières boites de vaccins, quitteront l'usine Pfizer de Kalamazoo, au Michigan, le 13 décembre au matin, sous les applaudissements des employés. Un moment d'émotion et d'espoir dans un pays ravagé par l'épidémie. C'est le début de la campagne de vaccination la plus ambitieuse de l'histoire américaine. Le général Gustave Perna, qui commande l'opération *Warp Speed*, déclarera que 145 sites recevraient le vaccin le lundi 14 décembre, 425 le mardi et 66 le mercredi. Une opération comparable, selon lui, à l'invasion alliée de l'Europe pendant la Seconde Guerre mondiale.

Sandra Lindsay, infirmière d'origine jamaïcaine au Long Island

Jewish Medical Center dans le Queens à New York, sera la première Américaine à être vaccinée le 14 décembre à 9 heures. Tout un symbole dans ce comté dévasté par l'épidémie. Les deux premières personnes vaccinées aux États-Unis sont des soignants afro-américains. C'est aussi un message adressé à une communauté durement éprouvée par l'épidémie, de surcroît plus sceptique que la moyenne à l'égard de la vaccination, en raison d'une histoire marquée par les expérimentations médicales menées durant les années d'esclavage et de ségrégation. Parmi elles, celles menées de 1932 à 1972 à Tuskegee, en Alabama, pendant lesquelles des hommes noirs ont été utilisés à leur insu pour étudier les effets de la syphilis, restent de triste mémoire.

Ce 14 décembre sera une journée de bonheur pour les États-Unis ; le même jour, Joe Biden est élu président des États-Unis par le collège électoral américain par 306 voix contre 232. La démocratie aura gagné, mais elle sort en bien mauvais état et il va falloir des années pour la reconstruire. La présidence Trump aura fait beaucoup de mal aux États-Unis à commencer par ces milliers de vies perdues. La cathédrale nationale de Washington a sonné 300 fois en mémoire des 300 000 personnes décédées, le 15 décembre. Le doyen de la cathédrale, le révérend Randolph Marshall s'est dit « fatigué de sonner cette cloche », tout en se désolant de savoir qu'il va falloir recommencer !

Le Moderna sera le deuxième vaccin à recevoir une autorisation d'utilisation d'urgence le 18 décembre. Une noria de camions va sillonner les routes des États-Unis à partir du week-end qui suivra. Environ six millions de doses du vaccin seront expédiées dans plus de 3700 endroits à travers le pays dans la semaine suivante, un nombre plus important de points de livraison en raison des conditions de stockage moins contraignantes. Contrairement au vaccin Pfizer, les livraisons de vaccins Moderna seront gérées directement par le gouvernement fédéral dans le cadre de l'opération *Warp Speed.*

Joe Biden sera vacciné en direct devant les caméras de télévision le 21 décembre dans un hôpital de Newark (Delaware).

« Je fais cela pour montrer que les gens doivent être prêts à se faire administrer le vaccin lorsqu'il sera disponible, il n'y a pas de quoi s'inquiéter », dira le démocrate âgé de 78 ans. Son épouse, Jill Biden, recevra également sa première dose.
Le même jour, le Congrès américain adoptera un nouveau plan de relance de 892 milliards de dollars, après des mois d'âpres négociations entre démocrates et républicains, afin d'apporter de nouvelles aides aux entreprises et aux citoyens américains. Ce plan est l'un des plus importants de l'histoire des États-Unis, après l'ensemble budgétaire de 2300 milliards de dollars voté en mars 2020 par le Congrès. Pour entrer en vigueur, il devra être promulgué par le président Trump qui continuera à dénoncer de prétendues fraudes massives. Le réseau social Twitter s'est même trouvé obligé d'accompagner les tweets du milliardaire d'avertissements, tels que : « Les responsables électoraux ont certifié Joe Biden comme étant le vainqueur de l'élection présidentielle des États-Unis » et « Cette allégation de fraude électorale est contestée ». Même fermeté chez Facebook. Sous un message posté par Donald Trump le 19 décembre dernier et affirmant que l'élection de Joe Biden était « le mensonge de l'année », le réseau social ira plus loin indiquant : « Joe Biden est le président élu. Son investiture, en tant que 46e président des États-Unis, aura lieu le 20 janvier 2021. »
En attendant l'investiture, Donald Trump va continuer à se livrer à la politique de la terre brulée. Alors que la Russie est fortement soupçonnée d'être à l'origine de la cyberattaque géante qui a visé 18 000 clients du logiciel Orion de SolarWinds, dont Microsoft ainsi que plusieurs départements de l'administration fédérale américaine, il sera le seul à minimiser le rôle des Russes contredisant même son secrétaire d'État, Myke Pompéo, qui estimera que la Russie était très probablement derrière la vaste cyberattaque. Il préférera mettre en cause la Chine, des accusations qualifiées de « farce » par le porte-parole du ministère chinois des Affaires étrangères, Wang Wenbin. Même attitude irresponsable et démagogique, lorsqu'il refusera d'avaliser le plan de relance de 892 milliards adopté par le Congrès après

plusieurs semaines d'intenses négociations alors que nombre de ses compatriotes s'attendaient à recevoir le chèque promis avant la fin de l'année pour des montants allant de 600 dollars à 4000 dollars, des montants jugés « ridicules » pour le milliardaire qui a accumulé au passage un pactole de plus de 200 millions de dollars de dons pour « financer » ses pseudo-recours contre le résultat de l'élection présidentielle, une somme qui atterrira dans ses poches quand il aura quitté la Maison-Blanche. Le milliardaire préférera consacrer les dernières semaines de sa présidence à gracier ses amis ! Une pratique d'un autre âge. Il finira par signer le plan de relance qui va permettre d'augmenter les allocations de chômage, prolonger les moratoires d'expulsion pour des centaines de milliers d'Américains et surtout d'éviter un nouveau *shutdown*.

Pendant ce temps, l'épidémie continuera à faire des ravages. Beaucoup redoutent l'aggravation de la pandémie après les fêtes de Noël. La campagne de vaccination est également en train de tourner au fiasco. Alors que l'administration Trump avait annoncé que 20 millions d'Américains allaient être vaccinés avant la fin de l'année, seuls 2 millions le seront. Les hôpitaux auront beaucoup de mal à écouler leurs stocks. Au 5 janvier, près des trois quarts des 17 millions de doses distribuées depuis décembre 2020 étaient encore dans les congélateurs. À New York, le gouverneur de l'État a menacé les hôpitaux d'une amende et d'une réduction des futures livraisons, si les vaccins n'étaient pas administrés dans la semaine qui suit leur réception. Comme pour les tests, la responsabilité est à imputer à une absence de leadership fédéral qui conduit les uns et les autres à se renvoyer les responsabilités.

L'administration Trump et Pfizer ont annoncé, le 23 décembre, un accord pour que la société pharmaceutique fournisse 100 millions de doses supplémentaires de son vaccin d'ici la fin juillet, ce qui permettrait de vacciner la quasi-totalité des Américains. Le populaire Anthony Fauci, qui a fêté ses 80 ans la veille de Noël, se fera vacciner en public.

L'année se termine aux États-Unis alors que le nombre de cas continue d'augmenter. Les États-Unis font face à un important rebond de l'épidémie depuis le début de l'hiver et la fête de Thanksgiving. Au 1er janvier 2021, les États-Unis, pays de loin le plus touché par le coronavirus, vont dépasser le seuil des 20 millions de cas. Selon les données de l'université Johns Hopkins, la barre des 350 000 morts sera franchie le 3 janvier. La Californie est sévèrement atteinte. Elle deviendra le nouvel épicentre de l'épidémie aux États-Unis. La vague sera aussi importante que celle qui avait atteint New York au printemps 2020. La mégalopole de Los Angeles verra une hausse sans précédent du nombre de patients arrivant aux urgences dans les hôpitaux. Les infrastructures médicales n'arriveront plus à suivre dans tout le comté de Los Angeles où, selon le journal *Los Angeles Times,* un patient meurt du Covid-19 toutes les 10 minutes à la veille de Noël.

L'insurrection du 6 janvier 2021

La date du mercredi 6 janvier 2021 entrera dans l'histoire du pays d'Abraham Lincoln. « Un moment sombre dans l'histoire des États-Unis », dira le président Joe Biden. Ce jour-là, à l'appel de Donald Trump, plusieurs milliers de ses partisans qui s'étaient rassemblés sur le célèbre parc du Mall, vont se rendre au Capitole, symbole de la démocratie américaine, où se tient la cérémonie de certification du président élu, en présence du vice-président Mike Pence. C'est une procédure assez formelle qui ne prend pas plus d'une heure habituellement. Mais, cette fois-ci, un groupe d'élus républicains trumpistes a décidé de contester les résultats, les plus actifs étant les sénateurs Ted Cruz du Texas et Josh Hawley du Missouri, qui auront, il faut l'espérer, des comptes à rendre plus tard. Ils seront 147, au total, à s'opposer à la certification, députés et sénateurs réunis. Résistant aux pressions, Mike Pence prendra soin de publier, juste avant la session, un communiqué où il expliquera qu'il ne peut, à lui seul, faire objection aux résultats certifiés par les 50 États. La situation va dégénérer ; ce sera le chaos. Les journalistes de CNN, qui commentent en direct la cérémonie, sont abasour-

dis. Parmi les manifestants, des visages connus des *Proud Boys*, du *National Socialist Movement*, une milice d'extrême droite, du groupe complotiste *QAnon* et des anciens du *Ku Klux Klan*. Pour la première fois, Twitter, Facebook et YouTube prendront la décision de censurer le président des États-Unis.
La session sera levée peu avant 14 heures. Dans une atmosphère de putsch, des manifestants vont briser des vitres et entrer dans le bâtiment. Une manifestante sera abattue dans un couloir et un policier massacré avec un extincteur. Dans le Capitole assiégé, les parlementaires vont s'enfermer dans leurs bureaux et se cacher sous leurs pupitres, comme lors des fusillades scolaires, alors que les agents de sécurité distribuent des masques à gaz. Vers 16 heures, le président élu appellera à arrêter le siège du Capitole : « Notre démocratie est victime d'une agression sans précédent », déclare-t-il. La maire de Washington imposera un couvre-feu à partir de 18 h. Des soldats de la Garde nationale finiront par se déployer et feront évacuer la foule. Les images terribles de cette insurrection, qui a fait 5 morts, vont sidérer l'Amérique et faire le tour du monde. Les parlementaires ne reviendront qu'à 20 heures sous escorte de la Garde nationale lourdement armée et, au bout d'une heure, finiront par certifier l'élection de Joe Biden. Le FBI procédera à plus d'une centaine d'arrestations.
Le 25e amendement sera évoqué par les démocrates. Une disposition qui permettrait au vice-président, Mike Pence, de déclarer le président « inapte » pour qu'il puisse être démis de ses fonctions. Il s'y refusera. À défaut du 25e amendement, une procédure d'*impeachment* sera engagée ; ce sera la deuxième fois pour Donald Trump. À douze jours de la fin de son mandat, les démocrates veulent surtout l'empêcher d'être candidat en 2024 !
Le même jour, la double élection sénatoriale, qui se tenait en Géorgie, verra la victoire des candidats démocrates Raphael Warnock et Jon Ossoff. Un résultat qui va donner la majorité au Sénat au camp démocrate et permettra à Joe Biden d'aller plus vite dans la mise en œuvre de son programme.

Manœuvre d'un homme aux abois, Trump va changer d'attitude. Il finira par reconnaître, à demi-mot, la victoire de Joe Biden, après avoir mis le pays à feu et à sang en contestant les résultats pendant des semaines. Il appellera aussi à une « transition calme » et « condamnera » les violences qu'il a lui-même provoquées ! Il n'assistera pas non plus à l'investiture de Joe Biden, comme c'est de tradition. Ce sera la première fois depuis Andrew Johnson en 1869.

Sur les réseaux sociaux dont il s'est tant servi, c'est *Game Over* ! Twitter a annoncé la « suspension permanente » de *@realdonaldtrump,* le compte personnel du milliardaire. Une suspension qu'il tentera de contourner en utilisant le compte officiel du président des États-Unis @POTUS, des messages qui seront immédiatement retirés. Facebook avait déjà bloqué son compte jusqu'à la fin de son mandat. Les réseaux sociaux, qui, au nom de la liberté d'expression chère aux États-Unis d'Amérique, ont laissé prospérer les thèses conspirationnistes, les *fake news* et les incitations à la violence, ont fini par réagir. Il était temps !

Le mercredi 20 janvier, Joe Biden prêtera serment en tant que 46e président des États-Unis. Une journée de cérémonie sous le signe du Covid-19 avec un dispositif de sécurité renforcé après l'attaque du Capitole du 6 janvier.

C'est aussi une date anniversaire. Il y a un an, jour pour jour, le premier cas de Covid-19 était détecté dans l'État de Washington. Une année après, le pays va compter plus de 24 millions de cas et 400 000 morts. Les autorités sanitaires fédérales craignent désormais que le variant identifié pour la première fois en Grande-Bretagne ne devienne la principale source d'infection aux États-Unis d'ici mars et ne conduise à une flambée des cas et des décès alors que les hôpitaux sont déjà débordés.

À la veille de leur investiture, Joe Biden et Kamala Harris se sont rendus au pied du mémorial d'Abraham Lincoln à Washington pour un hommage solennel aux 400 000 Américains morts. Autant de lumières se sont allumées autour du célèbre bassin situé à l'autre extrémité du National Mall du Capitole. D'autres monuments se sont éclairés un peu partout à travers le

pays, comme l'Empire State Building à New York. Les cloches ont résonné à Washington en hommage aux milliers de morts. Le nouveau président a fait clairement de la lutte contre le Covid-19 sa priorité numéro 1 et lui a consacré la première journée de son mandat. La stratégie se veut radicalement différente de celle de l'administration précédente. Fondée sur la science, elle se veut en rupture avec la gestion chaotique de son prédécesseur. L'État fédéral donnera désormais l'impulsion alors que Trump avait laissé faire chacun des États.
Quelques heures après l'investiture, un décret rendra le port du masque et la distanciation physique obligatoires pour les fonctionnaires travaillant au sein des bâtiments fédéraux. Ne pouvant légalement, imposer cette mesure, le nouveau président incitera ses concitoyens à porter le masque durant les cent premiers jours de son mandat. La nouvelle administration dévoilera, dès le 21 janvier, une feuille de route détaillée sous la forme d'un document de 25 pages intitulé « *National strategy for the Covid-19 response and pandemic preparedness* ». Le plan comportera plusieurs objectifs : restaurer la confiance de la population, accélérer la campagne de vaccination et freiner la contagion grâce au port du masque et au dépistage. Une douzaine de décrets ou de directives liées au Covid-19 seront signés dans la foulée pour lancer cette stratégie nationale. La mise en œuvre de ces mesures dépendra de l'adoption par le Congrès du nouveau plan de sauvetage de 1900 milliards de dollars promis par le président dont 400 devraient être consacrés à la lutte contre la pandémie.
De nouveaux responsables ont été nommés. La priorité de la nouvelle administration est surtout d'accélérer le calendrier vaccinal, Joe Biden s'étant engagé à ce que 100 millions de doses soient administrées durant les cent premiers jours de son mandat. Fauci est devenu le principal conseiller médical du président pour la pandémie. Il annoncera le soutien des États-Unis à l'OMS lors de son conseil d'administration du 21 janvier ; la veille, Joe Biden avait annoncé le retour des États-Unis au sein de l'organisme international. Les États-Unis vont aussi

rejoindre le programme COVAX mis en place par l'OMS pour distribuer des vaccins aux pays pauvres.
Alors même que des millions d'Américains ont été vaccinés et que le nombre de cas diagnostiqués est sur une pente descendante, la découverte, sur le sol américain, des nouveaux variants va préoccuper les autorités sanitaires. Le département de la Santé du Minnesota annoncera le 25 janvier, avoir trouvé le variant brésilien chez un habitant de l'État ayant voyagé récemment au Brésil. Les deux premiers cas du variant sud-africain ont aussi été détectés le 27 janvier en Caroline du Sud. Ce sera d'autant plus inquiétant que les deux personnes concernées sans rapport entre elles n'avaient pas d'antécédents de voyage en Afrique du Sud. Le variant anglais va poursuivre sa progression et devrait devenir majoritaire en mars, selon les experts. Diagnostiqué pour la première fois le 29 décembre 2020 dans le Colorado, il est probablement arrivé aux États-Unis, fin novembre avec des voyageurs venus de Grande-Bretagne pour Thanksgiving, un mois avant qu'il ne soit détecté.
Pendant ce temps, la politique suit son cours. L'acte d'accusation de Donald Trump pour incitation à l'insurrection a été transmis le 25 janvier au Sénat. En dépit de vidéos accablantes, le milliardaire sera acquitté pour la deuxième fois au cours de son mandat. Cinquante-sept sénateurs seulement se sont prononcés en faveur de sa culpabilité, une majorité insuffisante puisqu'il fallait une majorité des 2/3 soit soixante-sept pour condamner l'ancien président et pouvoir l'interdire de se représenter. Malgré les lourdes charges, la grande majorité des élus républicains restera fidèle au milliardaire, comme en 2020 lors de son premier *impeachment*. Ce verdict est à désespérer de la démocratie américaine. Autant supprimer, cette disposition de la constitution. Il ne reste plus désormais que les procédures judiciaires pour que justice soit faite.
Les États-Unis vont accélérer leur campagne de vaccination. Le nouveau Président annoncera l'achat de 200 millions de doses supplémentaires, 100 millions de Pfizer et 100 millions de Moderna, qui vont s'ajouter aux 200 millions déjà commandées

auprès de chacune des deux compagnies. Les pharmacies sont désormais mobilisées, l'objectif étant de vacciner 300 millions d'Américains d'ici la fin de l'été, un objectif qui semble à portée de seringues avec une moyenne de 1,7 million d'injections quotidiennes, même si le froid qui a sévi à la mi-février 2021 a quelque peu ralenti la campagne.

Pendant ce temps, la barre des 500 000 morts a été franchie, au moment où le nombre de cas continue à baisser. L'épidémie se sera accélérée au fil des mois. Si le premier mort remonte **à** février 2020, le pays atteindra les 100 000 morts le 27 mai ; il y aura 100 000 morts de plus 4 mois plus tard, 100 000 morts s'ajouteront encore 3 mois après et la barre des 400 000 morts a été franchie la veille de l'investiture de Joe Biden. L'épidémie aura fait plus de morts que les deux guerres mondiales et celle du Vietnam réunies. Se fondant sur la baisse de 77 % des infections quotidiennes depuis janvier aux États-Unis, le chirurgien Marty Makary, professeur à l'École de médecine de l'université Johns Hopkins et à l'École de santé publique Bloomberg, a, dans un article publié dans le 19 février dans le *Wall Street Journal*, pronostiqué la disparition de l'épidémie d'ici fin avril. Le data scientist Youyang Gu, dont les modèles pandémiques ont été loués pour leur justesse, prévoira, en ce qui le concerne que les États-Unis atteindront l'immunité collective à la fin juillet. « *It's going to disappear* » comme l'a répété Trump, au moins à quarante reprises, depuis le début. Aux 500 000 Américains morts au 22 février 2021, il faudra en ajouter un de plus, car il est fortement probable que le virus aura aussi mis fin à la brève carrière politique du milliardaire.

Le paradoxe américain

La pandémie aura révélé une Amérique des paradoxes capable du meilleur comme du pire. Alors que grâce à leurs services de renseignement, ils ont été les premiers à avoir été informés de la survenue d'une pandémie, les États-Unis affichent aujourd'hui le pire bilan mondial. En tête en nombre des contaminations et en nombre de morts, les États-Unis ont clairement échoué face au Covid-19. Le pays a déployé les tests avec retard, le *travel ban*, s'il a été beaucoup plus rapide qu'en Europe, l'a été aussi avec retard ; il n'a pas su aussi imposer le port du masque et la distanciation sociale.

Plusieurs raisons peuvent expliquer cet échec. Il y a eu une absence totale de leadership. Le président américain aura constamment sous-estimé de manière délibérée la gravité de la situation et tardé à prendre les mesures nécessaires. Il n'a eu de cesse de contredire ses propres experts à coup de tweets et de *fake news* et de contester en permanence l'avis des agences sanitaires fédérales. Sur la forme, contrairement aux interventions des dirigeants européens plutôt rares et toujours marquées de solennité, les *briefings* coronavirus du président américain se sont apparentés davantage à un *reality show* assez décousu mené sur un ton désinvolte en complet décalage avec la gravité de la situation.

Deuxième raison : la complexité du puzzle étatique américain. Le système fédéral américain est le plus ancien, mais aussi le plus complexe des modèles fédéraux existants. La décision publique américaine est éclatée en 3 niveaux : le niveau fédéral, celui des États et le l'échelon local avec les comtés, districts et municipalités. Le Xe amendement pose le principe d'une compétence générale des États fédérés et de compétences limitativement énumérées de l'État fédéral. L'article I section 8, qui précise les compétences de la Fédération, ne mentionne pas la santé. N'étant pas explicitement attribuée au gouvernement fédéral, la santé relève donc des États qui disposent d'un « pouvoir de police » général. Le président Trump s'est abrité derrière cette lecture restrictive du fédéralisme en se refusant à toute mesure de coordination sanitaire nationale. Pourtant, le fédéralisme américain a été durablement façonné par le *New Deal* et Washington est souvent intervenu pour gérer les crises de l'après-guerre. Lors de la pandémie du Covid-19, les gouverneurs et les maires s'attendaient à une régulation fédérale plus forte en matière de fournitures médicales, de normes pour les tests ou tout simplement de stratégie de lutte contre la maladie.

Rien de tout cela ne vint. Les États se sont retrouvés bien seuls. Les gouverneurs ont été souvent conduits à soumissionner les uns contre les autres, pour des ventilateurs ou des équipements de protection individuelle. L'épidémie a souvent tourné à un affrontement entre républicains et démocrates. Donald Trump et le gouverneur démocrate de l'État de New York se sont invectivés aux pires moments de la crise. Le gouverneur républicain de Géorgie a porté plainte contre la maire démocrate de sa capitale, Atlanta, pour avoir imposé le port du masque dans sa ville, etc.

Plus que tout, les difficultés américaines trouvent leurs racines dans l'esprit libertaire américain qui remonte aux origines de la révolution américaine de 1776 et de la révolte contre la Couronne anglaise. La Constitution américaine est un texte libertarien qui limite le rôle de l'État fédéral à l'entretien d'une armée de métier, au maintien de la sécurité du pays et à l'organisation du système judiciaire. La liberté individuelle doit l'emporter sur le contrôle du gouvernement fédéral. C'est justement au nom de cette sacro-sainte liberté individuelle que nombre d'Américains se sont opposés au port du masque, à commencer par Donald Trump lui-même. Le port du masque est même devenu un acte politique, les démocrates, comme Joe Biden, l'arborant plus volontiers que les républicains.

Le nombre considérable de vies perdues ne doit pas occulter la partie positive du bilan avec, au premier rang, les vaccins. Sans les États-Unis qui y ont investi des sommes considérables, les vaccins ne seraient jamais arrivés aussi rapidement. Des traitements ont aussi été développés grâce à des financements fédéraux et dans les deux cas, cela aura profité au monde entier. Les Américains ont aussi montré tout leur savoir-faire logistique dans une campagne de vaccination record. Certains sites de masse, comme le Dodger Stadium de Los Angeles et le State Farm Stadium dans la banlieue de Phoenix qui ont fonctionné 24 heures sur 24, ont vacciné au moins 12 000 personnes par jour.

Les États-Unis vont encore accélérer le rythme de la campagne avec l'arrivée d'un troisième vaccin, celui de J&J perçu comme pouvant être un « *game changer* », particulièrement adapté à des vaccinations de masse dans des lieux tels que les stades ou les centres de congrès à un moment où il faut gagner la course contre les variants, car ne nécessitant qu'une seule dose et pouvant se conserver 3 mois au réfrigérateur. Seule ombre au tableau, J&J a informé l'administration fédérale qu'elle ne pouvait pas respecter le calendrier de production initialement prévu. La Maison-Blanche a dû pousser le géant pharmaceutique Merck&Co, le deuxième fabricant mondial de vaccin qui est passé à côté de celui contre le Covid-19, à conclure un accord avec J&J pour produire son vaccin moyennant un financement de près de 270 millions de dollars. Un accord identique sera conclu entre la pharma américaine et Sanofi. L'objectif de l'administration Biden est de faire en sorte que tous les adultes américains soient vaccinés à la fin du mois de mai. Il faut se féliciter des collaborations qui se sont mises en place entre les grandes compagnies pharmaceutiques lors cette crise du Covid-19 ; on n'avait pas vu ce type d'accords depuis la Deuxième Guerre mondiale. Toutes les planètes seront désormais alignées pour le pays de l'oncle Sam, avec un pourcentage d'Américains prêts à se faire vacciner qui est passé de 60 % à 69 % entre novembre 2020 et février 2021, selon une enquête du *Pew Resarch Center.*

Quand l'Amérique s'éveille, elle devient redoutable. Elle a tellement d'atouts. Le pari de Joe Biden de voir 100 millions de ses compatriotes vaccinés avant le centième jour de son mandat sera tenu, bien avant le terme. Le vaccin de J&J sera autorisé, à son tour, pour une utilisation d'urgence, le 27 février. Le gigantesque plan de relance de 1900 milliards de dollars, qui a été adopté, devrait l'y aider, car 10 milliards sont prévus pour la production de vaccins, 14 pour les agences de santé afin d'accélérer la distribution des vaccins et 50 pour le dépistage et le suivi des cas contacts.

Tout serait au beau fixe avec la baisse du nombre de cas, d'hospitalisations et de décès, s'il n'y avait pas quelques gouverneurs républicains à la « pensée néanderthalienne », selon l'expression du nouveau président, comme celui du Texas ou du Mississippi qui ont décidé de ne plus rendre le port du masque obligatoire dans leurs États et de rouvrir les commerces sans aucune restriction. Décidément, Trump n'est pas mort !

VIII.
Canada : le Québec en pole position

La pandémie de Covid-19 aura fait, en un peu plus d'un an, plus de 20 000 décès. Ce n'est que le 9 mars 2020 que le Canada a connu son premier décès, en Colombie-Britannique. Ce dernier, survenu dans un centre de soins pour ainés de North Vancouver, sera annonciateur d'une véritable hécatombe dans les Centres hospitaliers de soins de longue durée (CHSLD) au cours de la première vague. Le Canada a fermé ses frontières le 18 mars 2020 ; quelques exemptions seront apportées par la suite. Le pays sera toujours fermé plus d'un an après. La deuxième vague arrivera en même temps que les belles couleurs d'automne. Dans un « discours à la nation » exceptionnel, le Premier ministre, Justin Trudeau, avertira que la situation pourrait être pire que celle du printemps. Cette fois-ci, ce sont surtout les jeunes qui seront contaminés.
Comme lors de la première vague, c'est dans la province de Québec que l'augmentation des cas sera la plus importante. Le Québec sera également la province canadienne à avoir le plus haut taux de surmortalité en 2020, selon les données de Statistique Canada. Le gouvernement de François Legault a mis en place des paliers d'alerte par région en fonction de la gravité de l'épidémie avec quatre couleurs : vert (vigilance), jaune (préalerte), orange (alerte), rouge (alerte maximale). Le Premier ministre du Québec annoncera, le 28 septembre, de nouvelles

restrictions pour les régions de Montréal et de Québec qui passeront au plus haut niveau d'alerte pendant 28 jours. Les bars, restaurants, cinémas, musées et bibliothèques seront fermés du 1er au 28 octobre dans trois régions de cette province francophone. Les Québécois seront appelés à ne pas recevoir d'invités à leur domicile. Ainsi, une mère de famille passera plus d'un an sans voir sa fille et ses petits-enfants qui habitent pourtant à quelques dizaines de mètres de son domicile ! Le Québec est probablement un des endroits au monde où les restrictions ont été les plus sévères. Les écoles et les commerces, salons de coiffure et hôtels sont restés toutefois ouverts. Le Québec a aussi « recommandé fortement » d'éviter les déplacements entre les régions.

Province voisine et deuxième la plus touchée par la pandémie, l'Ontario a enregistré plus de 700 nouveaux cas, le 28 septembre 2020, un record depuis le début de la pandémie qui a conduit les autorités à parler, elles aussi, de « deuxième vague ». Au total, le Canada recensait le 28 septembre plus de 155 000 cas et 9318 morts.

Le nombre de cas continuera d'augmenter, notamment au Québec, où les décès atteindront des niveaux inédits depuis le mois de mai 2020. Le gouvernement frappera un grand coup. A compter du 9 janvier 2021, pour la première fois en 50 ans, les Québécois devront se plier à un couvre-feu pendant un mois à partir de 20 heures. Toute la province du Québec, sauf les Terres-Cries-de-la-Baie-James et le Nunavik, se retrouvera en alerte maximale (zone rouge) du 9 janvier au 8 février 2021. À la demande pressante du Québec et de l'Ontario, les deux provinces les plus concernées, le gouvernement fédéral mettra en place de nouvelles restrictions. Un test PCR négatif, datant au moins de 72 heures, sera exigé à l'entrée du territoire, sachant que la plupart des ressortissants étrangers ne peuvent pas se rendre au Canada. Ils devront également passer un deuxième test à leur arrivée et devront attendre les résultats dans un hôtel pendant au moins 3 jours moyennant 2000 € par personne. Si le test est négatif, ils devront s'astreindre à une quarantaine de

14 jours à la maison sous la surveillance des autorités. Si le test est positif, ils devront s'installer dans l'un des centres de santé publique désignés par le gouvernement.
Le Canada commandera 6 millions de doses du vaccin Pfizer. Dix pour cent des Canadiens seront vaccinés au 31 janvier 2021 avec l'objectif de vacciner la totalité de la population d'ici la fin de l'été. Le Canada, comme les autres pays, sera confronté à un ralentissement de la production des vaccins Pfizer qui viennent de Belgique. Moderna sera aussi conduit à réduire ses livraisons. Le Premier ministre annoncera le 2 février un accord avec le fabricant américain Novavax pour produire son vaccin au Canada lorsqu'il sera autorisé.
Les chiffres sont à la baisse depuis la mi-janvier 2021. Le Québec a enregistré le 21 février un bilan encourageant avec 666 nouveaux cas de Covid-19, le nombre de cas quotidien le plus bas depuis cinq mois. Alors qu'une quinzaine de décès s'ajoutent au bilan, les hospitalisations continuent de baisser. Le gouvernement québécois a organisé une journée de commémorations, pour rendre hommage aux victimes du virus, le 11 mars.

IX.
L'enfer du Sud

L'été austral aura retardé l'arrivée du virus en Amérique latine. Ce n'est que le 25 février 2020 que le continent a connu son premier cas au Brésil. Cinq mois plus tard, le 26 juillet, il deviendra le plus touché de la planète, en nombre de contaminations. Les images des cadavres jonchant les rues en Equateur feront le tour du monde. La deuxième vague sera virulente et la situation va continuer à se détériorer dans les premiers jours de janvier 2021. Les chiffres vont rivaliser avec les pires statistiques de la première vague en raison du variant brésilien qui va se propager à travers le sous-continent. Le Brésil et le Mexique vont occuper le deuxième et le troisième rang en nombre de décès au niveau mondial, devançant l'Inde, qui a six fois plus d'habitants que le Brésil et dix fois plus que le Mexique. En Bolivie, les unités de soins intensifs seront saturées et les corps vont s'accumuler dans les habitations et dans les rues, comme lors de l'été 2020.

Le Covid-19 va plonger l'Amérique latine dans une crise économique sans fond et mettre à nu la violence des inégalités sociales. C'est afin de préserver des économies à l'agonie que les autorités ne vont pas rétablir les restrictions qui ont freiné le virus lors des vagues précédentes. C'est le cas, en particulier au Mexique, où la fermeture des entreprises non essentielles a été retardée de plusieurs semaines.

Le Brésil : pas de Carnaval à Rio

Le Brésil, qui compte 212 millions d'habitants, est le deuxième pays de la planète le plus endeuillé par la pandémie, après les États-Unis. Le 17 mars 2020, le pays annonçait son premier mort. Un an plus tard, il franchissait la barre des 250 000 morts.

Le Brésil a connu un « pic » en juin-juillet 2020 avec plus de 1000 morts par jour. À partir du mois d'août, la propagation du virus s'est atténuée, et le nombre quotidien de morts a commencé à baisser. L'accalmie fut de courte durée. Les données de l'institut de santé Fiocruz ont montré que la tendance à la baisse, qui avait duré 16 semaines, avait cessé à la fin novembre et les contaminations repartiront à la hausse. Il sera même difficile de parler de deuxième vague, car la première n'avait pas totalement reflué. Le 30 novembre, lors d'une conférence de presse, le directeur général de l'OMS, après avoir souligné que le Brésil avait réussi à faire baisser quasiment de deux tiers le nombre de cas depuis le pic atteint en juillet, a jugé que la situation redevenait à nouveau inquiétante. « Pendant la semaine du 26 novembre, on est de nouveau à 218 000 cas par semaine et si vous prenez le nombre de morts, la semaine du 2 novembre, c'était 2538 et maintenant nous en avons 3876 », a-t-il rappelé en disant : « Je pense que le Brésil doit prendre cela très, très sérieusement. C'est très, très inquiétant. » Des inquiétudes que ne partage pas, bien sûr, le Trump brésilien qui trouve même que l'épidémie touche à sa fin !

Les grandes villes, comme Rio de Janeiro et Manaus, ont vu les taux d'occupation des hôpitaux atteindre plus de 90 %. Les cas ont flambé à Manaus alors que plusieurs études sérieuses avaient pourtant montré que la population de cette métropole brésilienne avait atteint une immunité collective.

À la mi-novembre, les centres commerciaux et les restaurants ont recommencé à attirer les foules. Les attractions touristiques ont rouvert dans plusieurs villes alors qu'elles devaient pourtant reporter le carnaval et d'autres festivités. La plage de Copacabana à Rio est noire de monde alors que la saison estivale

vient de débuter au Brésil. Parmi les causes de la remontée, Paulo Menezes, épidémiologiste à l'Université de Sao Paulo cité par le journal *Le Monde*[56], pointe surtout la responsabilité des élections municipales qui ont eu lieu les 15 et 29 novembre.
Alors que plusieurs pays d'Amérique latine, comme le Mexique ou le Chili ont débuté leur campagne de vaccination, c'est le chaos, de ce côté-là, également au Brésil ! C'est la guerre des vaccins qui oppose le gouverneur de Sao Paulo, Joa Doria, qui a passé un accord avec le laboratoire chinois Sinovac à l'État fédéral qui a conclu un partenariat avec le tandem AstraZeneca-Oxford, dont les essais ont été retardés.
Le négationniste Jair Bolsonaro, qui a affirmé qu'il ne se fera pas vacciner, a lancé une attaque en règle contre la vaccination le 17 décembre, n'hésitant pas à dire que celui de Pfizer pouvait transformer les personnes vaccinées en « femmes à barbe » ou « en crocodiles » ! Une colère provoquée par la décision de la Cour suprême brésilienne d'autoriser les autorités régionales et locales à prendre des mesures pour rendre le vaccin anti-Covid obligatoire, sans pour autant le rendre obligatoire en droit, une telle mesure étant anticonstitutionnelle. Elles pourront, par exemple, imposer des restrictions à ceux qui n'ont pas été vaccinés : interdiction de fréquenter certains lieux, d'exercer certaines activités ou de voyager à l'étranger.
La mairie de Rio de Janeiro fermera l'accès aux plages pour le Nouvel An afin d'éviter les attroupements. La municipalité interdira également la circulation et le stationnement le long du littoral de la ville, où plusieurs millions de personnes se rassemblent habituellement pour assister aux feux d'artifice du 31 décembre.
La deuxième vague probablement liée au variant dit brésilien est brutale. C'est lui qui est responsable de la nouvelle vague épidémique qui va déferler sur la capitale amazonienne, Manaus, qui deviendra également la capitale mondiale du Covid-19, où deux habitants sur trois avaient pourtant déjà été infectés au printemps 2020, ce qui suggère que ce variant est

---

56. Bruno Meyerfeld, « Le Brésil affronte une deuxième vague de Covid-19 », *Le Monde*, 4 décembre 2020.

capable de déjouer l'immunité acquise. C'est le chaos sanitaire. Les hôpitaux de la ville saturés sont confrontés à une pénurie d'oxygène. Les patients les plus atteints sont transférés en avion vers d'autres hôpitaux. C'est dans ce contexte que le Brésil va lancer sa campagne de vaccination avec l'autorisation en urgence de deux vaccins, le Britannique AstraZeneca-Oxford et le Chinois CoronaVac. Monica Calazans, infirmière de l'hôpital Emilio Ribas de Sao Paulo, sera la première personne vaccinée contre le Covid-19 le 17 janvier. Plus de 100 personnes seront vaccinées dans la foulée, le même jour. « Un coup marketing » pour le gouvernement brésilien qui lancera officiellement la campagne de vaccination le 20 janvier 2021. Des milliers de manifestants vont défiler le 23 janvier dans plusieurs villes du Brésil pour dénoncer la gestion de la pandémie par le président brésilien qui sera, à n'en pas douter, obligé tôt ou tard de rendre des comptes.

Le Brésil, qui a franchi, le 18 février, le cap des 10 millions de cas, a dû annuler l'édition 2021 de son fameux carnaval de Rio. Les *Cariocas* éprouvent de la « saudade », ces festivités n'ont été annulées que deux fois auparavant, en 1892 et 1912. Ils attendent désormais celui de 2022 afin d'en faire le plus beau de tous les temps, comme celui, paraît-il, de 1919, après la grippe espagnole. La situation sanitaire continue à se dégrader. « Le Brésil est en train de se transformer en une grande Manaus pour cause de négligence sanitaire », se désole Jesem Orellana, un épidémiologiste brésilien. Le record quotidien de décès, dû au Covid-19, sera battu le 3 mars avec 1641 morts durant les 24 dernières heures, alors que la campagne de vaccination bat des records de lenteur. Tous les indicateurs vont se détériorer. Les mauvais chiffres vont s'enchaîner ; le Brésil est au bord de l'effondrement. « Il faut arrêter ce type », a déclaré le sénateur de droite, Tasso Jereissati, en parlant du président d'extrême droite Bolsanaro, qui passe son temps à s'autocongratuler, en déclarant ne pas « s'être trompé une seule fois » et qui, sans aucune compassion pour les plus de 260 000 morts, ose demander aux Brésiliens « d'arrêter de geindre ». Un groupe de religieux et d'artistes brésiliens en a même appelé au Tribunal pénal, dans une pétition lancée le 6 mars affirmant que le Brésil était devenu une menace pour le monde entier. L'épidémie est désormais hors de contrôle. C'est dans ce contexte chaotique que sera nommé un nouveau ministre de la Santé, Marcel Queiroga ; ce sera le 4e à occuper ce poste depuis le début de la pandémie !

Le Mexique étouffe

Après avoir ralenti en été, l'épidémie est repartie à la hausse, fin novembre. Le Mexique va atteindre la barre des 100 000 morts le 20 novembre, et, huit jours plus tard, dépassera pour la première fois le seuil des 12 000 cas par jour. À Mexico, le nombre de cas a augmenté de 30 %, la semaine du 23 au 28 novembre, selon les chiffres officiels. Le patron de l'OMS estimera, le 30 novembre, que le Mexique « était en mauvaise posture face à l'épidémie de Covid-19. Le nombre de cas a doublé et le nombre de morts a doublé ». Les chiffres vont battre des records n'épargnant pas le président mexicain, Manuel Lopez Obrador, qui aura la chance de s'en remettre, contrairement à nombre de ses compatriotes. La capitale du Mexique, avec ses neuf millions d'habitants, gardera néanmoins les entreprises ouvertes dans les semaines de début décembre, en se référant à des statistiques volontairement minorées. Le confinement ne sera mis en place que le 18 décembre alors que la situation est déjà catastrophique dans les hôpitaux. « Nous sommes seuls, le gouvernement fédéral ne nous aide pas, ils prennent cela à la légère. Maintenant, nous sommes en train de nous effondrer », a déclaré la Dr Diana Banderas, qui soigne les patients atteints de Covid-19 à l'hôpital Carlos MacGregor de Mexico. Refoulés par les hôpitaux publics et incapables de se payer des cliniques privées, un nombre croissant de Mexicains vont mourir à domicile. Les parents des patients font la queue pendant des heures à l'extérieur des magasins de fournitures médicales pour acheter de l'oxygène pour leurs proches hospitalisés. La grave pénurie de bouteilles d'oxygène a conduit à un marché noir florissant. Des groupes criminels organisés ont détourné des camions remplis de bouteilles d'oxygène ou les ont volés sous la menace d'une arme à feu dans les hôpitaux, selon les médias. La plus petite bouteille peut coûter plus de 800 $, soit 10 fois le prix pratiqué aux États-Unis et remplir une bouteille de six heures d'oxygène coûte environ 10 $. Natalie Kitroeff et Oscar Lopez, qui couvrent le Mexique pour le *New York Times*, décrivent de longues files d'attente pour remplir des bouteilles pour leurs proches et rapportent les propos glaçants d'un des hommes faisant la queue : « Mon père est à 60 % de saturation en oxygène. Mon frère est à 50 % de saturation. Ma femme ne peut plus respirer. Elle devient bleue, ses lèvres sont bleues, aidez-moi[57] ».

Le pays a l'un des taux de mortalité liés au Covid-19 les plus élevés au monde, derrière les États-Unis et le Brésil. Parmi les morts, le chanteur-compositeur mexicain Armando Manzanero, icône du boléro latino-américain, le 28 décembre, à 86 ans ; il était très connu en Amérique latine pour ses ballades romantiques et sa disparition suscitera beaucoup d'émotions.

Selon une analyse d'Amnesty International, publiée le 3 septembre 2020, le Mexique est aussi le pays qui a eu le plus grand nombre de travailleurs de la santé décédés de Covid-19 avec 1320 morts devant les États-Unis (1077), le Royaume-Uni (649), le Brésil (634), la Russie (631), l'Inde (573), l'Afrique du Sud (240), l'Italie (188), le Pérou (183), l'Indonésie (181), l'Iran (164) et l'Égypte (159).

Pendant ce temps, les touristes américains, qui veulent fuir la pandémie, continuent à affluer. « Contrairement à d'autres régions du monde, le Mexique n'oblige pas les Américains à présenter la preuve d'un test Covid-19 négatif pour entrer et il ne leur demande pas non plus de se mettre en quarantaine lorsqu'ils arrivent », selon un reportage du *Los Angeles Times*. Une politique pour survivre économiquement, mais qui alimente les chiffres de l'épidémie.

---

57. Natalie Kitroeff&Oscar Loez, « The death market : oxygen shortage leaves mexicans to die at home », *New York Times*, Coronavirus briefings, 9 February 2021.

Au chapitre des bonnes nouvelles, une infirmière mexicaine est devenue la première personne en Amérique latine à recevoir un vaccin lorsque son pays a commencé son programme de vaccination la veille de Noël. Le Mexique a reçu un premier envoi de 3000 doses du vaccin américano-allemand Pfizer-BioNTech. Le Mexique a aussi autorisé le 2 février l'utilisation en urgence du Spoutnik V. Dans la foulée, les Russes se sont « engagés » à envoyer au Mexique 400 000 doses.

L'Argentine : confinement record

L'Argentine est le premier pays d'Amérique latine pour son taux de mortalité en dépit d'un confinement présenté souvent comme le plus long du monde. La réalité est néanmoins plus nuancée. En place dès le 20 mars 2020, il a été levé le 26 avril, avant que les régions ne l'adaptent au cas par cas. Au 4 juin, 18 des 24 régions étaient sorties de « l'isolement social, préventif et obligatoire », dénomination argentine du confinement. Le confinement le plus long n'aura concerné, en fait, que la métropole de Buenos Aires et ses 15 millions d'habitants, foyer principal de l'épidémie avec des périodes d'allégement. Le confinement n'y a été levé que le 29 novembre, ce qui n'empêchera pas le rassemblement de milliers de supporters autour de l'historique place de Mai au grand dam des autorités sanitaires afin de rendre un dernier hommage à l'idole Diego Armando Maradona décédé d'une crise cardiaque le 25 novembre.

Les longs mois de confinement n'ont pas eu les effets escomptés. Les cas et le nombre de décès ont continué à grimper. Le seuil du million de contaminations a été franchi le 19 octobre. L'Argentine a connu son pic épidémique à la fin du mois d'octobre. La première vague n'était pas retombée que le pays était déjà sous la menace d'une deuxième vague. Plusieurs facteurs sont avancés pour expliquer les mauvais chiffres argentins : de faibles campagnes de tests qui expliquent un taux de positivité de plus de 60 %, le plus important du monde ; la densité de la population dans l'agglomération de Buenos Aires ; l'insalubrité des quartiers pauvres. La raison principale semble être plutôt la crise économique qui oblige les travailleurs du secteur informel à continuer à travailler en dépit du confinement. C'est le deuxième virus qui a frappé l'Argentine avant même l'arrivée du coronavirus. Depuis trois ans, le pays est dans une spirale infernale. 42 % de la population était touchée par la pauvreté à la fin du premier semestre 2020, une augmentation de 6,5 points par rapport à 2019. Le taux de chômage a dépassé les 10 % et le PIB a chuté de plus de 10 points en 2020. L'inflation est telle que les commerçants préfèrent désormais rendre la petite monnaie sous forme de bonbons. Le Parlement argentin a aussi voté, le 4 décembre, une loi instituant un impôt sur les grandes fortunes afin d'aider les plus démunis et les entreprises touchées par la crise. Les foyers argentins dont le patrimoine est supérieur à 1,9 million d'euros doivent s'acquitter de cet impôt, depuis le 29 janvier dernier.

Tous les espoirs reposent désormais sur les vaccins. L'Argentine a commencé, le 29 décembre, sa campagne de vaccination avec le vaccin russe Spoutnik V, devenant le premier pays d'Amérique latine à l'utiliser.

Janvier 2021, c'est l'été austral au pays des *gauchos*. L'épidémie va connaitre une recrudescence. Le nombre de cas dépassait régulièrement les 10 000 durant la première quinzaine. L'épidémie après une décrue jusqu'à fin février va repartir en flèche à partir du début mars

Les débuts de la campagne de vaccination seront marqués par la démission du ministre de la Santé, Ginés Gonzalez Garcia, après des révélations selon lesquelles il proposait à ses amis de se faire vacciner au ministère sans prendre rendez-vous dans un hôpital alors que le pays a dépassé la barre des 50 000 morts le 12 février 2021. Des milliers de personnes ont manifesté en Argentine, le 27 février, pour dénoncer les « vaccinations VIP » dont ont bénéficié quelques dizaines de personnalités du pays.

La Colombie : épidémie de féminicides

La Colombie est le deuxième pays le plus touché d'Amérique latine après le Brésil au nombre de contaminations. Le coronavirus a été la principale cause des décès en Colombie entre janvier et octobre 2020, selon des statistiques officielles publiées le 23 décembre.

Pourtant le pays est entré en confinement dès le 25 mars 2020 alors que le nombre de décès était très faible et le port du masque s'est rapidement généralisé dans l'espace public. Le nombre de cas va vite augmenter avec l'ouverture progressive d'un certain nombre de secteurs d'activité à partir du 27 avril. Il y a eu aussi des journées sans taxes pour inciter les gens à aller dans les magasins. Autre raison, nombre de Colombiens du secteur informel ont continué à travailler. Pour ceux qui ont un stand d'*empanadas* ou un chariot à fruits, ne pas quitter la maison signifie qu'ils n'auront rien à manger. Les pénuries d'eau rendent aussi impossible le respect des mesures d'hygiène.

Le confinement, qui devait être levé le 1er août, sera prolongé jusqu'au 30 août. La Colombie sortira des 5 mois de confinement le 1er septembre alors que le pays approche du million de cas. Le nombre de cas quotidien se situera sur un plateau de 6000 à 7000 cas pour augmenter à nouveau à partir de la mi-décembre, les prémices d'une deuxième vague alors que la première n'est pas vraiment retombée.

Le chômage a battu des records historiques avec près de 25 % de la population qui s'est retrouvée sans emploi. Les femmes sont deux fois plus nombreuses que les hommes à se retrouver sans travail et nombre d'entre elles se retrouvent reléguées au foyer. Le confinement, comme dans la plupart des pays, a entraîné une augmentation des violences conjugales alors que le pays a déjà un taux élevé de féminicides. Parmi elles, Carlota Isabel Salinas, directrice de l'ONG Organisation populaire des femmes, qui se battait justement pour défendre les femmes victimes de violences.

Le président colombien, Ivan Duque, a annoncé, le 17 décembre, les débuts d'une grande campagne de vaccination en

février 2021. Mais le vaccin ne sera pas pour tout le monde. Le Président de droite a décidé de « trier » les personnes à vacciner. Les Vénézuéliens sans papiers, ceux qui ne peuvent pas prouver leur nationalité colombienne et dont la situation n'est pas régularisée n'y auront pas droit. Plus de la moitié des 1,7 million de réfugiés et migrants vénézuéliens présents dans le pays est concernée !
Depuis le début janvier 2021, la Colombie sera confrontée à une hausse sans précédent des contaminations. Les maires de plusieurs villes et certains gouverneurs ont dû imposer des mesures de confinement qui concernent désormais près de 60 % de la population. La capitale Bogota sera, à nouveau, sous couvre-feu nocturne à partir du 19 janvier et en confinement total le week-end du 23/24 janvier pour la troisième fois consécutive, face à la hausse des cas qui menace de submerger les hôpitaux. Le pays a dépassé la barre des 50 000 décès le 21 janvier. Parmi les victimes Carlos Holmes Trujillo, le populaire ministre de la Défense, une figure de la politique colombienne. La Colombie a reçu, le 20 février, 50 000 doses du Pfizer-BioNTech pour sa campagne de vaccination de masse qui doit débuter le même jour.

Le Pérou : VaccineGate

La première vague y a fait des ravages en dépit de mesures de restrictions prises : confinement strict à partir du 16 mars, instauration de l'état d'urgence, aides directes aux personnes les plus vulnérables. L'épidémie a servi de révélateur à toutes les failles de la société péruvienne : système de santé défaillant, extrême pauvreté, logements surpeuplés, condition des femmes. Lors du confinement, une femme a disparu toutes les 3 heures. Le pays a dû également faire face à une crise politique majeure avec la destitution du populaire président Martin Vizcarra le 9 novembre, son remplacement par l'opposant Manuel Merino qui jettera à son tour l'éponge quelques jours plus tard suite à de violentes manifestations qui feront deux morts et des centaines de blessés, avant d'être remplacé, le 17 novembre, par

Francisco Sagasti. Dans ce marasme social, l'Église catholique aura joué un rôle de premier plan pour venir en aide à la population[58].

Alors que les restrictions ont été allégées à partir du 7 décembre avec l'ouverture des commerces non essentiels, des cinémas, théâtres et gymnases, les chiffres de l'épidémie sont repartis à la hausse, faisant craindre une deuxième vague. L'ouverture du célèbre site inca du Machu Picchu, le 1er novembre, avec un rituel pour remercier les dieux de la réouverture de cette citadelle, classée au patrimoine de l'humanité par l'UNESCO, avait pourtant donné l'espoir de voir repartir une économie sinistrée. Le célèbre site sera à nouveau fermé du 31 janvier au 14 février 2021. Un tiers du pays, soit 16 millions de Péruviens, sera confiné pour tenter de freiner la deuxième vague. Un texte du 1er février 2021 a prolongé l'état d'urgence décrété le 16 mars 2020 jusqu'au 28 février 2021.

La campagne de vaccination a démarré le 9 février avec le vaccin du laboratoire chinois Sinopharm. La seconde vague fait toujours rage : le pays a enregistré, le 12 février, son record d'hospitalisations avec plus de 14 230 patients hospitalisés. Le même jour, on apprendra la démission de la ministre de la Santé, Pilar Mazzetti, jugée coupable d'avoir dissimulé le fait que l'ancien président, Martin Vizcarra, se soit fait vacciner en secret au mois d'octobre 2020 alors que le vaccin n'était pas encore disponible pour le public. Ce sera le tour, deux jours après, de la ministre péruvienne des Affaires étrangères, Elizabeth Astete, qui reconnaitra la « grave erreur » de s'être fait vacciner dès janvier, avant les populations prioritaires. Pendant ce temps, le nombre de cas a quadruplé par rapport au mois de décembre et la pénurie d'oxygène y est bien plus importante. Des milliers de Péruviens font la queue, souvent des jours durant, dans l'espoir de pouvoir d'acheter une bouteille. Le Chili a proposé de faire don de 40 tonnes d'oxygène par semaine, loin des besoins estimés à 100 tonnes par jour.

---

58. Arnaud Bevilacqua, « Au Pérou, l'Église en première ligne dans la lutte contre les ravages du Covid-19 », *La Croix*, 22 mai 2020.

Uruguay : fin du miracle

Dans un article publié le 18 septembre 2020, intitulé : « L'Uruguay gagne contre le Covid-19 », le *BMJ*, la grande revue médicale britannique, qualifiait ce petit pays de 3,5 millions d'habitants de « donnée aberrante » dans un sous-continent ravagé par la pandémie. La recette uruguayenne a surtout été la rapidité de réaction. Luis Lacalle Pou, le nouveau président élu le 1er mars 2020, a agi rapidement sitôt le premier cas de Covid-19 confirmé dans la capitale, Montevideo. Dès le 13 mars, les bars, églises et centres commerciaux ont été fermés ; les écoles également ainsi que la longue frontière peu étanche de 1000 km avec le Brésil, l'épicentre de la pandémie dans la région. Plutôt qu'un confinement obligatoire, comme l'ont décidé la plupart des Présidents du sous-continent, Lacalle Pou a fait le pari risqué de la liberté individuelle et d'un appel volontaire au confinement. L'Uruguay a aussi gagné la guerre des tests en mettant au point un kit d'essai produit à l'échelle nationale, ce qui lui a permis de ne pas dépendre de l'étranger. Il a pu ainsi passer d'environ 200 tests par jour en mars à près de 1000 à la fin mai. Le kit et la méthodologie du test ont été partagés avec le « réseau de laboratoires de diagnostic Covid-19 » : 24 laboratoires ont été créés en quelques semaines dans des instituts de recherche, des hôpitaux publics et des laboratoires universitaires à travers le pays. Il y a eu 233 personnes testées pour chaque cas confirmé, contre 1,7 en Argentine, 1,9 au Mexique et 3 en Colombie. L'Uruguay a aussi eu recours très tôt à la méthode des *pools*, les tests dits groupés. L'utilisation d'une stratégie « 10×10 » a ainsi permis aux laboratoires d'analyser 1000 échantillons en exécutant seulement 200 tests moléculaires, réduisant ainsi le nombre de tests requis de 80 % par rapport aux tests individuels.

Le vrai secret uruguayen est, peut-être, avant tout un solide système de santé. L'accès à la santé est universel. Plusieurs réformes menées ces 15 dernières années ont renforcé les soins primaires. Les cas suspects ont été pris en charge par des visites à domicile effectuées par des médecins et/ou des infirmières,

ce qui a permis d'empêcher les cas à faible risque de se rendre à l'hôpital et de propager le virus. Les tests ont été effectués principalement à domicile au début, et ensuite dans des installations où les personnes pouvaient venir se faire tester sans utiliser les transports publics.
Le miracle uruguayen est-il terminé? Si, à la date de la publication de l'article du *BMJ*, le pays n'avait qu'un total de 1890 cas, le chiffre était de 11 950, trois mois après. Le nombre de décès est lui passé dans l'intervalle de 46 à 109. Seize joueurs de la *Celeste,* l'équipe nationale de football, ont été testés positifs à la suite d'un match en Colombie. Les cas vont augmenter à l'approche de l'été, même en l'absence des habituels touristes brésiliens et argentins sur les plages. Le 23 janvier, le président uruguayen a annoncé l'achat de près de 3,8 millions de vaccins Covid-19 aux laboratoires Pfizer et Sinovac afin de lancer une campagne de vaccination en mars.

X.
L'exception africaine : jusqu'à quand ?

La catastrophe annoncée n'a pas eu lieu en 2020. Sur l'atlas mondial de la pandémie, l'Afrique continue toujours à faire exception. Les 55 pays africains réunis ont enregistré moins de décès du Covid-19 que la France au cours de l'année 2020. Au 1er janvier 2021, le continent comptait, en effet, 64 790 décès pour 2 728 602 cas. Plusieurs hypothèses ont été avancées pour expliquer la spécificité d'un continent qui ne compte que 4 % des cas de contamination alors qu'elle représente 17 % de la population mondiale : c'est la région la plus jeune de la planète, avec un âge médian de 19,7 ans ; la vie davantage en extérieur dans des zones en majorité rurale ; une faible insertion dans l'économie mondialisée ; l'exposition régulière à des épidémies qui ont peut-être pu conférer une sorte d'immunité croisée et enfin un savoir-faire dans la gestion des épidémies comme le VIH ou la tuberculose. Les États d'Afrique de l'Ouest ont surtout profité des enseignements de la lutte contre la maladie d'Ebola. Les pays africains ont aussi pris très rapidement les mesures nécessaires comme la fermeture des frontières, la limitation des déplacements et des rassemblements. Grâce à l'adhésion de la population, des mesures de santé publique ont été rapidement adoptées, comme éviter de se serrer la main, se laver fréquemment les mains, porter un masque. À signaler qu'un pays, comme le Lesotho, a pris des mesures avant même qu'un seul cas ne soit signalé.

C'est sans doute le seul continent à s'être organisé. Des coopérations régionales se sont mises en place. Les pays d'Afrique de l'Ouest ont, par exemple, désigné un coordinateur. Le Nigeria a mis à disposition ses avions-cargos. L'Afrique s'est également rapidement organisée au plan scientifique. Au tout début de l'épidémie de Covid-19, seuls deux pays avaient une capacité de dépistage par des tests moléculaires. Trois mois plus tard, tous les pays avaient mis en place au moins un site diagnostique de référence.

L'Afrique a été peu touchée par la première vague qui s'est produite durant l'été avec un pic très net entre le début juillet et le milieu du mois d'août, avec jusqu'à 20 000 nouveaux cas par jour. La circulation du virus a nettement ralenti en septembre. À partir de début octobre, la courbe s'est à nouveau inversée et avoisinera les 15 000 nouveaux cas par jour. Localisée principalement dans les pays de l'est et du sud et le Maghreb, la deuxième vague se répandra plus largement. L'Afrique franchira le 20 novembre le seuil des 2 millions d'infections et s'est trouvée, à ce moment-là, « à une période charnière » de l'histoire de la pandémie, selon le directeur général de l'OMS.
Au moins 40 pays du continent ont subi officiellement la deuxième vague de la pandémie, selon les Centres africains de contrôle des maladies (CDC). Les pays principalement touchés sont le Nigeria, l'Afrique du Sud, le Mali, la Mauritanie, le Burkina Faso, le Sénégal et la plupart des états du sud du continent : Zambie, Zimbabwe, Botswana, Malawi et Eswatini, selon la carte de l'épidémie tenue à jour par le journal *Jeune Afrique*. L'Afrique du Sud et le Nigeria, qui sont les deux plus grandes puissances économiques du continent avec de grosses métropoles comme Lagos, Durban, Le Cap ou Pretoria, ont été les pays les plus contaminés car le contexte épidémiologique y est plus proche de celui des pays européens. Certains pays, qui n'avaient pas connu de première vague grâce aux mesures de confinement, vont être touchés, comme l'Angola.
À mi-février 2021, le taux de mortalité dû au Covid-19 est pas-

sé à 2,5 % alors que la moyenne mondiale était de 2,2 % avec des taux d'augmentation assez inégaux selon les pays.
Alors que les pays riches se ruent sur les vaccins, il faudra aller jusqu'aux Seychelles, le 10 janvier 2021, pour trouver un citoyen africain en train de se faire vacciner contre le Covid-19. À cette date, cette petite île de l'océan indien était le seul pays africain à avoir débuté sa campagne de vaccination avec le vaccin chinois de Sinopharm, alors que l'Afrique a franchi la barre des 3 millions de cas. À raison, le patron de l'OMS fustigera le « nationalisme vaccinal » des pays riches qui « nous fait du mal à tous et est contre-productif ». Selon l'organisation *People's Vaccine Alliance*, quelque 70 pays à faible revenu ne pourront vacciner qu'une personne sur dix. Une étude du Global Health Institute de l'université de Duke a révélé qu'à la mi-janvier, un petit groupe de pays riches, ne représentant que 13 % de la population mondiale, s'était approprié 60 % de la production mondiale de vaccins. Or les compagnies pharmaceutiques n'ont pas les capacités de produire un vaccin en quantité suffisante pour l'ensemble du monde. « Personne ne sera en sécurité tant que le monde entier ne le sera pas », martèle l'OMS qui prône un accès équitable aux vaccins, seul moyen d'enrayer l'épidémie. C'est l'objectif du programme COVAX.
Les pays africains continuent à espérer dans cette initiative qui a du mal à se déployer. COVAX est codirigé par l'Alliance GAVI pour les vaccins, l'OMS et la Coalition for Epidemic Preparedness Innovations (CEPI). Le mécanisme COVAX est le « pilier vaccins » du dispositif visant à accélérer l'accès aux outils de lutte contre la Covid-19. Son but est de fournir 2 milliards de doses, d'ici la fin 2021, aux pays membres du programme. Les pays à revenu moyen inférieur et faible verront leur participation soutenue par la garantie de marché (*Advance Market Commitment*) de COVAX. La Commission européenne, des pays comme la France, l'Espagne, la République de Corée ainsi que la Fondation Bill &Melinda Gates se sont engagés à verser 360 millions de dollars. La Fondation Bill &Melinda Gates, dont il faut saluer l'engagement, a également

promis 20 millions de dollars supplémentaires au CEPI. Au total, l'Alliance GAVI a déjà réuni deux milliards de dollars pour garantir les achats des pays en développement. « Ces fonds permettront à ces agences onusiennes de faire une première commande d'un milliard de doses de vaccins pour les 92 pays éligibles », a déclaré l'Alliance GAVI dans un communiqué du 13 novembre. Selon l'Alliance GAVI, au moins cinq milliards de dollars supplémentaires seront nécessaires en 2021 pour financer d'autres commandes de doses de vaccins.
Grâce à COVAX, l'Union africaine et le CDC africain espèrent acquérir des doses suffisantes pour vacciner au moins 20 % de la population africaine, en donnant la priorité aux groupes et régions les plus vulnérables et aux professionnels de la santé.
En attendant, la Chine va occuper le terrain. Son président avait indiqué, lors d'un sommet Chine-Afrique, qui s'est tenu en juin 2020, en visioconférence, que : « Les pays africains seront parmi les premiers bénéficiaires d'un vaccin fabriqué en Chine. » Le Sénégal, la Guinée équatoriale et l'Égypte ont été les premiers à recevoir, chacun gratuitement, 200 000 doses du vaccin chinois. À la mi-février, un avion d'Air Sénégal s'est rendu à Pékin pour ramener une cargaison de vaccins. La Chine a aussi annulé une partie de leur dette.
Les vaccins COVAX finiront par arriver en Afrique. Le Ghana recevra, le 24 février, la première livraison mondiale du dispositif. Ces doses du vaccin AstraZeneca-Oxford, expédiées depuis Mumbai, font partie de la première vague de vaccins destinés aux pays à revenu faible et intermédiaire. La Côte d'Ivoire suivra deux jours après. Ce sera ensuite le tour du Nigeria, de la RDC et de l'Angola

L'Afrique du Sud : le prix des variants

L'Afrique du Sud est le pays le plus touché avec plus du tiers des cas enregistrés sur le continent. Le PIB du pays le plus industrialisé du continent a connu un effondrement en 2020 en baissant de plus de 7 %, sa plus importante contraction depuis 90 ans. Pour faire repartir une économie au bord du KO, le pays avait pourtant rouvert ses frontières après 6 mois de fermeture et les premiers vols internationaux ont atterri le 1er octobre. Après un pic en juillet, le taux de transmission du virus avait chuté de manière spectaculaire avec moins de trois cas détectés quotidiennement pour 100 000 personnes entre la fin août et le début novembre. Cette accalmie sera de courte durée et les autorités vont devoir lutter contre une reprise de l'épidémie, le nombre de nouvelles contaminations étant reparti en forte hausse notamment au sud du pays, dans la région du Cap, mais aussi dans le Sud-Est et la région de Pretoria et Johannesburg. Le pays a enregistré plus de 6000 cas en 24 h le 9 décembre 2020. Il fait face désormais à une « deuxième vague », a annoncé, le même jour, le ministre de la Santé. Contrairement à la première vague, ce sont surtout les adolescents, principalement les 15-19 ans, contaminés probablement lors des fêtes de fin d'année scolaire qui seront touchés. L'Afrique du Sud, en pleine saison estivale, a dû fermer ses plages pour Noël. Les autorités ont annoncé, le 18 décembre, qu'un nouveau variant, le 501. V2, qui prendra le nom de Sud-Africain, avait été détecté, ce qui pourrait expliquer la virulence de la deuxième vague touchant des jeunes sans antécédents médicaux. Ce variant sera découvert pour la première fois à Durban dans le laboratoire de l'Institut sud-africain de recherche. Cette lignée du coronavirus va se répandre rapidement à travers les zones côtières. Les médecins vont constater que les personnes infectées par ce variant portaient une charge virale accrue dans leurs voies respiratoires supérieures. La mutation majeure concerne la protéine qui entoure le virus. « Mi-novembre, le variant 501.V2 représentait 90 % des génomes séquencés par les scientifiques sud-africains », notait le journal *Le Monde*[59]. « Nous n'avions jamais vu une seule lignée dominer ainsi, [ni] se répandre aussi vite », s'étonnera le chercheur Tulio de Oliveira, directeur du laboratoire Krisp de l'université du KwaZulu-Natal, auprès de l'AFP. Le variant sud-africain présente surtout la particulari-

59. Mathilde Boussion, « Afrique du Sud : un variant du virus déjà très installé », *Le Monde*, 21 décembre 2020.

té d'avoir la mutation E484K qui pourrait, selon les premiers travaux scientifiques, troubler la reconnaissance du virus par les anticorps et altérer l'efficacité des vaccins. Cette mutation « est la plus inquiétante de toutes » sur le plan de la réponse immunitaire, selon Ravi Gupta, professeur de microbiologie à l'université de Cambridge, interrogé par l'AFP.
Une bonne nouvelle, si on peut le dire, concernant le variant sud-africain ; plusieurs études préliminaires montreront que la réponse immunitaire à ce variant protège, par la suite, contre ce variant et d'autres souches de virus. « Les résultats de cette étude nous disent essentiellement que nous avons de bons espoirs de succès si nous fabriquons un vaccin basé sur le variant sud-africain », a indiqué l'épidémiologiste Salim Abdool Karim, un important conseiller du gouvernement sud-africain.
L'Afrique du Sud est devenue le premier pays africain à dépasser le million de contaminations le 27 décembre. Les hôpitaux sud-africains seront submergés par la seconde vague. À partir du 28 à minuit, le pays en niveau 1 d'alerte sanitaire est repassé en niveau 3. Jugeant la vitesse des contaminations « particulièrement alarmante », le président, Cyril Ramaphosa, annoncera de nouvelles restrictions : la vente d'alcool sera interdite et le port du masque obligatoire partout en Afrique du Sud. Le couvre-feu sera avancé à 21 heures, au lieu de 23 heures, jusqu'à six heures du matin. Pendant 14 jours, tous les rassemblements importants, à l'intérieur comme à l'extérieur, seront interdits, sauf les enterrements limités à 50 personnes et quelques autres exceptions.
Le gouvernement sud-africain a dévoilé le 3 janvier 2021 sa stratégie de vaccination. Selon son ministre de la Santé, Zweli Mkhize, son pays entend acquérir de quoi vacciner près de 40 millions de Sud-Africains d'ici la fin de l'année : « On vise au minimum un objectif de vaccination de 67 % de la population, pour atteindre l'immunité collective. » L'Afrique du Sud était déjà assurée de recevoir de quoi vacciner 10 % de sa population grâce au dispositif COVAX, d'ici le milieu de l'année 2021. Aucune commande n'a été passée directement

auprès des laboratoires. « Il nous reste encore à trouver de quoi vacciner les 57 % restants. » Cela illustre les difficultés auxquelles seront confrontés beaucoup de pays à faible revenu et pourtant l'Afrique du Sud n'est pas le dernier d'entre eux!

« L'Afrique du Sud est littéralement submergée par cette deuxième vague et par ce nouveau variant », selon le journaliste Nicolas Bertrand qui était en direct de Johannesburg pour le « 20 heures » de France2, le 16 janvier. Les hôpitaux étant saturés, les patients seront soignés sur des parkings, quand d'autres décèderont dans les ambulances à cause de l'absence de lits pour les prendre en charge. Les morgues des grandes villes sont saturées et doivent empiler les cadavres dans des containers; les fabricants de cercueils, quant à eux, sont débordés et refusent les commandes. Devant l'urgence, l'Afrique du Sud a été contrainte d'acheter ses propres doses d'AstraZeneca-Oxford au prix fort, auprès du SII, sans attendre les vaccins du dispositif COVAX. Alors qu'un million de doses venaient d'être livrées le 1er février, l'Afrique du Sud a arrêté l'utilisation du vaccin d'AstraZeneca, le vaccin s'étant révélé peu efficace contre les formes légères et modérées du variant sud-africain. Une décision d'autant plus regrettable que si le petit essai clinique, mené en Afrique du Sud, avait montré que le vaccin n'avait pas empêché les gens de contracter des formes légères de Covid-19 causées par le variant sud-africain qui s'y propageait, d'autres essais avaient, par contre, montré que le vaccin avait protégé les participants contre les formes graves et les décès. Le vaccin anglo-suédois ne représentait fort heureusement qu'une petite partie des doses achetées, le gouvernement sud-africain ayant acheté 20 millions de doses Pfizer et 9 millions de J&J. Pour autant, « nous n'excluons pas ce vaccin », a pris soin de préciser le Pr Salim Abdool Karim qui co-préside le comité ministériel de conseil sur le Covid-19.

Le pic de la seconde vague sera franchi le 1er février, selon le président Cyril Ramaphosa. Le nombre de cas quotidiens détectés passera sous les 3000 contre 22 000 lors du pic début janvier. Les restrictions seront levées : les plages ont pu rouvrir et le couvre-feu a été reculé à 23 h, l'interdiction de vendre de l'alcool a été levée. L'Afrique du Sud respire un peu. Si l'on en croit deux études menées, l'une par le groupe d'assurance médicale privée Discovery et une autre par le South African National Blood Service, la moitié des Sud-Africains auraient été potentiellement contaminés ; les décès dus au coronavirus seraient également nettement sous-estimés, ce qui n'est pas propre qu'à l'Afrique du Sud.

Le Maroc : le roi vacciné

C'est le deuxième pays le plus touché d'Afrique. Il n'était pas rare de voir le nombre de cas quotidien dépasser la barre des 5000 depuis le début du mois de novembre avec un pic à 6195 nouveaux cas pour la seule journée du 12 novembre. Touché davantage par cette deuxième vague, plus virulente que la première, le Maroc n'a pas opté pour un confinement jugé trop coûteux pour l'économie. Les restrictions ont toutefois été maintenues dans les territoires les plus touchés : couvre-feu, autorisations de déplacements, télétravail, etc. Le 9 novembre, le roi Mohammed VI a annoncé le lancement d'une « opération massive de vaccination ». Le pays a d'ailleurs participé aux tests cliniques du vaccin chinois du laboratoire Sinopharm, avec un accord lui octroyant 10 millions de doses avant la fin de l'année, en cas de résultats probants. Charité bien ordonnée commençant par soi-même, le roi Mohammed VI a donné le coup d'envoi de la campagne nationale de vaccination, en se faisant vacciner le 28 janvier. Le royaume chérifien a également commandé 65 millions de doses des vaccins d'AstraZeneca-Oxford et Sinopharm. Plus de 1,7 million de marocains seront vaccinés en trois semaines.

Le couvre-feu de 21 heures à 6 heures a été prolongé jusqu'au 2 mars alors que le virus continue à faire 500 nouveaux cas par jour.

L'Égypte : tourisme au ralenti

Après une brève accalmie, les nouveaux cas de Covid-19 ont connu une remontée spectaculaire passant de moins de 200 contaminations par jour fin octobre à plus de 1400 début janvier. La chute des températures, ajoutée au fait que le pays a continué à fonctionner de manière presque ordinaire, expliquent ce regain épidémique. Le couvre-feu nocturne de 21 h à 6 h, instauré au mois de mars 2020 a été supprimé au mois de juin suivant. Cafés, restaurants, cinémas et lieux de culture sont restés ouverts même s'ils fonctionnaient au quart de leur capacité. Le pays n'a pas eu recours au confinement, un tiers de la population vivant déjà sous le seuil de pauvreté.

L'Égypte a lancé sa campagne de vaccination le 24 janvier avec le vaccin de Sinopharm en commençant par ses soignants. Le gouvernement a aussi annoncé un accord avec AstraZeneca pour l'achat de 20 millions de doses. Pays le plus peuplé du monde arabe avec quelque 100 millions d'habitants, l'Égypte, qui a connu son premier décès le 8 mars 2020, en comptera 10 995, un an plus tard.

L'économie égyptienne dépendante du tourisme est ébranlée. Les revenus du tourisme ont chuté de 60 %. Un coup dur quand on sait que deux millions d'emplois dépendent de ce secteur.

L'Algérie : le virus n'a pas tué le Hirak

Plutôt épargnée par la première vague, l'Algérie a été durement frappée par la deuxième. Depuis début novembre, l'Algérie est confrontée à une forte reprise de la circulation du virus. Le référendum sur le projet de Constitution, dont le vote a eu lieu le 1er novembre, est soupçonné d'y avoir contribué. Le président algérien, Abdelmadjid Tebboune, lui-même atteint, a été hospitalisé le 28 octobre 2020 avant d'être transféré en Allemagne. Il ne sera de retour à Alger que le 12 février, après avoir été opéré suite à des complications liées au Covid-19, selon la télévision publique ! Le gouvernement a annoncé le lancement d'un dispositif destiné à préparer l'importation, le stockage et la distribution du futur vaccin. L'Algérie a choisi le vaccin russe Spoutnik V, pour sa première campagne qui a débuté le 30 janvier. Des discussions seront engagées avec Moscou pour que le vaccin soit fabriqué en Algérie. Alger a aussi reçu des doses du vaccin d'AstraZeneca-Oxford ainsi qu'un don de la Chine de 200 000 doses de vaccin Sinopharm en attendant son lot COVAX.

Les frontières de l'Algérie sont fermées depuis le 17 mars 2020. Certaines restrictions seront levées à partir du 3 février 2021. Néanmoins, les rassemblements, notamment pour mariages ou circoncisions, mais aussi les manifestations politiques, demeureront interdits. Le gouvernement algérien a toutefois rouvert le 14 février toutes les mosquées du pays et les hôtels après une baisse des cas. Les mesures de restrictions ont aggravé la colère sociale. Des milliers d'Algériens sont à nouveau descendus dans les rues de la capitale et de plusieurs villes. Le virus n'a pas tué le *Hirak*, contrairement à ce qu'espéraient sans doute les autorités. C'est dans ce contexte que le président a dissout l'Assemblée nationale et convoqué des élections anticipées. Les frontières avec la Tunisie seront fermées le 23 février, pour se prémunir de la nouvelle souche apparue chez son voisin.

La Tunisie : médecins en colère

La Tunisie, qui n'avait enregistré qu'une cinquantaine de décès lors de la première vague, avait quasiment contenu la pandémie fin juin 2020. Avec la réouverture des frontières le 27 juin et la levée de la plupart des restrictions au début de l'été, le rythme des contaminations s'est accéléré. La deuxième vague a été plus forte que la première avec près de 70 morts par jour en moyenne. Le pays a désormais le taux de mortalité le plus élevé du continent après l'Afrique du Sud. Alors que la situation sanitaire est plus inquiétante que lors de la première vague, les mesures pour la freiner seront bien moins importantes. C'est tout le paradoxe. Les autorités seront contraintes de renforcer les mesures sanitaires. Un couvre-feu nocturne sera imposé dans plusieurs villes, dont Tunis et Sousse, à partir du 8 octobre. Le gouvernement décrétera la fermeture des marchés et l'annulation de la prière du vendredi dans les mosquées. Des mesures similaires seront aussi prises à Bizerte. Dans le reste du pays, le couvre-feu sera partiel et ne concernera que quelques zones, dans le nord (Nabeul, Zaghouan, Béja et Kef), dans le sud (Gabès, Tozeur, Gafsa et Médenine) et dans le centre (Mahdia, Kairouan et Sidi Bouzid). « La Tunisie a adressé des demandes pour l'acquisition de 5 millions de doses du vaccin contre le Covid-19 », a déclaré le ministre tunisien de la Santé, Faouzi Mahdi, en marge du lancement, le 30 novembre à Tunis, d'une campagne nationale de vaccination contre l'hépatite A.

Le couvre-feu, en vigueur dans plusieurs grandes villes depuis octobre, sera prolongé dans tout le pays début décembre jusqu'au 31 mars. Il sera interdit de circuler entre 20 h et 5 h et de rassembler plus de 30 personnes pour des évènements privés. Le port du masque sera obligatoire et les cafés invités à retirer les chaises dès 16 h pour limiter l'affluence, tandis que les chichas restent interdites dans les espaces publics.

C'est dans ce contexte que le 8 décembre a été décrété « journée de colère » par les médecins tunisiens. Seul le service minimum sera assuré dans les hôpitaux publics. Le Conseil de l'ordre des médecins appellera à une réforme profonde d'un système de santé estimé délétère. Ce mouvement a été déclenché par le décès d'un médecin de 27 ans qui a fait une chute de plusieurs mètres en montant dans un ascenseur défectueux, à l'hôpital de Jendouba où il exerçait.

Le ministère tunisien de la Santé décidera le 12 janvier d'imposer un confinement général de quatre jours à partir du 14 janvier pour limiter la propagation du Covid-19 qui va atteindre des records. Ces mesures de confinement sont entrées en vigueur le jour du dixième anniversaire de la révolution.

Le nombre d'infections journalières au Covid-19 en Tunisie a enregistré une relative baisse, avec 1064 cas de contaminations au cours des dernières 24 heures, a indiqué le 6 février le ministère de la Santé.

Contrairement au Maroc ou à l'Algérie, la Tunisie a pris beaucoup de retard dans sa campagne de vaccination. Les premiers lots de Spoutnik V ne sont arrivés que le 9 mars et la vaccination démarrera le 13 mars.

L'Afrique subsaharienne : sous la vague

Le Sénégal n'avait enregistré que 293 décès et 14 150 cas confirmés au 11 septembre 2020. Cela lui a valu d'être classé deuxième sur 36 États par une étude du magazine américain *Foreign Policy* qui a élaboré un « indice de réponse mondial Covid-19 »

Après des mois de recul, la courbe de l'épidémie a repris une ascension fulgurante à partir de décembre. Du 2 au 7 décembre, le nombre de cas a franchi la barre des 50 cas par jour en moyenne. Les restaurants et les bars de la région de Dakar ont fermé au plus tard à 23 h et ont cessé musique et danse le 12 décembre. Le gouverneur de la région a justifié les mesures par « la courbe de progression inquiétante » du Covid-19 dans la zone de Dakar, qui concentre la grande majorité des cas. Ces restrictions s'ajouteront à celles qui ont été remises à l'ordre du jour par le ministère de l'Intérieur, comme le port obligatoire du masque dans les services publics et privés et les transports ou l'interdiction de se rassembler sur les terrains de sport, les plages, les salles de spectacles ou les espaces publics. « Le virus se propage à vive allure dans les régions de Dakar, Thiès, Diourbel, Saint-Louis et Kaolack », a mis en garde l'association des médecins urgentistes. La deuxième vague va mettre la pression sur tout le système de santé sénégalais.

Au 15 décembre, la pandémie aura provoqué la mort de 201 personnes au Mali qui a enregistré son premier cas, le 25 mars 2020. Le pays qui avait réussi à limiter la propagation du virus sera confronté à une augmentation des cas à partir du 15 novembre. « Brusquement, avec cette saison froide, déjà propice aux infections respiratoires, il y a une remontée progressive du nombre de cas avec un pic jamais atteint pendant la première phase », a regretté à la mi-décembre le

Pr Ag Akory Iknane, coordinateur national de la lutte contre la pandémie.

« État d'urgence » pendant dix jours, « état d'alerte sanitaire » pour six mois : Ce sont les décisions prises par le conseil des ministres qui s'est tenu le 18 décembre au Mali. Selon RFI, le pays, qui était relativement épargné depuis le début de la crise, a connu une recrudescence de contaminations, avec plus de 150 nouveaux cas par jour depuis début décembre. Les hôpitaux de Bamako sont saturés. L'« état d'alerte sanitaire » est entré en vigueur le 19 décembre. Festivals et spectacles culturels seront suspendus pendant deux semaines. Les rues marchandes et les lieux de loisirs, comme les bars, restaurants et discothèques, seront fermés jusqu'au 4 janvier. Les marchés resteront ouverts. L'objectif du gouvernement sera de tout faire pour endiguer la hausse du nombre de cas.

La Mauritanie sera également frappée de plein fouet par une deuxième vague. D'une trentaine à fin novembre, le nombre de cas va atteindre le chiffre de 279 le 12 décembre, battant au passage le record de la première vague. Un couvre-feu sera instauré à compter du 13 décembre. La prière collective du vendredi sera suspendue dans les mosquées, selon le ministère des Affaires islamiques.

La République Démocratique du Congo (RDC), qui compte plus de 80 millions d'habitants, est relativement épargnée en nombre total de cas. La présidence parlera d'une « deuxième vague », qui touchera surtout la capitale Kinshasa, depuis le début du mois de décembre et un couvre-feu de 21 heures à 5 heures du matin sera instauré dans tout le pays, à compter du 18 décembre. Les réunions de plus de 10 personnes ainsi que les cérémonies festives seront également interdites à l'approche de fin d'année de même que les marchés, productions artistiques et kermesses. Les élèves du primaire et du secondaire iront en « vacances anticipées dès ce 18 décembre » et dans les universités du pays « la reprise des cours est renvoyée à une date ultérieure ».

« Cette deuxième vague est essentiellement due à l'importation de cas venus de l'étranger », a indiqué le président Félix

Tshisekedi, le 14 décembre, devant le Parlement. Les voyageurs arrivant dans le pays seront systématiquement testés à leur arrivée à partir du 31 octobre. La RDC devra faire face en même temps à une résurgence de la maladie d'Ebola, alors qu'elle venait de déclarer la fin de la 11e épidémie le 18 novembre 2020. Une campagne de vaccination contre Ebola a aussi débuté le 15 février à Butembo, au Nord-Kivu, après la découverte de 4 cas. L'Afrique de l'Ouest fera face à une résurgence de l'épidémie qui avait fait plus de 11 300 morts entre 2013 et 2016. Le Nigeria sera aussi touché de plein fouet. « Nous sommes bien entrés dans la deuxième vague de la pandémie. Hier, Lagos a enregistré, de manière effrayante, son plus grand nombre d'infections en une journée », a affirmé, le 5 janvier 2021, le gouverneur de Lagos, Babajide Sanwo-Olu. Au début de l'année 2021, l'épidémie progressera encore à Lagos, la capitale économique du pays, qui fait face à une deuxième vague « plus contagieuse » et « plus mortelle » que la précédente, alors que les structures hospitalières commencent à être débordées.
La Tanzanie mérite, si l'on peut dire, une place à part dans le paysage africain. L'ancien président tanzanien, John Magufuli, a, pendant des mois, nié l'existence de l'épidémie dans son pays avant, peut-être, d'en être lui-même victime, car il n'a pas réapparu en public depuis la fin du mois de février 2021. On apprendra son décès le 17 mars, à la suite des problèmes cardiaques, selon la version officielle. Depuis avril 2020, la Tanzanie ne communique plus officiellement les chiffres de l'épidémie. Le pays pratique très peu de tests. Au début du mois de février 2021, le pays n'avait toujours pas commandé de vaccins, alors que le programme COVAX a prévu de lui adresser deux millions de doses. Les autorités recommandent seulement une bonne hygiène, de l'exercice et l'utilisation de remèdes naturels pour lutter contre le virus. La ministre tanzanienne de la Santé, Dorothy Gwajima, fera une tournée des télévisions nationales pour faire la promotion d'une décoction de plantes contenant, entre autres, de l'oignon, du gingembre et du citron !

Elle n'est pas la seule. Au Cameroun, l'honorable archevêque de Doula prétendra aussi avoir découvert un traitement à base de Trichiliaemetica, une plante des savanes du nord du Cameroun, complétée par une variété d'aloe vera, qui permettrait de guérir du coronavirus. Au Pérou, les communautés indigènes, incapables d'acheter des médicaments dont le prix a explosé, s'en remettent aux plantes médicinales et aux connaissances des ancêtres.

XI.
La maladie révèle ses secrets

Depuis le début de la pandémie en décembre 2019, les connaissances autour du virus et de la maladie ont progressé à un rythme unique dans l'histoire de la science et de la médecine alors qu'il y a peu plus d'un an, le monde partait d'une page blanche.

Il n'était question, au départ, que de quelques cas de pneumonies d'origine inconnue, lorsque l'OMS a été informée le 31 décembre 2019. C'est ce jour-là que le Covid-19 a commencé son parcours meurtrier.

À l'origine de cette nouvelle maladie, un nouveau coronavirus, dont la découverte a été officiellement annoncée, le 9 janvier 2020, par les autorités sanitaires chinoises et l'OMS. D'abord appelé coronavirus de Wuhan ou 2019-nCoV, il sera dénommé SARS-CoV-2, par l'International Committee on Taxonomy of Viruses, l'organisme en charge de la classification des virus. Quant à la nouvelle maladie provoquée par ce coronavirus, elle sera désignée sous le nom de Covid-19 pour *COronaVIrus Disease 2019.*

Que sait-on de ce virus ? On a assez vite compris les mécanismes d'action du SARS-CoV-2 grâce surtout aux connaissances qui avaient été accumulées sur le SARS-CoV-1. Tout le monde connait désormais l'image de la serrure et de la clef popularisée par les chercheurs. Pour infecter son hôte, le SARS-

CoV-2 utilise la fameuse protéine Spike qui sert de clef pour entrer dans les cellules humaines et s'y multiplier en se liant au récepteur ACE2, une protéine présente sur leur surface, qui fait office de serrure. La protéine Spike est aussi celle qui va déclencher la réponse immunitaire de l'organisme. C'est donc elle qui sera ciblée dans les stratégies des premiers vaccins.

On a également commencé à comprendre comment l'organisme se défendait et comment le virus arrivait à contourner ces stratégies de défense, des pistes intéressantes pour les futurs traitements.

On sait aussi que le SARS-CoV-2 mute comme tous les virus. On dispose aujourd'hui d'une cartographie mondiale exacte de la circulation du virus avec les différents *clades* (ou groupes). Les coronavirus changent toutefois plus lentement que la plupart des autres virus à ARN, probablement en raison d'une enzyme de « relecture » qui corrige les erreurs de copie. Par rapport au VIH, par exemple, le SARS-CoV-2 évolue beaucoup plus lentement à mesure qu'il se propage. « Le SARS-CoV-2 n'accumule que deux mutations d'une seule lettre par mois dans son génome, soit la moitié de ceux du virus de la grippe et le quart de ceux de celui du VIH », a expliqué Emma Hodcroft, une épidémiologiste moléculaire de l'Université de Bâle, en Suisse[60]. La plupart des mutations n'ont aucun effet sur le virus lui-même, ce sont des « mutations silencieuses » contrairement à certaines dites « avantageuses » qui transforment réellement le virus. À l'automne 2020, le SARS-CoV-2 n'avait connu que près de 12 000 mutations, depuis son émergence. L'une d'entre elles, le D614G apparue dès la fin du mois de janvier 2020, avait, à l'époque, retenu l'attention. Elle avait été trouvée au départ dans les provinces chinoises de Guangzhou, du Sichuan et de Shanghai. Elle sera observée pour la première fois en Europe dans des échantillons prélevés le 28 janvier en Bavière où elle a été introduite par un Shanghaïen en voyage d'affaires en Allemagne. Par la suite, le variant 614G a été introduit à de multiples occasions

60. Cité par Ewen Callaway, « making sense of coronavirus mutations », *Nature*, 10 September 2020.

dans d'autres pays européens où il a rapidement augmenté en fréquence au cours des mois de février et mars. À la fin du mois de juin, on le retrouvera dans presque tous les échantillons séquencés de SARS-CoV-2. Elle deviendra la pandémie à l'échelle mondiale. Cette mutation a certes rendu le virus plus transmissible,[61] mais n'a pas compromis sa neutralisation par les anticorps existant chez les patients ayant guéri du Covid-19. Les personnes infectées par le variant 614G présentaient aussi une charge virale plus élevée dans les voies respiratoires supérieures. Aucune association entre le variant 614 G et une augmentation de la mortalité, des hospitalisations et des cas graves, nécessitant des soins intensifs, n'a cependant été relevée. Ce ne sera pas la même chose avec les variants anglais, sud-africain, brésilien et indien séquencés en fin d'année 2020, qui ont, bel et bien, provoqué un changement important dans la contagiosité et probablement la dangerosité du virus. La multiplication des variants, un an après l'apparition des premiers cas, va inquiéter. Selon Sharon Peacock, la directrice exécutive du consortium Covid-19 Genomics UK, les patients, possédant un système immunitaire affaibli, hébergeraient le SARS-CoV-2 pendant de longues périodes, ce qui permettrait au virus d'acquérir de multiples mutations avant d'être transmis sous sa nouvelle forme.

Plus le virus se répand, plus il y a de chances qu'il mute. Dans une prépublication parue sur le site de *BioRxiv*[62], non encore évaluée par les pairs au moment de sa parution, les chercheurs rapporteront l'évolution de deux nouvelles souches, découvertes à Colombus, dans l'état de l'Ohio. Ce variant baptisé COH.20G/501Y comporterait 3 mutations génétiques jamais vues auparavant. Elles affecteraient la protéine Spike et rendraient le virus potentiellement plus transmissible. Dans

61. Yixuan J. Hou, Shiho Chiba, Ralph S. Baric et al. « SARS-CoV-2 D614G variant exhibits efficient replication ex vivo and transmission in vivo », *Science*, 18 décember 2020.

62. Huolin Tu, Matthew R Avenarius, Dan Jones et al. « Distinct patterns of emergence of SARS-CoV-2 Spike variants including N501Y in clinical samples in Columbus Ohio », *bioRxiv*, 11 January 2021.

une autre publication sur le site de prépublication *medRxiv*[63], une équipe de chercheurs fera également état de la découverte aux États-Unis de 7 variants portant la même mutation. Selon le journal anglais *The Guardian*[64], 32 cas d'un autre variant, le B 1525, avec un certain nombre de mutations inquiétantes, dont la mutation E484K, ont été aussi découverts en Grande-Bretagne, avec d'autres cas au Danemark, aux États-Unis et en Australie. Plus inquiétant encore, des chercheurs du Laboratoire national de Los Alamos, au Nouveau-Mexique, ont fait part, à l'occasion d'une conférence virtuelle organisée le 2 février 2021 par l'Académie des sciences de New York du premier recombinant détecté depuis le début de la pandémie. Il résulterait de la recombinaison du variant anglais B.1.1.7, hautement transmissible, et du variant B.1.429, originaire de Californie qui a été à l'origine de la vague de cas à Los Angeles au mois de janvier 2021 en raison d'une mutation le rendant résistant à certains anticorps. Il ne s'agissait, à ce moment-là, que de la découverte d'un seul cas ; il semblait tout à fait possible que ce « nouveau virus » soit présent ailleurs. Un autre variant, le B.1.526, détecté à New York en novembre 2020, représentera 25 % des génomes séquencés dans la ville dès le mois de février 2021. Deux versions de ce variant ont été identifiées : la première présentait la fameuse mutation E484K trouvée dans le variant sud-africain et la seconde la mutation S477N qui peut aider le virus à se lier de manière plus étroite aux cellules. Dans l'Oregon, des scientifiques trouveront un variant du B.1.1.7 avec la fameuse mutation E484K. Toutes ces mutations ont fait craindre aux scientifiques l'entrée dans une nouvelle phase de la pandémie[65].

Comment se transmet le nouveau coronavirus ? On se rappelle que ce n'est qu'au bout de plusieurs semaines que la Chine a

63. Emma B. Hodcroft, Daryl B. Domman, Jeremy P. Kamil et al. « Emergence in late 2020 of multiple lineages of SARS-CoV-2 Spike protein variants affecting amino acid position 677 », *medrxiv*, 14 February 2021.

64. Nicolas Davis, « New Covid with potentially worrying found in UK », *The Guardian*, 15 February 2021.

65. Yan Contegat, « Covid-19 : les variants britannique et californien ont fusionné pour former un virus hybride », Daily Geek Show, 18 février 2021.

reconnu, le 20 janvier 2020, la possibilité d'une transmission interhumaine du virus.

Il a ensuite été admis que la transmission du SARS-CoV-2 pouvait se produire à la suite d'un contact direct, indirect ou étroit avec des personnes infectées et par l'intermédiaire de sécrétions telles que salive, sécrétions ou gouttelettes respiratoires, qui sont expulsées lorsqu'une personne infectée tousse, éternue, parle ou chante. Les scientifiques ont estimé que cela nécessitait un contact rapproché d'environ 1 mètre, d'où les recommandations concernant la distanciation physique. On a aussi reconnu que le virus pouvait se fixer sur une surface souillée par les gouttelettes, la contamination pouvant intervenir lorsqu'on se touche le visage après avoir touché la surface concernée. Cela explique les recommandations de ne pas se serrer la main, de se laver les mains ou de désinfecter les surfaces touchées fréquemment. Ces deux modes de transmission du virus ont fait l'objet assez rapidement d'un large consensus scientifique. Il n'en a pas été de même quant à la possibilité d'une transmission par aérosols, c'est-à-dire non par des gouttelettes, mais par des particules plus petites, inférieures à 5 microns circulant dans l'air. Une étude menée dans deux hôpitaux de Wuhan dont les résultats ont été publiés au mois d'avril dans la revue *Nature*[66] avait conclu que : « La concentration d'ARN viral est généralement très faible, sauf dans des locaux très exigus et non ventilés ou accueillant de très nombreuses personnes contaminées. » Ce n'est que le 13 juillet 2020 que l'OMS confirmera le risque d'une transmission aérienne du virus. Cette position fera suite à une lettre ouverte publiée par la revue *Clinical Infectious Diseases* dans laquelle 239 chercheurs de 32 pays appelleront « la communauté médicale et les organismes nationaux et internationaux compétents » à reconnaître l'existence d'un « potentiel important d'exposition par inhalation aux virus dans les gouttelettes respiratoires microscopiques à de courtes et moyennes distances ». En France, le HCSP publiera un

66. YanLiu, Zhi Ning, Ke Lan et al. « Aerodynamic analysis of SARS-CoV-2 in two Wuhan hospitals », *Nature*, 27 April 2020.

nouvel avis en date du 23 juillet dans lequel il sera écrit: « Le HCSP considère, qu'après actualisation des données de la littérature, une transmission aéroportée du virus SARS-CoV-2 doit être envisagée dans les espaces clos, notamment mal aérés et insuffisamment ventilés, et dans les rassemblements en extérieur » et recommandera au public de porter un masque « dans tous les lieux clos publics et privés collectifs ainsi qu'en cas de rassemblement avec une forte densité de personnes en extérieur afin de limiter l'émission de particules respiratoires ». En France, c'est à partir de ce moment que le port du masque sera rendu progressivement obligatoire dans tous les lieux publics, les transports et les entreprises. Les Centres américains de prévention et de lutte contre les maladies mettront encore plus de temps à le reconnaître puisqu'il faudra attendre le 5 octobre pour que la voie aérienne soit reconnue comme un mode de propagation possible du coronavirus!

Le virus peut-il être transmis par des personnes asymptomatiques? La question prégnante depuis les débuts de l'épidémie a même fait l'objet d'une controverse après que Maria Van Kerkhove de l'OMS eut maladroitement déclaré que la transmission du virus par une personne asymptomatique semblait « très rare ». « Depuis début février, nous disons que les personnes asymptomatiques peuvent transmettre la Covid-19, mais que nous avons besoin de plus de recherches pour établir l'étendue de la transmission asymptomatique », dira le directeur général de l'organisme genevois pour clore la polémique. Le fait, que le virus puisse être transmis par des personnes présentant ou pas des symptômes, sera rapidement documenté. Dès le 5 mars 2020, dans un avis relatif à la prise en charge des cas confirmés d'infection au virus SARS-CoV-2, le HCSP mentionnera plusieurs cas de transmission du virus par des patients asymptomatiques ou pré-symptomatiques en Chine en janvier et février 2020 à Zhejiang, Guangzhou et Shanghai. Une étude, publiée le 20 avril 2020, a même identifié, dans la période du 23 janvier au 16 mars 2020, sept clusters de cas très probablement d'origine asymptomatique à Singapour[67]. Selon une étude menée par des chercheurs des CDC américains dont les résultats seront été publiés dans la revue médicale JAMA Open Network[68], les personnes asymptomatiques parmi lesquels il y a aussi les présymptomatiques, seraient même responsables de 59 % des transmissions.

Le SARS-CoV-2, s'il a un nombre de reproductions de base élevé (R0) compris entre 2 et 4 comme le SARS-CoV-1, est, par contre, plus difficile à contrôler, car transmissible pendant la phase asymptomatique de l'infection.

Quant aux lieux privilégiés de contamination, une étude américaine publiée dans la revue *Nature*[69] identifiera, pour la première fois, les lieux les plus à risques pour les contaminations au SARS-CoV-2. Les résultats montreront que les restaurants sont la première source de contamination devant les salles de sport, les cafés et les bars, les hôtels et les lieux de culte. En bas du classement, se situent d'autres types de commerce comme les magasins de bricolage, les stations essence, les pharmacies et les concessionnaires automobiles. En France, l'étude Com-Cor de l'Institut Pasteur montrera également le rôle central des repas dans les contaminations, que ce soit en milieu familial, amical ou, à un degré moindre, professionnel.

Le climat influe-t-il sur la propagation du virus ? La température et l'humidité peuvent-elles faire du SARS-CoV-2 un virus saisonnier ? Des études ont été menées sans aboutir à des conclusions établies. Dans une étude du 26 janvier 2021, l'Institut Pasteur a calculé que chaque degré perdu en dessous de 10 °C augmentait le taux de reproduction du virus (R) de 0,16. La filiale de Météo France Predict a aussi cherché à mesurer l'impact du climat sur la transmission du virus sur l'année 2020, en

67. Wycliffe E. Wei, Zongbin Li, Calvin J. #Chiew et al : « Morbidity and mortality weekly report Presymptomatic Transmission of SARS-CoV-2 — Singapore, January 23–March 16, 2020 », 10 April 2020

68. Michael A Johansson, Talia M. Quandelacy, Sarah Kada et al, « SARS-CoV-2 transmission from people without Covid-19 symptoms », JAMA Ntw Open, 7 January 2021.

69. Serina Chang, Emma Pierson, Jure Leskovec et al. « Mobility network models of Covid-19 explain inequities and inform reopening », *Nature*, 10 November 2020.

créant un modèle sur la capacité des gouttelettes émises, lorsque l'on respire ou tousse, à rester en suspension et à accroître la circulation du virus. Les données météorologiques de Predict laissaient, d'ailleurs, entrevoir des conditions climatiques très favorables à la circulation du virus en mars 2021 sur une grande partie du territoire français. Le gouvernement français a suivi avec attention ces prévisions. C'est ainsi qu'il a été observé que le grand froid qui avait régné en France au mois de février 2021 avait eu un impact positif sur les courbes de l'épidémie. Les pics de pollution de l'air aux particules fines ainsi que le pollen sont aussi soupçonnés d'augmenter les contaminations. Dès les premières semaines de la pandémie, des équipes chinoises ont constaté des mortalités plus fortes dans les zones plus polluées, tandis que des chercheurs italiens ont décrit le même phénomène, notamment dans la région industrielle de Lombardie. Une étude de l'École de santé publique de Harvard aux États-Unis établira une corrélation épidémiologique forte entre l'exposition chronique aux particules très fines et la mortalité au Covid-19 aux États-Unis[70]. De même, selon une étude des biologistes de l'université technique de Munich, publiée dans la revue scientifique *PNAS* dont fera état le quotidien suisse *Le Temps*[71], une forte présence de pollens dans l'air « pourrait augmenter le taux d'infection de 10 à 30 % dans une région donnée ».

Peut-on être réinfecté après avoir déjà contracté la maladie? Plusieurs cas, publiés dans des revues scientifiques, ont montré que les réinfections par le SARS-CoV-2 étaient possibles. Le premier cas, qui sera rapporté dans la revue *Clinical Infectious Diseases*[72], concerne un Chinois de Hong Kong de 33 ans qui a été diagnostiqué deux fois de suite positif à quatre mois d'inter-

70. Yves Sciama, « Le cocktail explosif du cov-2 et de la pollution de l'air », *Reporterre*, 10 mars 2021.

71. Mattia Pillonel, « Les pollens, alliés inattendus du coronavirus », *Le Temps*, 10 mars 2021.

72. Kelvin Kai-Wang, Ivan Fan-Ngai Hung, Kwok-Yung Yuen et al. « Coronavirus Disease 2019 (Covid-19) Re-infection by a Phylogenetically Distinct Severe Acute Respiratory Syndrome Coronavirus 2 Strain Confirmed by Whole Genome Sequencing », *Clinical infectious diseases*, 25 August 2020.

valle, avec deux souches différentes. Parmi les quelques cas de réinfection rigoureusement documentés, un d'entre eux, décrit en octobre 2020 dans la revue *The Lancet*[73], avait présenté des symptômes plus sévères la seconde fois, suite à la réinfection. Il s'agissait du premier cas constaté aux États-Unis chez un homme de 25 ans résidant dans l'État du Nevada. Les résultats ont suggéré que le patient avait été infecté par le SARS-CoV-2 à deux occasions distinctes par un virus génétiquement distinct. Un deuxième cas de réinfection 4 mois après la première, cette fois-ci, par le variant sud-africain, a été décrit par une équipe française dans la revue *Clinical Infections Diseases*[74]. Au début de son hospitalisation, des tests sérologiques avaient décelé chez l'homme la présence d'anticorps prouvant une infection passée. Cela suggère que « l'immunité développée à l'issue de la première infection n'a pas permis d'éviter la réinfection par le variant sud-africain », souligne l'Assistance Publique-Hôpitaux de Paris dans son communiqué du 12 février. La réinfection a aussi été plus grave que la première infection.

Hormis ces cas, lors de la deuxième infection, la maladie est généralement moins sévère, ce qui suggère qu'une forme d'immunité, même partielle, s'est mise en place après le premier contact avec le virus.

L'histoire du chalutier américain *American Dynasty* qui avait quitté le port de Seattle avec une centaine de membres d'équipage en mai 2020, a aussi apporté la preuve que les anticorps bloquent le coronavirus. Avant de prendre la mer, tous les membres de l'équipage avaient été testés pour détecter, à la fois, des virus et des anticorps dans le cadre d'un contrôle de routine. Le chalutier est retourné à terre 18 jours après lorsqu'un membre d'équipage, tombé malade, a dû être hospitalisé. Les marins ont été à nouveau testés. Seuls les 3 marins qui avaient

---

73. Richard L Tillett, Joel R Sevinsky, Mark Pandori et al. « Genomic evidence for reinfection with SARS-CoV-2 : a case of study », *The Lancet* infectious diseases, 12 october 2020.

74. Noemie Zucman, Fabrice Uhel, Jean-Damien Ricard et al. « reinfection with South African SARS-CoV-2 variant 501Y. V2 : A case report », *clinical infectious disease*, 10 February 2021.

des anticorps au départ n'ont pas été testés positifs. Ce n'est probablement pas le fruit du hasard !
Pendant combien de temps dure cette immunité ? Cette question est toujours débattue. Elle est renforcée depuis l'apparition des nouveaux variants plus contagieux. Elle se pose aussi pour les futurs vaccins. Une étude publiée sur le site de prépublication *bioRxiv*[75] montrera l'extraordinaire capacité du virus à muter et à échapper aux anticorps. Introduite dans le « plasma convalescent » d'un patient, la souche originale va muter avec l'apparition de la fameuse mutation E484K au 73e jour pour devenir totalement résistante aux anticorps à partir du 80e jour
Une étude menée par Public Health England montrera que la plupart des personnes, qui ont eu le Covid-19, sont protégées contre une nouvelle infection pendant au moins cinq mois[76]. Le professeur Susan Hopkins, qui a dirigé l'étude, a déclaré que les résultats étaient encourageants, suggérant que l'immunité durait plus longtemps que ce que l'on pensait au départ, mais que la protection n'était, en aucun cas, absolue. On peut aussi avoir l'espoir que l'immunité conférée par les vaccins soit d'une durée supérieure.
Un article, publié par le Centre chinois de contrôle des maladies infectieuses[77], donnera très tôt un éclairage sur les caractéristiques de la nouvelle maladie, après avoir étudié les données épidémiologiques d'un grand nombre de malades venant principalement de la province du Hubei. Elle est considérée comme bénigne dans 80 % des cas et semble fatale pour 2 % des personnes infectées. Celles qui décèdent sont plutôt âgées : 80 % d'entre elles avaient au moins 60 ans. Parmi les 416 enfants de moins de 10 ans contaminés, aucun n'est décédé.

---

75. Emanuele Andreano, Giulia Piccini, Rino Rappuoli et al. « SARS-CoV-2 escape in vitro from a highly neutralizing COVID-19 convalesent plasma », *bioRxiv*, 28 December 2020.
76. Smitha Mundasad, « Une infection antérieure au Covid-19 peut procurer cinq mois d'immunité », BBC news Afrique, 18 janvier 2021.
77. Zijian Feng, Qun Li, Yanping Zhang et al. « The Epidemiological Characteristics of an Outbreak of 2019 Novel Coronavirus Diseases (Covid-19) — China », 2020-CCDC Weekly, 17 february 2020.

L'existence d'une comorbidité augmente aussi fortement le taux de létalité qui est de 0,9 % chez les personnes en bonne santé.

On a aussi vu rapidement que les hommes étaient plus touchés que les femmes. Dès le début de la pandémie, une étude, menée en Chine[78], avait montré que, sur 168 patients décédés, 75 % étaient des hommes. En Italie[79], les pourcentages d'hommes et de femmes décédés étaient respectivement de 80 % et de 20 %. Aux États-Unis, une étude des CDC portant sur 14 États et près de 10 % de la population américaine a montré que plus de la moitié des hospitalisations associées au Covid-19 concernait des hommes. Dans l'État de New York, qui fut au printemps 2020, l'épicentre de l'épidémie aux États-Unis, 60 % des personnes décédées étaient des hommes. En France, selon les données publiées par Santé publique France, sur 1388 décès recensés de début mars jusqu'au 26 mars 2020, 818 concernaient des hommes soit 59 % des décès. Une autre enquête, rendue publique le 9 février 2021, par le Groupement d'Intérêt Public Epi-Phare constitué par la CNAM et l'ANSM, a aussi montré que les hommes étaient plus à risque d'hospitalisation et de décès que les femmes avec un risque multiplié respectivement par 1,4 et 2,1. Il était aussi de plus en plus évident que la maladie produit des symptômes plus graves et une mortalité plus élevée chez les hommes que chez les femmes.

L'enquête d'Epi-Phare sur la première vague de l'épidémie (15 février au 15 juin 2020), a aussi montré que les risques, d'être hospitalisé ou de décéder du virus, augmentaient de façon exponentielle avec l'âge. Le risque d'hospitalisation est doublé chez les 60-64 ans par rapport à celui des 40-44 ans ; il est triplé chez les 70-74 ans, multiplié par 6 chez les 80-84 ans et par 12 chez les 90 ans et plus.

---

78. Jianfeng Xie, Zhaohui, Xiang-dong Guan et al. « Clinical Characteristics of Patients Who Died of Coronavirus Disease 2019 in China », *JAMA Network open*, 10 April 2020.

79. Andrea Remuzzi and Giuseppe Remuzzi, « COVID-19 and Italy : what next ? », *The Lancet*, 11 april 2020.

Passées les premières explications sur le tabagisme plus élevé chez les hommes, les raisons de ces différences semblent résider, pour beaucoup d'experts, dans un meilleur système immunitaire chez la femme. Plusieurs explications ont été émises à l'appui de cette hypothèse : présence chez les hommes de niveaux plus élevés de certaines cytokines proinflammatoires à l'origine des « orages cytokiniques » que chez les femmes ; activation plus robuste des lymphocytes T chez les femmes ; rôle du chromosome X au nombre de deux chez les femmes. Par le passé, on avait déjà relevé que, si plus de femmes que d'hommes avaient été infectées par le SRAS à Hong Kong en 2003, le taux de mortalité chez les hommes avait été de 50 % plus élevé, selon une étude publiée dans les *Annales de médecine interne*. On avait aussi constaté qu'environ 32 % des hommes, infectés par le syndrome respiratoire du Moyen-Orient, sont morts contre 25,8 % des femmes.
Certaines formes graves des symptômes du Covid-19 ont été attribuées au fameux « orage cytokinique », un phénomène qui se caractérise par une réaction hyperinflammatoire de l'organisme et un emballement du système immunitaire. Ce serait une fausse piste si on en croit deux nouvelles études[80]. Des conclusions qui pourraient remettre en cause les traitements anti-cytokiniques actuellement utilisés comme le tocilizumab, le sarilumab ou la dexaméthasone qui ont pourtant réduit de manière importante la mortalité des patients gravement malades !
L'étude Epi-Phare a aussi montré que les patients les plus vulnérables face au virus sont ceux souffrant d'une des sept pathologies suivantes : trisomie 21 avec 7 fois plus de risque d'hospitalisation et 23 fois plus de risque de décès ; retard mental avec 4 fois plus de risque d'hospitalisation et 7 fois plus de risque de décès ; mucoviscidose avec 4 fois plus de risque d'hospita-

80. Philip A. Mudd, Jeremy Chase Crawford, Ali H. Ellebedy et al. « Distinct inflammatory profiles distinguish Covid-19 from influenza with limited contributions from cytokine storm », *Science Advances*, 9 December 2020.
Matthujs Kox, Nicole J B Waalders, Peter Pickkers et al. « Cytokine levels in critically ill patients with Covid-19 and other conditions » - *JAMA*, 3 September 2020.

lisation et 6 fois plus de risque de décès; insuffisance rénale chronique terminale sous dialyse avec 4 fois plus de risque d'hospitalisation et 5 fois plus de risque de décès; cancer actif du poumon avec 3 fois plus de risque d'hospitalisation et 4 fois plus de risque de décès; transplantation rénale avec 5 fois plus de risque d'hospitalisation et 7 fois plus de risque de décès, transplantation du poumon avec 3 fois plus de risque d'hospitalisation et 6 fois plus de risque de décès. Une étude américaine, parue le 9 février dans *The Journal of the Alzheimer Association* portant sur 10 millions de dossiers médicaux, a aussi montré que les personnes atteintes de démence avaient un risque significativement plus élevé de contracter le virus et étaient plus susceptibles d'être hospitalisées et d'en décéder que les personnes n'en souffrant pas.

Un rapport, publié par la World Obesity Federation (WOF), a mis aussi en évidence le lien entre la mortalité liée au Covid-19 et l'obésité. Selon ce rapport, à sa date de publication, 2,2 millions des 2,5 millions de morts provenaient de pays où l'obésité était très présente. Ainsi, le Royaume-Uni, les États-Unis ou l'Italie, qui sont parmi les pays les plus touchés, ont, les trois, une population à plus de 50 % en surpoids. Pour le directeur général de l'OMS : « La corrélation entre le taux de l'obésité et le taux de mortalité liés au Covid est claire. »

Plusieurs études ont été menées sur les liens entre le groupe sanguin et le risque de développer une maladie. Ces études ont suggéré un risque plus faible pour les individus appartenant au groupe O. Même constat sur la sévérité de la maladie. À l'inverse, d'autres études ont montré que les personnes du groupe A étaient plus sévèrement touchées. Un article, publié dans la revue *Futura Santé*[81], a rappelé que, dès les débuts de la pandémie, des médecins chinois avaient observé un nombre particulièrement élevé de personnes du groupe A parmi les morts.

Un an après, le Covid-19 se révèle toujours être une maladie atypique pleine de mystères. La pneumonie de départ est, en

81. Julie Kern, « le SARS-CoV-2 a une preference pour le groupe sanguin A », *Futura Sciences*, 7 mars 2021.

fait, une pathologie autrement plus complexe aux symptômes multiples. Le Covid-19 reste encore une maladie quasi orpheline. S'il n'existe pas encore de traitement contre ce virus qui était encore inconnu, il y a un peu plus d'un an, les symptômes quant à eux ont été progressivement identifiés.
Il y a encore des choses qui restent mystérieuses. Pourquoi les enfants sont-ils moins touchés et, quand ils le sont, pourquoi ne présentent-ils généralement que des formes légères de la maladie ? Pourquoi certains malades vont-ils développer des formes graves alors que, dans la majorité des cas, la maladie restera bénigne ?

Les multiples visages du Covid-19
La première description clinique du Covid-19, a été publiée le 24 janvier 2020[82]. Si le SARS-CoV-2, virus respiratoire, se manifeste, comme pour la grippe, par des symptômes respiratoires, la liste des autres symptômes du Covid-19, qui ne cesse de s'allonger, va révéler une maladie aux multiples visages.
Selon des chercheurs de l'Université de Californie du Sud[83], les premiers symptômes du Covid-19 se manifestent en général selon un ordre donné : fièvre supérieure à 38,5 °C pendant deux ou trois jours, toux, douleurs musculaires, nausées et diarrhées. La perte de goût et d'odorat est un des symptômes les plus fréquents. Une enquête, publiée en septembre 2020 dans le *Journal of Internal Medicine,* indique que la perte de l'odorat (anosmie) est le deuxième symptôme le plus fréquemment rapporté (70,2 %), juste derrière les maux de tête (70,3 %), mais loin devant la perte de goût (54,2 %). L'anosmie est tellement caractéristique du tableau clinique du Covid-19 qu'elle vaut presque résultat positif au test PCR, pour certains experts. C'est presque une bonne nouvelle, car elle affecte plutôt les patients atteints de formes légères de la maladie. La perte d'odorat s'ex-

82. Huang, Chaolin, Yeming Wang, Bin Cao et al. « Clinical features of patients infected with 2019 novel coronavirus in Wuhan China », The Lancet, 24 January 2020.
83. Joseph R. Larsen, Marharet R. Martin, James B. Hicks et al. « Modeling the onset of symptoms of Covid-19 », Frontiers in public health, 13 August 2020.

pliquerait non par la présence du virus dans le nez ou par le nez bouché, mais par une atteinte du bulbe olfactif situé à la base du cerveau. À l'inverse, selon le médecin canadien Johannes Frasnelli qui a mené une étude auprès de plus de 800 membres du personnel soignant au Canada, l'anosmie peut persister au-delà de cinq mois[84]. Selon une étude, publiée le 22 mars, par le *Journal of International Audiology* qui a examiné près de 60 rapports de cas et des études, 15 % des adultes atteints de Covid-19 avaient signalé des symptômes d'acouphènes.
Selon une étude portant sur 1420 patients ayant été hospitalisés dans 18 hôpitaux européens[85], la prévalence des symptômes varie aussi selon l'âge et le sexe. Les jeunes patients ont plus fréquemment des maux d'oreille, de nez et de gorge, tandis que les personnes âgées présentent souvent de la fièvre, de la fatigue et une perte d'appétit. La perte d'odeur, les maux de tête, l'obstruction nasale et la fatigue toucheraient davantage les femmes.
Si les premiers symptômes surviennent, en général, 5 jours après la contamination, la personne est contagieuse en moyenne 48 heures avant les premiers symptômes. Des études soupçonnent même la période présymptomatique d'être la plus virulente. Il semblerait également qu'une personne contaminée ne soit plus contagieuse sept à dix jours après les premiers symptômes, même si le test PCR peut rester positif. En France, l'Assurance maladie préconise un isolement de 7 jours à compter des premiers symptômes. Cette durée, qui était initialement de 14 jours, a été raccourcie le 11 septembre dernier après un avis favorable du Conseil scientifique et sera à nouveau portée à 10 jours, après la découverte de variants suspectés d'avoir une durée de contagiosité plus importante.
Selon le site de l'INSERM : « La plupart des formes graves se développent dans la deuxième semaine suivant l'apparition

84. Les résultats complets de l'étude ont été présentés lors du 73e meeting annuel de l'Académie américaine de neurologie qui s'est tenu mi-avril 2021.
85. Jerome R. Lechien, Carlos M. Chiesa-Estomba, Sven Saussez et al. « Clinical and epidemiological characteristics of 1420 European patients with mild-to-moderate coronavirus disease 2019 », *Journal of internal Medicine*, September 2020.

des symptômes, lorsqu'un syndrome hyperinflammatoire survient dans la continuité de l'accumulation de liquide dans les voies respiratoires. Celui-ci peut conduire à une insuffisance respiratoire, voire à un syndrome de détresse respiratoire aiguë imposant l'admission en réanimation. D'autres complications potentiellement graves peuvent aussi apparaître, comme une insuffisance rénale, des troubles du rythme cardiaque, des événements thromboemboliques (formation de caillots dans la circulation sanguine), des surinfections bactériennes ou une septicémie. »

Le virus est aussi associé à des accidents vasculaires cérébraux, des pathologies cardiovasculaires, des manifestations neurologiques, des signes dermatologiques ainsi que des pathologies oculaires. Une étude, parue dans la revue *JACC : Basic to translational Science*[86], a ainsi montré que le virus détruisait directement les cellules cardiaques responsables de la contraction du muscle, appelées cardiomyocytes, et cela, en dehors de toute inflammation préalable.

On rapporte également la perte de cheveux, devenue un symptôme courant, qui interviendrait trois ou quatre mois après la maladie. Le gardien de but uruguayen du club argentin d'Independiente, Sebastiàn Sosa, confiera « fin août, mes cheveux ont commencé à beaucoup tomber. Une chute abrupte : j'avais des mèches plein les mains. Cela concernait tous les poils de mon corps, même les sourcils et les cils. Après quelques recherches, j'ai découvert que c'était une conséquence de la Covid-19[87] ».

Les recherches sur Google concernant la perte de cheveux ont augmenté de 8 % au cours des douze derniers mois, d'après la société scientifique Spate, une information rapportée dans un article paru le 18 février 2021 dans le *New York Times*[88].

Une infection qualifiée improprement de « champignon noir »

86. Adam L. Bailey, Oleksandr Dmytrenko, Kory J. Lavine et al. « SARS-CoV-2 infects human enginneered heart tissues and models Covid-19 Myocarditis », *J A Cardiol Basic Trans Science*, 26 February 2021.

87. Interview du joueur au media sud-americain Libéro cité par le site So Foot.com, 24 janvier 2021.

88. Jessica Schiffer, « You're not imagining it : the pandemic is making your hair fall out », *New York Times*, 18 February 2021.

fera aussi son apparition en Inde chez d'anciens malades du Covid-19. Il s'agit d'une mucormycose due à un champignon qui se développe dans le sol, les fruits et légumes en décomposition L'infection qui peut toucher les sinus, les poumons ou le cerveau se caractérise par un taux de mortalité important, de l'ordre de 54 % selon un article paru en 2005 dans la revue *Clinical Infectious Diseases*[89]. Elle se manifeste par l'apparition de lésions noires dans le nez, la bouche et un gonflement d'une partie du visage et nécessite l'ablation les zones touchées avant que la maladie n'atteigne le cerveau. Cette affection a touché principalement les personnes diabétiques et immunodéprimées. Son lien avec le Covid-19 est attribué par les spécialistes à l'utilisation massive de stéroïdes. Au 21 juillet 2021, 45 000 cas dont 4200 mortels avaient été rapportés en Inde. Début août 2021, moins d'une dizaine de cas ont été diagnostiqués en France depuis les débuts de l'épidémie.

Pourquoi certains malades développent-ils des formes graves de la maladie? Quinze pour cent des formes graves de Covid-19 s'expliqueraient par la génétique, selon deux études parues dans *Science.* Ces études ont été réalisées par une équipe de chercheurs franco-américains dirigée par les professeurs Jean-Laurent Casanova et Laurent Abel de l'institut Imagine à Paris (hôpital Necker-Enfants malades, AP-HP).

Un premier article[90] a mis en évidence, chez certains patients, des anomalies génétiques, avec des mutations de 13 gènes, qui diminuent la production d'interférons de type I chez des patients atteints de formes sévères de Covid-19. Des mutations de ces gènes sont déjà la cause de certaines formes sévères de grippe. Indépendamment de leur âge, les personnes porteuses de ces mutations sont plus à risque de développer une forme potentiellement mortelle de grippe ou de Covid-19. Il s'agit

89. Maureen M. Roden, Theoklis E. Zaoutis, Wendy L. Buchanam et al.: « Epidemiology and Outcome of Zygomycosis: a Reviewof 929 reported cases », 01 September 2005.

90. Qian Zhang, Paul Bastard, Jean-Laurent Casanova et al. « Inborn errors of type I IFN Immunity in patients with life threattening Covid-19 », *Science*, 23 October 2020.

donc d'un problème génétique d'immunité innée. On peut détecter certains de ces sujets à risque par un dosage sérique et les traiter par une prise précoce d'interféron de type 1. Ces médicaments sont disponibles depuis plus de 30 ans et sont sans effets secondaires notables, s'ils sont pris pendant une courte période.

Dans la seconde étude, également publiée dans la revue *Science*[91], les chercheurs ont montré que, chez les patients atteints de formes graves de Covid-19, la présence dans le sang d'un taux élevé d'anticorps dirigés contre les interférons de type 1. Ces auto-anticorps ont été retrouvés chez plus de 10 % des patients développant une pneumonie grave après infection au SARS-CoV-2. Ils sont, par contre, absents chez les personnes qui développent une forme bénigne de la maladie et sont rares dans la population générale.

Ces deux études ont mis en évidence le rôle pivot des interférons dans la réponse immunitaire. Le nom d'interféron (IFN) a été donné à cette protéine, car son rôle est d'interférer avec la réplication virale et de favoriser la défense des cellules. Les deux études de *Science* montrent que c'est soit un défaut génétique de production de ces petites molécules, soit la production d'auto-anticorps dirigés contre ces interférons de type 1, qui expliquent les formes de Covid-19 sévère. Dans les deux cas, les interférons de type 1 sont empêchés de jouer leur rôle de défense. Le fameux « orage cytokinique », constaté chez des patients sévèrement atteints, en serait également la conséquence. « En principe, les IFN sont produits très rapidement, en quelques minutes, lorsqu'une cellule est infectée », explique Jean-Laurent Casanova, qui ajoute : « Lorsque ces molécules manquent, que ce soit par blocage de la production ou neutralisation des IFN par les auto-anticorps, le virus se dissémine plus facilement et plus discrètement dans l'organisme. Ce n'est que quelques jours plus tard que les cellules du système immunitaire seront alertées, les leucocytes notamment, pour tenter de faire le travail

91. Paul Bastard, Lindsey B. Rosen, Jean-Laurent Casanova et al. « Auto-antibodies against type I IFNs in patients with life-threatening Covid-19 », *Science*, 24 september 2020.

que n'ont pas pu faire les IFN. L'orage cytokinique est donc la conséquence du déficit en IFN, pas la cause[92]. »

Selon un avis de l'Académie nationale de médecine[93], les malades les plus sévères pourront aussi conserver des séquelles plus ou moins réversibles des atteintes organiques de la phase aigüe. Il s'agit d'atteintes respiratoires, cardiaques, rénales et du système nerveux central. Une étude[94] a ainsi montré que 60 % de patients souffrent de lésions cardiaques durables.

Une autre étude, parue le 9 novembre dans la revue *The Lancet Psychiatry*, a également montré que 20 % des personnes avec un diagnostic de Covid-19 ont des troubles psychiatriques dans les trois mois qui suivent.

Beaucoup de patients vont aussi présenter, par la suite, des troubles complexes mal étiquetés, difficilement explicables qui seront désignés sous le terme de « Covid long ».

Plusieurs mois après avoir contracté la maladie, certains malades vont ainsi ressentir divers troubles : fatigue, difficultés à trouver le sommeil, dépression, anxiété… Une étude chinoise portant sur 1 733 patients, hospitalisés à l'hôpital Jin Yin-tan de Wuhan, publiée dans *The Lancet*[95], a permis de mieux appréhender ce phénomène. Seuls 4 % de ces patients ont été hospitalisés en réanimation ou en soins intensifs. Plus de six mois en moyenne après l'apparition des symptômes du Covid-19, 76 % de ces anciens patients présentaient encore au moins un symptôme. Cette proportion s'élevait à 81 % pour les femmes contre 73 % pour les hommes. Parmi les symptômes les plus fréquents : fatigue et faiblesse musculaire (63 %) ; troubles du sommeil (26 %) ; douleurs (27 %) ; anxiété ou dé-

92. Hugo Jalinière, « 15 % des formes graves de Covid-19 s'expliquent par la génétique », *Sciences et Avenir*, 28 septembre 2020.

93. Avis de l'Académie, « Les séquelles de la Covid-19 », Académie Nationale de Médecine, 15 juillet 2020.

94. Valentina O. Puntmann, M. L udovica Carerj, Eike Nagel et al. « Outcomes of cardiovascular magnetic resonance imaging in patients recently recovered from coronavirus disease 2019(Covid-19) », *JAMA Cardiology*, 27 july 2020.

95. Chaolin Huang, Lixue Huang, Xiaoying Gu et al. « 6-months consequences of Covid-19 in patients discharged from hospital : a cohort study », *The Lancet*, 8 January 2021.

pression (23 %). Il y a aussi d'autres troubles : perte de cheveux (22 %), troubles de l'odorat (11 %) ; palpitations (9 %) ; douleurs articulaires (9 %) ; perte d'appétit (8 %). La liste est longue. Diverses études sont en cours pour mieux identifier et comprendre les causes de la persistance de ces symptômes.

En France, le centre hospitalier de Tourcoing, dans le Nord, a lancé, en fin d'année 2020, une étude portant sur le « Covid long », baptisée Cocolate. L'AP-HP a aussi lancé, début décembre, la deuxième phase d'un projet de recherche sur le sujet. La première phase avait « permis d'identifier 50 manifestations de ces formes longues grâce à l'analyse du vécu de 600 patients », selon l'infectiologue, Dominique Salmon, qui coordonne le projet. Plusieurs explications ont été avancées par le médecin parisien : la première serait une persistance du virus dans l'organisme qui pourrait s'être propagé dans les cellules ; la deuxième serait une réinfection des patients, bien que rare ; une troisième pourrait résider dans une réponse immunitaire inadaptée entrainant une réaction inflammatoire chronique et une quatrième serait celle d'une maladie semblable au syndrome de fatigue chronique.

Longtemps considérée comme la grande oubliée de la pandémie, la question des Covid longs retient de plus en plus l'attention des autorités. La maladie du « Covid long », qui a été reconnue par l'OMS le 21 août 2020, a fait l'objet d'un séminaire de l'organisme genevois le 9 février 2021. En France, l'HAS a publié ses premières recommandations, en préconisant une approche « personnalisée » coordonnée par le médecin traitant et une place centrale pour la rééducation, notamment respiratoire. En France, une association de patients s'est constituée. Intitulée « Après J20 », cette association s'est fixée pour objectif de développer et de favoriser des initiatives autour de la maladie du « Covid long ».

Qu'en est-il des enfants ? Toutes les études montrent que la probabilité des enfants de contracter le virus est plus faible que chez les adultes et quand ils sont infectés, la maladie est souvent bénigne. Ainsi une méta-analyse, publiée le 25 septembre 2020 dans la revue *JAMA Pediatrics,* a montré que les enfants et adolescents de moins de 20 ans avaient 44 % de risque en moins d'être infectés par le SARS-CoV-2 comparé aux adultes. Une étude britannique a aussi montré que seul 0,06 % des nouveau-nés de moins d'un mois sont touchés par la maladie. Le cas d'un nourrisson, présentant de sévères symptômes et une charge virale très élevée, a été toutefois décrit par les médecins du Children's National Hospital[96]; le virus, ayant infecté ce nourrisson, était porteur de la mutation N679S. La question qui préoccupe désormais les scientifiques est de savoir si les variants ne sont pas plus contagieux et plus dangereux pour les enfants. La probabilité d'être infecté augmente avec l'âge, si on en croit une analyse du CDC américain qui a montré, à partir de l'analyse de 277 285 cas, que les adolescents étaient deux fois plus susceptibles d'être infectés que les jeunes enfants. L'incidence du Covid-19 chez les adolescents âgés de 12 à 17 ans était environ deux fois plus élevée que chez les enfants âgés de 5 à 11 ans. Une étude, publiée dans la revue *The Lancet*[97], a montré que les enfants et les jeunes, infectés par le SARS-CoV-2, ont une maladie plus bénigne que les adultes et que la mortalité est rare. Selon le rapport hebdomadaire des CDC américains du 18 septembre 2020, sur 190 000 personnes décédées aux États-Unis du Covid-19, il n'y avait que 121 personnes de moins de 21 ans. Une étude australienne, publiée en janvier 2020 dans la revue *Vaccine*, a confirmé également que la maladie était plus légère chez les jeunes enfants. À partir de l'analyse des échantillons de sang de 48 enfants et 70 adultes issus de 28 foyers de Melbourne infectés ou exposés au nouveau coronavirus, les chercheurs sont arrivés à la conclusion que les enfants atteints de Covid-19 présentaient une réponse immunitaire innée plus robuste au virus que les adultes[98].

96. Chris Gale et al. « Characteritics and outcomes of neonatal SARS-CoV-2 infection in the UK: a prospective national cohort study using active surveillance », *The Lancet*, Child&Adolescent Health, 9 November 2020.
97. Fang Li, Yuan-Yuan Li, Gary W K Wong et al. « Household transmission of SARS-CoV-2 and rik factors for susceptibility and infectivity in Wuhan: a retrospective observational study », *The Lancet* infectious diseases, 18 January 2021.
98. Melanie R. Neeland, Samantha Bannister, Richard Saffery et al. « Innate cell profiles during the acute and convalescent phase of SARS-CoV-2 infection in children », *Nature* Communications, 17 february 2021.

Une exception à ce tableau : une nouvelle maladie mystérieuse proche du syndrome de Kawasaki connue sous le nom de syndrome inflammatoire multisystémique de l'enfant (MIS-C) et pouvant entraîner d'importantes complications, a été diagnostiquée en 2020 chez des centaines d'enfants infectés par le virus du SARS-CoV-2 à travers le monde. Cette particularité serait due au système immunitaire des enfants qui serait beaucoup plus performant que celui des adultes.

Le Covid-19 peut-il être à l'origine d'enfants mort-nés ? Selon des médecins légistes irlandais, des femmes enceintes testées positives au coronavirus auraient accouché d'enfants mort-nés, la cause du décès pouvant être une infection du placenta. Le Dr Ronan Glynn, médecin-chef adjoint de la République irlandaise, parle d'une maladie appelée « *Covid placentis* ». Une affaire à suivre.

Si les enfants et les adolescents sont moins sensibles à l'infection que les adultes, ils sont par contre plus contagieux une fois infectés que les plus de 20 ans, selon l'étude parue dans *The Lancet*[99].

À la recherche du Graal

La recherche de nouveaux traitements contre le Covid-19 a suscité beaucoup moins d'enthousiasme dans les médias que la course aux vaccins. Pourtant, dès l'apparition du Covid-19, la recherche internationale s'est lancée à la recherche du Graal. On a commencé par tester des médicaments existants, déjà utilisés dans d'autres maladies. Dans le jargon scientifique, on parle de repositionner des médicaments. Un an après, les déceptions ont été nombreuses et les satisfactions rares. Plusieurs centaines d'essais cliniques ont eu lieu dans le monde. Parmi eux, trois grands essais internationaux : *Solidarity*, l'essai international de l'OMS ; l'essai européen *Discovery* lancé à l'initiative de la France qui rejoindra finalement celui de l'OMS, faute de recrutement suffisant et le grand essai britannique *Recovery* de l'Université d'Oxford

99. Cf. Note 62.

L'essai *Solidarity* mis sur pied par l'OMS a enrôlé près de 12 000 patients dans 500 centres hospitaliers de plus d'une trentaine de pays. Il a produit, en un temps record, des preuves sur l'« efficacité » réelle des médicaments réaffectés au traitement de la Covid-19. Les résultats ont été publiés dans la revue *NEJM*[100]. Aucune des molécules analysées au départ n'a été jugée efficace pour réduire la gravité de la maladie ou sa mortalité. Les essais se poursuivront sur de nouveau antiviraux, immunomodulateurs et anticorps monoclonaux.
Les antiviraux ont été les premières molécules à avoir été testées. L'hydroxychloroquine, seule ou associée avec l'azithromycine, un antibiotique, sera testée dans beaucoup d'essais pour son effet antiviral et ses propriétés anti-inflammatoires. Jugeant que l'hydroxychloroquine n'entraînait que peu ou pas de réduction de la mortalité des patients atteints de Covid-19 hospitalisés, par comparaison aux soins standards, les essais de l'OMS seront arrêtés le 4 juillet 2020. Les National Institutes of Health (NIH) arrêteront également leur essai clinique, le 20 juin, déclarant que : « Le médicament à l'étude était très peu susceptible d'être bénéfique pour les patients hospitalisés avec Covid-19. » Les chercheurs de l'Université d'Oxford interrompront, aussi, l'essai *Recovery* sur le médicament le 5 juin, estimant qu'il n'avait aucun effet bénéfique chez les patients hospitalisés. Ce sera le clap de fin du feuilleton de l'hydroxychloroquine qui avait tenu la France et le monde entier en haleine au début de l'épidémie.
Un peu d'histoire sur cette molécule pour rappeler que ce sont des chimistes allemands qui ont synthétisé la chloroquine dans les années 1930 comme médicament contre le paludisme. Une version moins toxique, appelée hydroxychloroquine, sera mise sur le marché en 1946. Ces antipaludéens, connus également pour leurs effets anti-inflammatoires et antiviraux, ont été utilisés dans d'autres pathologies chroniques telles que le lupus ou la polyarthrite rhumatoïde. Plusieurs études in vitro avaient

100. Who Solidarity trial consortium, « Repurposed antiviral drugs for Covid-19 –interim WHO SOLIDARITY trial results », *New England Journal of Medicine*, 11 February 2021.

aussi montré leur efficacité sur le virus du SRAS. À partir de là, plusieurs essais cliniques ont été menés à travers le monde pour tester l'effet chloroquine sur le Covid-19.

À coup d'études et surtout d'invectives, partisans et adversaires de l'antipaludéen vont s'affronter. Dépassant largement le terrain scientifique, l'hydroxychloroquine deviendra, surtout en France et aux États-Unis, un sujet de débat public et politique dans les médias et sur les réseaux sociaux.

Forts de quelques études cliniques critiquées pour leur méthodologie, ses partisans la présenteront comme un remède miracle permettant de réduire la mortalité due au Covid-19. À l'occasion de ses conférences de presse, le président Trump vantera à plusieurs reprises les bienfaits de l'hydroxychloroquine, qu'il dira même avoir pris à titre préventif, la qualifiant même de « Game Changer » et de « don du ciel ». Vérité pour les autres, mais pas pour soi, ses médecins ne lui prescriront pas le fameux remède miracle. Au Brésil, son disciple, Jair Bolsonaro, s'en fera aussi l'apôtre acharné au point que le ministère de la Santé brésilien recommandera son usage pour tous les patients légèrement atteints. Probablement sous la pression de la Maison-Blanche, la FDA lui accordera une autorisation temporaire d'urgence pour une utilisation chez les patients atteints de Covid-19, une autorisation qu'elle révoquera le 15 juin, estimant « peu probable qu'elle soit efficace pour traiter le Covid-19 pour les utilisations autorisées aux USA ». La FDA avertira même, par la suite, que le médicament pourrait causer des effets secondaires graves, notamment cardiaques.

En France, à la suite d'une étude parue dans *The Lancet*, le décret, permettant d'utiliser de l'hydroxychloroquine contre le Covid-19, sera abrogé par un nouveau texte publié le 27 mai, au grand dam du Pr Didier Raoult et de ses partisans ! Une méta-analyse, publiée le 26 août 2020, fermera définitivement le ban « en montrant clairement que l'hydroxychloroquine seule n'est pas efficace pour le traitement des personnes atteintes de Covid-19 et que la combinaison de l'hydroxychloroquine et de l'azithromycine augmente le risque de mortalité[101] ». Une étude suisse nous apprendra même que l'utilisation de l'hydroxychloroquine avait allongé les durées d'hospitalisation et coûté plus de 2 millions d'euros aux hôpitaux universitaires de Genève, lors de la première vague!

Autre déception, le remdesivir. Contre toute attente, le médicament pourtant administré au président des États-Unis ne trouvera pas grâce, non plus, aux yeux de l'OMS. L'organisation publiera, le 20 novembre, une recommandation conditionnelle contre l'administration de remdesivir aux patients hospitalisés, quelle que soit la gravité de leurs symptômes, « dans la mesure où rien ne prouve à ce jour que le remdesivir améliore pour ces patients les chances de survie et les autres résultats sanitaires ». Le remdesivir du laboratoire américain Gilead Sciences, testé sans grand succès comme antiviral contre la maladie d'Ebola, a pourtant été le premier médicament à obtenir le feu vert du régulateur américain, le 22 octobre, pour le traitement du Covid-19. Il avait auparavant obtenu une autorisation d'utilisation d'urgence le 1er mai sur la base d'un grand essai clinique dont les résultats ont été publiés dans le *NEJM*[102].

Pourtant les résultats intermédiaires de cet essai n'avaient montré aucune différence sur la mortalité, mais seulement une récupération moyenne plus rapide en dix jours pour les patients sous remdesivir contre quinze pour le groupe placebo. On apprendra par une enquête du *Washington Post,* cité par le journal *Marianne*[103], que les critères d'évaluation de cet essai avaient été modifiés, deux semaines avant la décision de la FDA; le taux de mortalité comme objectif primaire des résultats fut retiré pour être remplacé par le temps que mettent les patients à se rétablir!

101. Thibault Fiolet, Anthony Guihur, Yahya Mahamat-Saleh et al. « Effect of 'hydroxychloroquine with or without azithromycin on the mortality of coronavirus (COVID-19) patients : a systematic review and meta-analysis », *Clinical microbiology and infection*, 26 August 2020.

102. John H. Beigel, Kay M, Lori E. Dodd et all. « Remdesivir for the Treatment of Covid-19 — Final Report », *New England Journal of Medicine*, 5 November 2020.

103. Etienne Campion, « Remdesivir inefficace : comment la commission européenne s'est laissée séduire par Gilead », *Marianne*, 5 décembre 2020.

Les conclusions d'une étude chinoise, parue le 29 avril dans *The Lancet*[104], ne sont probablement pas étrangères à cette manipulation. L'étude, menée sur des patients de Wuhan, avait, en effet, montré que l'antiviral de Gilead n'avait aucun « bénéfice clinique significatif » et qu'il « n'accélère la guérison, ni réduit la mortalité liée au Covid-19 par rapport à un placebo ». Ce qui n'empêchera pas le Dr Anthony Fauci, le conseiller médical de la Maison-Blanche et directeur de l'Institut national des allergies et des maladies infectieuses, qui a parrainé l'essai américain, d'affirmer que les données montraient que le médicament « avait un effet clair, significatif et positif ». Cette déclaration, faite d'un canapé de la Maison-Blanche, sera beaucoup critiquée. L'Agence européenne des médicaments, délivrera, également, le 25 juin, une autorisation de mise sur le marché « conditionnelle », avec une indication limitée aux patients avec pneumonie nécessitant une oxygénothérapie. Le 15 juillet, la France lui accordera aussi une autorisation temporaire d'utilisation. Fin juillet, un premier accord sera trouvé avec la Commission européenne, pour 30 000 traitements pour un total de 63 millions d'euros, soit 2 100 euros le traitement. Dans la foulée, Gilead demandera, à l'HAS, une évaluation de son médicament en vue d'un remboursement. La commission de la transparence, ayant considéré que le service médical rendu était faible, Gilead abandonnera sa demande de remboursement, préférant négocier directement avec la Commission européenne, ce qui lui permettra d'imposer le prix de référence américain. La Commission, sans se rapprocher de l'OMS, signera contre toute attente, le 7 octobre, un contrat-cadre avec Gilead, permettant aux États européens un accès privilégié au remdesivir, chaque Etat devant régler la facture. Le montant maximal des potentiels achats européens à Gilead prévu dans ce contrat était de 1,2 milliard de dollars, à raison de 2440 dollars par patient traité pour un coût de fabrication

104. Yeming Wang, Dingyu Zhang, Yang Jin et al. « Remdesivir in adults with severe Covid-19 : a randomized, double-blind, placebo-controlled, multicentre trial », *The Lancet*, 29 April 2020.

estimé à 5,58 dollars[105] ! Un gros bénéfice pour la compagnie américaine. La France sera un des seuls pays européens avec le Liechtenstein à ne pas passer commande dans le cadre de ce contrat. Plusieurs milliers de doses, allouées à la France en vertu du premier contrat de juillet 2020, dorment encore dans les stocks d'Etat, d'autant que le Haut Conseil de la santé publique a recommandé, le 3 décembre, de : « Ne pas prescrire le remdesivir, quelles que soient la situation clinique et les modalités de prise en charge des patients, en dehors des essais cliniques randomisés. »

La combinaison lopinavir et ritonavir autorisée, il y a 20 ans, par la FDA pour traiter le VIH, a aussi été testée dans le cadre de plusieurs essais. Ils se sont tous avérés décevants. Le 25 juin, l'essai britannique *Recovery*, dont les résultats ont été publiés dans *The Lancet*[106], a conclu que l'association lopinavir/ritonavir n'avait pas d'effet bénéfique chez les patients hospitalisés. Le 4 juillet, l'OMS arrêtera aussi l'essai clinique, les résultats provisoires montrant que le lopinavir/ritonavir n'entraînait que peu ou pas de réduction de la mortalité des patients hospitalisés, par comparaison aux soins standards. Les résultats seront aussi négatifs pour l'interferonß1.

D'autres antiviraux ont également été testés.

C'est le cas de l'Avigan® (fapiravir), conçu à l'origine par la société japonaise Fujifilm, pour soigner la grippe. Une petite étude chinoise, datée de mars 2020, avait indiqué que le médicament pourrait aider à purger le coronavirus des voies respiratoires. Les premiers résultats ont aussi indiqué que ce traitement pourrait raccourcir le temps de guérison. Cinq essais cliniques seront menés aux États-Unis, en Italie, au Japon. Cette molécule a suscité un véritable emballement au Japon. Le gouvernement japonais a même décidé d'investir 120 millions d'euros pour aider Fujifilm à augmenter ses stocks.

---

105. Lise Barnéoud, Chloé Aeberhardt, Chloé Hecketsweiler, « Covid-19 : comment Gilead a vendu son remdésivir à l'Europe », *Le Monde*, 27 novembre 2020.

106. RECOVERY collaboration Group, « Lopinavir-ritonavir in patients admitted to hospital with Covid-19 (REVOVERY) : a randomised, controlled, open-label, platform trial », *The Lancet*, 5 October 2020.

Un nouveau médicament antiviral, le molnupiravir ou MK-4482/EIDD-2801, a supprimé complètement la transmission du virus dans les 24 heures chez les furets, selon des chercheurs de l'Institut des sciences biomédicales de l'Université d'État de Géorgie (USA)[107]. Deux essais cliniques phase II/III seront menés aux États-Unis par les sociétés Ridgeback Biotherapeutics et Merck avec des résultats prometteurs qui montreront une diminution plus rapide de la charge virale chez les malades en phase initiale. Merck travaille également sur un traitement, baptisé MK-711, dont les premiers essais cliniques auraient montré une réduction de plus de 50 % du risque de mortalité ou d'insuffisance respiratoire chez les patients hospitalisés avec des formes modérées à sévères du Covid-19.

L'Institut Pasteur de Lille travaille également, depuis mars 2020, sur une molécule existante qui a été utilisée pendant des dizaines d'années en France, avec une start-up nommée Apteeus, une biotech qui s'est spécialisée dans la recherche et la découverte de médicaments à partir de molécules déjà approuvées. Plus de 2000 molécules ont ainsi été testées. Ces travaux de recherche sont financés grâce à un don de 5 millions d'euros fait au début de l'automne par le groupe LVMH.

L'essai *Recovery* a également testé d'autres traitements comme la dexaméthasone, le tocilizumab, l'aspirine et le plasma. À partir du 9 novembre, 2000 patients hospitalisés dans l'un des 176 hôpitaux britanniques recevront tous les jours une dose de 150 mg d'aspirine, en plus de leur traitement habituel. « L'aspirine étant un agent antiplaquettaire, elle peut réduire le risque de caillots sanguins chez les patients atteints de Covid-19 », estimeront les investigateurs de l'essai.

L'essai britannique sera le premier à montrer l'efficacité de la dexaméthasone, un corticoïde de synthèse, utilisé depuis les années 60, dont on a vu qu'il réduisait significativement la mortalité des patients Covid-19 hospitalisés pour complica-

107. Robert M Cox, Josf D. Wolf, Richard K. Plemper, « Therapeutically administered ribonucleoside analogue MK-4482/EIDD-2801 blocks SARS-CoV-2 transmission in ferrets », *Nature* microbiology, 3 December 2020.

tions respiratoires[108]. Un an après l'apparition de la maladie, ce médicament peu cher reste le seul médicament pouvant réellement sauver des vies de malades gravement atteints par le Covid-19. « On sait par exemple, que la dexaméthasone, qui fait partie des corticoïdes, marche et a un effet positif sur la mortalité. On utilise maintenant, de manière systématique, la dexaméthasone sur les patients qui arrivent à l'hôpital avec des problèmes d'oxygène », dira l'infectiologue parisienne Karine Lacombe. Ce corticoïde a aussi fait partie du cocktail de médicaments prescrit à Donald Trump, lors de son hospitalisation en octobre.

L'OMS s'est également associée aux chercheurs de sept essais sur les corticostéroïdes pour effectuer une méta-analyse prospective d'essais randomisés pour le traitement par corticostéroïdes du Covid-19 et a recommandé fortement l'utilisation des stéroïdes pour traiter les patients gravement malades, mais pas les personnes atteintes de formes bénignes. Les stéroïdes, comme la dexaméthasone, l'hydrocortisone et la méthylprednisolone, sont souvent utilisés par les médecins pour affaiblir le système immunitaire de l'organisme, car beaucoup de patients Covid-19 meurent non pas du virus, mais de la réaction excessive de l'organisme à l'infection. Il faut savoir que les stéroïdes sont utilisés pour leurs propriétés anti-inflammatoires dans les allergies ou l'asthme. Dans les années 1960, les médecins ont commencé à les utiliser comme traitement pour la pneumonie et dans d'autres maladies respiratoires graves, sans que les résultats des essais cliniques ne soient concluants. Le Covid-19 a suscité un nouvel intérêt pour ces médicaments et une série d'essais cliniques a été lancée. Pour Karine Lacombe, « les corticoïdes ont changé la donne en matière de mortalité avec 20 % de baisse à l'hôpital en service de médecine et 35 % en réanimation. C'est une vraie avancée thérapeutique. »

D'autres thérapeutiques sont aussi en cours d'évaluation, notamment le plasma de convalescents et des anti-cytokiniques.

---

108. The RECOVERY collaborative GroupDexamethasone *in* « Hospitalized Patients with Covid-19 », Preliminary Report- NEJM, 25 February 2021.

La piste d'une transfusion du « plasma convalescent », prélevé sur des personnes ayant été contaminées, mais désormais rétablies, a été évoquée avec beaucoup d'enthousiasme dès les premiers mois de la pandémie. Cette thérapie, appelée « immunité passive » par opposition à l'« immunité active » conférée par un vaccin, est utilisée depuis près de 100 ans dans le traitement de certaines maladies infectieuses, en pariant sur la transfusion pour « relancer » le système immunitaire, jusqu'à ce que la réponse immunitaire de la personne infectée se mette en marche. C'est, par exemple, le traitement standard pour la fièvre hémorragique argentine. Quelques études[109] ont aussi revendiqué l'efficacité du « plasma convalescent » dans le traitement du SRAS, du syndrome respiratoire du Moyen-Orient (MERS), de la grippe A (H1N1) en 2009, de la grippe aviaire (H5N1) ou d'Ebola, mais sans données issues d'essais randomisés et contrôlés.

Cette stratégie du plasma a été largement utilisée par plusieurs équipes médicales à travers le monde. 53 000 patients américains ont ainsi reçu du plasma dans le cadre d'un programme lancé par la Mayo Clinic, avec un financement fédéral de 48 millions de dollars. Paradoxalement, ce programme a empêché le recrutement de patients dans le cadre d'essais randomisés et contrôlés, car de nombreux patients et médecins n'ont pas voulu intégrer ces essais avec le risque de recevoir un placebo alors que le plasma leur était accessible dans le cadre de ce programme gouvernemental. De nombreux essais ont eu lieu dans d'autres pays. En France, un essai clinique baptisé « Coviplasm » a été lancé le 7 avril 2020 par l'AP-HP et l'INSERM, avec le soutien de l'Etablissement français du sang avec, pour investigateur principal, le Pr Karine Lacombe.

Le traitement par plasma est aussi autorisé, sous certaines conditions, en France, depuis le 30 avril ainsi que dans d'autres pays comme l'Autriche, la Suisse, Cuba, la Chine ou l'Inde où des personnes, ayant survécu au Covid-19, ont même vendu leur plasma pour des sommes allant de 500 à 5000 euros, selon une enquête de la chaine d'information *India Today*!

---

109. Arturo Casadevall and Lise-Anne Pirofski, « The convalescent sera option for containing COVID-19 », *The journal of clinical investigation,* 13 March 2020.

L'approbation de l'utilisation du plasma aux États-Unis a donné lieu, une nouvelle fois, à un bras de fer entre l'administration Trump et les experts. Alors que la FDA s'apprêtait à délivrer une autorisation d'utilisation d'urgence, un groupe de hauts responsables fédéraux de la santé, dont le Dr Francis Collins et le Dr Anthony Fauci, sont intervenus auprès de l'agence pour que l'autorisation soit différée en raison du caractère non probant des données recueillies. Sur pression du président américain, qui accusera la FDA de retarder les choses pour des raisons politiques, l'autorisation sera finalement donnée le 23 août, la veille de la convention républicaine. Une décision qui suscitera la polémique d'autant que, lors de l'annonce faite le même jour à la Maison-Blanche, Donald Trump et le Dr Stephan Hahn, le commissaire de la FDA, feront une présentation truquée d'une statistique clef en déclarant que le plasma réduisait le taux de mortalité de 35 %. Un rectificatif sera apporté par le porte-parole de la FDA qui indiquera que le chiffre concernait en réalité la réduction du risque de mortalité chez les personnes ayant reçu des niveaux élevés d'anticorps dans l'étude de la Mayo Clinic, par rapport à celles n'ayant eu que de faibles niveaux. Le commissaire de la FDA sera même obligé de présenter ses excuses!

Le programme de la Mayo Clinic n'a, en effet, montré qu'un avantage modeste et encore pour les seuls patients traités de manière précoce avec du plasma avec des niveaux élevés d'anticorps. Nombre d'experts ont estimé que seuls des essais cliniques randomisés pouvaient confirmer un tel avantage et jugeront la décision de la FDA prématurée. Malgré l'autorisation d'urgence de la FDA, les experts de la NIH continueront à penser que: « Il n'y a pas suffisamment de données pour recommander ou pas l'utilisation du plasma convalescent pour le traitement du Covid-19 ? »

Deux essais randomisés et contrôlés viendront confirmer l'efficacité limitée du « plasma convalescent ». Un essai multicentrique, mené sur 464 patients en Inde[110], a montré que la

110. Anup Agarwal, Aparna Mukherjee, Pankaj Malhotra et al. « Convalescent plasma in the management of moderate Covid-19 in adults in India: open label phase II multicentre randomised controlled trial (PLACID Trial) », BMJ, 12 October 2020.

transfusion du plasma, sur des personnes contaminées, n'a pas réduit leur chance d'être gravement malades ou de mourir. Un autre essai, conduit en Argentine, a aussi montré que l'utilisation du « plasma convalescent » n'a pas présenté d'avantage clinique significatif comparé au placebo chez les patients présentant une forme grave de pneumonie Covid-19[111]. Par contre, une autre étude argentine, publiée également dans le *NEJM*[112] le 18 février 2021, montrera, pour la première fois, les effets bénéfiques de la transfusion du plasma qui, s'il est administrée tôt, peut empêcher l'aggravation de la maladie chez les patients âgés.

L'essai *Recovery* annoncera, le 15 janvier, l'arrêt du bras évaluant le « plasma convalescent » en raison d'une absence de bénéfice. Les résultats négatifs de l'essai seront mis en ligne le 10 mars[113]. Quelques jours auparavant, les responsables de REMEP-CAP, un essai international évaluant différents traitements contre le Covid-19, avaient aussi annoncé l'arrêt de l'évaluation du plasma. Une déception de plus !

Cela ne signe pas pour autant la fin de cette stratégie, car l'étude argentine INFANT-COVID-19[114] a montré un intérêt pour prévenir la progression de la maladie, chez les patients âgés ayant un Covid léger. Une autre étude a également suggéré que l'effet du plasma pouvait dépendre de la quantité d'anticorps présente. À suivre…

Les traitements à base d'anticorps monoclonaux, développés notamment aux États-Unis, constituent, par contre, un vrai espoir. Le principe consiste à « isoler les anticorps des patients qui ont eu le Covid » afin « de les reproduire en grande quantité en laboratoire et de les injecter à titre préventif ».

Il faut savoir que si le « plasma convalescent » contient des mil-

---

111. Ventura A. Simonovich, Leandro D. Burgos Pratx et al. « A Randomized Trial of Convalescent Plasma in Covid-19 Severe Pneumonia », NEJM, 24 November 2020.

112. Romina Libster, Gonzalo Pérez Marc, Silvina Coviello et al. « Early High-Titer Plasma Therapy to Prevent Severe Covid-19 in Older Adults », NEJM, 18 february 2021.

113. RECOVERY collaborative group, « Convalesent plasma in patients admitted to hospital with Covid-19 (RECOVERY) : a randomized, controlled, open-label, platform trial. »

114. Cf. note 112.

liards d'anticorps et, si certains peuvent combattre le coronavirus, la grande majorité est dirigée vers d'autres agents pathogènes. Les scientifiques ont passé au crible tous les anticorps et ont choisi quelques dizaines reconnaissant le virus qu'ils vont fabriquer en laboratoire pour les injecter aux patients malades afin de combattre le virus, comme le fait le système immunitaire naturel. L'utilisation d'anticorps monoclonaux n'est pas nouvelle en médecine. La FDA les a déjà approuvés pour 79 maladies du cancer au sida. En septembre 2020, les chercheurs ont commencé à partager les premiers résultats des essais cliniques sur le Covid-19. Deux sociétés sont en pointe sur le sujet: la compagnie pharmaceutique Eli Lilly et la biotech Regeneron.

La FDA a accordé, le 21 novembre, une autorisation d'urgence au REGEN-COV2, la combinaison de deux anticorps de synthèse, le casirivimab et l'imdevimab, fabriqués par Regeneron, pour des personnes non encore hospitalisées, susceptibles de développer une forme grave de la maladie. C'est le traitement qui a été utilisé pour soigner Donald Trump. Regeneron, qui a reçu 500 millions de dollars du gouvernement américain pour développer son traitement, a conclu également un partenariat pour la production et la commercialisation de son cocktail d'anticorps avec le géant pharmaceutique suisse Roche.

La FDA avait déjà délivré, le 9 novembre, une autorisation analogue à la bithérapie bamlanivimab et etesevimab developpée par le laboratoire américain, Eli Lilly, toujours pour les patients non hospitalisés pouvant développer une forme grave de Covid-19 ou être hospitalisés. Eli Lilly a également conclu un accord de 375 millions de dollars avec le gouvernement des États-Unis pour fournir son traitement aux Américains.

Le 26 janvier 2021, les deux compagnies vont rapporter des résultats très encourageants: le cocktail des deux anticorps monoclonaux d'Eli Lilly a réduit de 70 % le risque d'hospitalisation ou de décès; de son côté, le REGEN-COV, de Regeneron, a entrainé une réduction de 100 % des infections symptomatiques et réduit le taux général d'infection, avec ou sans symptômes, de 50 %. La France accordera, le 25 février, une première autorisation temporaire d'utilisation (ATU) pour le traitement par l'anticorps monoclonal bamlanivimab d'Eli Lilly pour les formes symptomatiques légères à modérées de Covid-19 chez les adultes non hospitalisés à risque élevé de formes graves, une ATU qui a suscité un vent de protestations de la part de la Société française de pharmacologie et de thérapeutique qui a estimé improbable le bénéfice en monothérapie. Le 15 mars, l'ANSM délivrera une ATU pour les deux bithérapies d'anticorps de synthèse. Ces traitements sont destinés aux patients à risque d'être touchés par des formes graves de la maladie. À la fin janvier 2021, L'Allemagne annoncera l'achat, pour 400 millions d'euros, de ces traitements et la France pourrait y consacrer 170 millions d'euros. L'utilisation du bamlanivimab d'Eli Lilly en monothérapie est loin de faire l'unanimité dans la communauté scientifique. L'anticorps est même présenté comme « l'hydroxychloroquine du riche » par Mathieu Molimard, chef de service de pharmacologie médicale au CHU de Bordeaux, qui ajoute : « Nous n'avons pas d'élément de preuve que ce produit ait un effet qui justifie sa prescription[115]. »

D'autres anticorps monoclonaux sont en cours de développement. L'anticorps monoclonal regdanvimab, qui cible la protéine Spike du SARS-CoV-2, a diminué la progression vers un Covid-19 sévère dans un essai de phase II/III, selon des résultats communiqués le 15 janvier, par le laboratoire coréen Celltrion.

L'efficacité d'un traitement par des anticorps de synthèse a également été prouvée chez les animaux. On a ainsi appris, le 25 janvier 2021, que le zoo de San Diego, en Californie, avait pu sauver le gorille Winston. « Un traitement non utilisable sur les humains », a tenu à préciser le zoo.

À signaler également qu'en Argentine, le gouvernement a autorisé, le 11 janvier, un sérum immunisant développé par des scientifiques argentins pour atténuer les effets du Covid-19, qui utilise des anticorps polyclonaux équins. Ces derniers ont été obtenus en injectant à des chevaux une protéine du SARS-

---

115. « Covid-19 : comment la France a misé sur le bamlavimab, un anticorps monoclonal à l'efficacité controversée », enquête France Info, 4 mars 2021.

CoV-2, inoffensive pour eux, mais qui leur fait produire de grandes quantités d'anticorps neutralisants.

Autre classe de médicaments testés pour le Covid-19 : les inhibiteurs de cytokine. Il faut savoir que le corps produit des molécules appelées cytokines pour lutter contre les maladies. Fabriquées en excès, elles peuvent déclencher une réaction excessive du système immunitaire, c'est le fameux « orage cytokinique ». Les résultats obtenus par ces stratégies d'immunomodulation restent mitigés. Les résultats les plus prometteurs, jusqu'à présent, sont venus d'un médicament appelé baricitinib, qui peut agir sur de nombreux types de cytokines à la fois. En novembre 2020, une équipe de chercheurs européens a publié une étude suggérant que le baricitinib avait une efficacité antivirale et anti-cytokine chez les personnes atteintes de Covid-19 sévère[116]. D'autres chercheurs ont montré qu'une combinaison baricitinib et remdesivir avait permis aux patients hospitalisés de récupérer légèrement plus rapidement que le remdesivir seul. Cela a conduit la FDA à donner une autorisation d'utilisation d'urgence pour une combinaison des deux médicaments aux patients hospitalisés qui ont besoin d'un soutien respiratoire, bien que certains experts restent dubitatifs sur les avantages du baricitinib.

La FDA a aussi accordé des autorisations d'utilisation d'urgence à plusieurs dispositifs qui filtrent les cytokines du sang dans le but de refroidir les fameux orages de cytokines. Un certain nombre d'études sur les systèmes de filtration du sang sont en cours, mais les experts craignent que ces dispositifs n'éliminent également des composants bénéfiques contenus dans le sang, comme les vitamines ou les médicaments. En septembre 2020, une équipe d'experts a fortement recommandé aux médecins d'éviter d'utiliser la filtration sanguine pour le traitement régulier du Covid-19, faisant valoir que son utilisation n'était indiquée pour l'instant que dans les essais cliniques.

---

116. Justin Stebbing et al. « JAK inhibition reduces SARS-CoV-2 liver infectivity and modulates inflammatory responses to reduce morbidity and mortality », *Science Advances*, 1er January 2021.

Certains types de cellules souches peuvent aussi sécréter des molécules anti-inflammatoires. Au fil des ans, les chercheurs ont essayé de les utiliser comme traitement des tempêtes cytokiniques et des dizaines d'essais cliniques sont en cours pour voir si elles peuvent aider les patients atteints de Covid-19. Ces traitements à base de cellules souches n'ont pas bien fonctionné dans le passé et il n'est pas certain qu'ils soient efficaces contre le coronavirus. Les lignes directrices du traitement Covid-19 des NIH recommandent de ne pas utiliser de cellules souches mésenchymales pour le Covid-19, sauf dans le cadre d'un essai clinique, tandis que la FDA a émis des avertissements indiquant que les traitements non prouvés des cellules souches peuvent potentiellement nuire aux patients. Une petite étude, publiée dans la revue *Stem Cells*, portant sur 24 patients, a montré que le traitement par cellules souches mésenchymales donnait de très bons résultats sur les malades atteints d'une forme sévère de Covid-19 présentant un syndrome de détresse respiratoire aiguë.

Le tocilizumab, un anticorps monoclonal utilisé dans le traitement de la Polyarthrite rhumatoïde a aussi été perçu comme une piste sérieuse pour lutter contre les orages cytokiniques. Un essai randomisé, réalisé par l'AP-HP, a démontré que ce médicament « améliore significativement le pronostic des patients avec une pneumonie Covid-19 moyenne ou sévère ». L'étude a été réalisée sur 129 patients. Ces résultats prometteurs doivent toutefois être confirmés, d'autant que d'autres études mettent en avant aucun effet bénéfique.

Parmi les autres traitements utilisés pour prendre en charge les patients atteints de Covid-19, figurent les anticoagulants et les suppléments vitaminiques.

Les anticoagulants sont couramment utilisés dans les maladies cardiaques, pour ralentir la formation de caillots. Les médecins les utilisent parfois sur les patients atteints de Covid-19 qui ont des caillots, mais il n'y a aucune preuve claire des avantages et des risques qu'ils offrent aux personnes atteintes de la maladie. Le 10 septembre 2020, les NIH américains ont annoncé trois grands essais cliniques randomisés pour évaluer les anticoagulants sur les personnes atteintes de Covid-19 qui n'ont pas encore été hospitalisées, les personnes traitées dans les hôpitaux et les personnes qui ont regagné leur domicile. Le dernier essai a été lancé le 9 mars.

Certains chercheurs explorent également la piste des suppléments vitaminiques, mais il n'y a pas encore de preuve qu'ils empêchent des infections ou accélèrent le rétablissement des malades. La vitamine C est connue pour amortir l'inflammation et des essais sont en cours pour savoir si elle peut aider le système immunitaire à combattre le SARS-CoV-2. La vitamine D a, elle aussi, fait parler d'elle depuis le début de la pandémie. Une tribune, publiée le 8 janvier 2021 dans *La revue du Praticien*, par soixante-treize experts francophones et six sociétés savantes françaises, a invité les médecins généralistes à en prescrire de manière générale et plus particulièrement aux personnes dont le test se révèle positif. Le président Trump se l'était vu prescrire par son médecin traitant lors de son hospitalisation, en même temps que du zinc. Les vertus du zinc sont également connues dans bon nombre de pathologies qui affectent le système immunitaire. Une étude, menée en 2010 sur le coronavirus du SRAS, a révélé que le zinc pouvait freiner la réplication du virus dans les cultures de cellules. Quelques petits essais cliniques ont aussi été menés pour voir si le zinc pouvait apporter des avantages aux personnes atteintes de Covid-19 ou même prévenir l'infection. Aucune preuve n'a encore été apportée, à ce jour.

Des médicaments, souvent présentés comme des remèdes miracles dans les réseaux sociaux, sont loin d'avoir prouvé leur efficacité chez l'homme. C'est le cas de l'ivermectine, un antiparasitaire utilisé notamment en médecine vétérinaire, promu par ceux-là mêmes qui défendaient l'hydroxychloroquine, comme Bolsonaro ou en France, la députée Martine Wonner. La FDA a émis un avertissement contre la prise de médicaments destinés à des animaux de compagnie pour traiter ou prévenir le Covid-19. « Ces médicaments pour animaux peuvent causer de graves dommages aux personnes », a averti l'agence. L'ivermectine est néanmoins prescrite fréquemment en Amérique latine, au grand dam des infectiologues. En Afrique du Sud, des médecins font pression pour que le médicament, qui inonde le marché noir, soit utilisé. Un certain nombre d'essais ont été lancés pour savoir si l'ivermectine pouvait combattre le Covid-19. À Singapour, l'Hôpital national universitaire a mené un essai sur 5000 personnes pour voir si elle pouvait empêcher les gens d'être infectés. La revue *JAMA* a publié, le 4 mars, les résultats d'un essai clinique, mené en Colombie, sur 400 patients, qui a montré que l'antiparasitaire n'avait aucun effet clinique sur le coronavirus, contrairement aux espoirs suscités par de bons résultats in vitro.

Autre molécule promue aussi de manière hasardeuse est l'oléandrine, un composé produit par un arbuste au nom d'oléandre. Il est connu pour causer des battements cardiaques irréguliers, ce qui rend la plante dangereuse à ingérer. Des chercheurs avaient déjà étudié l'oléandrine comme traitement potentiel dans le cancer. L'U.S. Army Medical Research Institute of Infectious Diseases a aussi testé l'oléandrine sur des cellules infectées par le coronavirus en mai, mais les expériences ne se sont pas avérées concluantes. Des chercheurs de Phoenix Biotechnology, une société basée à San Antonio, et de l'Université du Texas à Galveston ont ensuite publié une étude constatant qu'elle était efficace dans une culture de cellules rénales de singe infectées par le coronavirus. L'oléandrine a acquis une soudaine célébrité médiatique lorsque deux personnalités proches de Donald Trump en feront la promotion. L'un des donateurs du président Trump, Mike Lindell, qui est surtout actionnaire de Phoenix Biotechnology, ira à la Maison-Blanche, en juillet, en faire la publicité. Décidément, le président Trump se sera beaucoup dépensé pour promouvoir la recherche contre le Covid-19 ! En novembre, le secrétaire américain du département du Logement et du Développement urbain, Ben Carson, également neurochirurgien, atteint du Covid-19, affirmera s'être senti mieux cinq heures seulement après l'avoir pris. Toutefois, la chaine de télévision CNN indiquera plus tard, dans un post Facebook du 19 novembre, que le Dr Carson avait également reçu des anticorps monoclonaux auxquels il a aussi attribué son rétablissement pour ne pas faire de jaloux !!

On pensait détenir une piste plus sérieuse avec la colchicine, un anti-inflammatoire bon marché. Une vaste étude clinique avait montré que cet anti-inflammatoire était efficace pour traiter le Covid-19 et qu'il réduisait les risques de complications liées à la maladie. Cette étude a été menée au Canada, aux États-Unis, en Europe, en Amérique du Sud et en Afrique du Sud sur 4488 patients. Chez 4159 de ces patients, dont le diagnostic de Covid-19 a été prouvé par un test PCR, la colchicine a « entraîné des réductions des hospitalisations de 25 %, du besoin de ventilation mécanique de 50 % et des décès de 44 % », selon un communiqué de l'Institut de Cardiologie de Montréal du 22 janvier 2021. Plusieurs scientifiques ont appelé immédiatement à la prudence. C'est le cas d'Arnaud Fontanet, épidémiologiste de l'Institut Pasteur : « Les précédentes études avaient montré des résultats plus mitigés. Attendons d'abord la publication scientifique et la mise en œuvre de nouveaux essais, car une seule étude ne suffit pas[117]. » Le scientifique français avait raison puisque les responsables de l'essai clinique Recovery de l'université d'Oxford, l'un des plus importants au monde, ont annoncé que la colchicine n'était pas efficace contre le Covid-19. Au terme d'un essai sur 11 162 patients comparant la colchicine et la dexaméthasone contre la dexaméthasone seule, les responsables de Recovery ont conclu : « Il n'y a aucune différence significative sur la mortalité. »

De façon générale, la prise en charge des patients Covid-19 a beaucoup évolué depuis les débuts de l'épidémie. L'intubation étant une intervention lourde, les médecins essayent désormais de l'éviter.

L'un des plus grands progrès thérapeutiques face au virus tient peut-être à l'affinement, à l'individualisation des soins, selon

117. « Covid-19. La colchicine, un anti-inflammatoire, réduirait le risque de complications », Ouest France, 23 janvier 2021.

la professeure Karine Lacombe : « On est bien mieux pris en charge à l'hôpital. On voit tout de suite le profil de chacun et on arrive même à voir la façon dont ils [les patients] vont évoluer. Et donc on personnalise la prise en charge. À celui-ci, on va donner des corticoïdes ; à celui-là, on va attendre ; pour celui-ci, on va mettre en place une anticoagulation en plus des corticoïdes. » Le taux de mortalité a baissé. Ainsi, dans une étude anglaise[118], la survie de 5715 patients aux soins intensifs est passée de 58 % à la fin mars 2020 à 80 % à la fin de juin 2020.

D'autres traitements de soutien ont également contribué à améliorer la prise en charge des patients. C'est le cas du décubitus ventral, le nom de la position donnée aux patients Covid souffrant de graves difficultés respiratoires, qui sont placés sur le ventre pour permettre aux poumons d'être mieux ventilés et de mieux oxygéner le patient. Une étude, réalisée à Wuhan en Chine, a montré que cette position serait meilleure pour les poumons. La manœuvre est devenue monnaie courante dans les hôpitaux du monde entier depuis le début de la pandémie. En France, beaucoup d'hôpitaux ont mis en place des équipes de « gros bras » qui viennent prêter main-forte aux infirmières de réanimation, car il s'agit souvent de patients obèses difficiles à manipuler.

118. Dennis, John M, McGovern, Bilal A et al. « Improving Survival of Critical Care Patients with Coronavirus Disease 2019 in England: A National Cohort Study, March to June 2020 », Critical care medicine volume 49, February 2021.

XII.
L'outsider gagne la course

Attendus comme le messie, les premiers vaccins contre le Covid-19 vont arriver, en cette fin d'année 2020. « C'est la lumière au bout du tunnel », se réjouira Ursula Von Der Leyen, la présidente de la Commission européenne. On ne sait pas encore s'ils empêcheront la transmission du virus et s'ils permettront de mettre un terme à la pandémie qui ravage le monde depuis le début de l'année 2020, c'est en tout cas l'espoir de sauver des centaines de milliers de vies. C'est aussi la perspective pour les États de faire repartir des économies qui tournent au ralenti, à la vie sociale de retrouver ses repères passés et à chacun de nous de retrouver la vie d'avant.

« Les vaccins offrent la solution pour sortir enfin de cette tragédie », s'est réjoui le chef de l'OMS, dans son message de Noël tout en avertissant qu'il « faudra du temps pour que le monde entier soit vacciné ».

L'ARN messager grand gagnant

C'est l'alliance américano-allemande Pfizer-BioNTech qui franchira le premier la ligne d'arrivée. Une technologie, jamais testée sur l'homme jusque-là, va remporter la course.

Si dans le monde de la santé, tout le monde connait Pfizer, la *big pharma* américaine basée à New York, célèbre pour avoir mis sur le marché quelques médicaments vedette comme l'anti-cholestérol Lipitor ou le fameux Viagra, peu de gens, en dehors du milieu des biotechs européennes, connaissaient BioNTech. C'est pourtant cette entreprise fondée par un couple d'Allemands d'origine turque, les Drs Ugur Sahin et Özlem Türeci, qui apportera la technologie de l'ARN messager à Pfizer. L'entreprise allemande a commencé à travailler sur le vaccin dès le mois de janvier, quand la lecture d'un article paru dans *The Lancet* a convaincu le Dr Sahin que le coronavirus, qui commençait à se propager en Chine, allait être à l'origine d'une grande pandémie. Les scientifiques de l'entreprise basée à Mayence, en Allemagne, annulèrent leurs vacances pour se mettre au travail sur ce projet qu'ils appelèrent *Lightspeed*, la vitesse de la lumière. Un nom mérité puisque le vaccin sera mis au point en 10 mois au lieu de 10 ans habituellement! L'histoire de BioNTech, c'est celle d'un couple de chercheurs passionnés par la recherche médicale dont on raconte que le jour de leur mariage, ils retournèrent travailler au laboratoire après la cérémonie. C'est aussi un couple d'entrepreneurs. Ils créèrent, en 2001, une start-up Ganymed Pharmaceuticals qui sera revendue 424 millions d'euros, 15 ans après. Entre-temps, ils créeront une seconde société BioNTech en 2008. Avant même la pandémie, BioNTech avait pris de l'ampleur. En octobre 2019, la biotech est entrée au Nasdaq. L'entreprise compte aujourd'hui plus de 1300 employés dans 60 pays, avec des bureaux à Berlin et dans d'autres villes allemandes, ainsi qu'à Cambridge dans le Massachusetts (USA). En 2019, la Fondation Bill & Melinda Gates y a même investi 55 millions de dollars pour financer ses recherches de traitement dans le VIH et la tuberculose. Toujours en 2019, le Dr Sahin recevra le prestigieux Prix Mustafa, une distinction iranienne biennale en science et technologie pour les musulmans.

BioNTech et Pfizer se connaissaient déjà pour avoir travaillé ensemble sur un vaccin contre la grippe en 2018. Le 2 mars, après avoir développé 20 candidats-vaccin dans son laboratoire, Ugur Sahin appellera Kathrin Jansen, chargée de la division vaccins chez Pfizer. La négociation ne durera que 3 jours. La

firme américaine aurait proposé un accord estimé à 748 millions de dollars. On connait la suite... L'atout qui compte dans ce type de projet, c'est la capacité de mener des études cliniques à grande échelle, ce qu'apportera le géant américain.
Le cours de BioNTech va exploser et la fortune d'Ugur Sahin avec. Le patrimoine du PDG de BioNTech était évalué à 5 milliards de dollars au 3 décembre 2020, selon le site Bloomberg. Les deux enfants d'immigrés turcs font désormais partie des 100 personnes les plus riches d'Allemagne et du Top 500 des plus grandes fortunes mondiales. L'histoire de BioNTech, c'est surtout une belle leçon d'immigration réussie.
Le 9 novembre, un communiqué de presse des deux compagnies pharmaceutiques annoncera que leur candidat-vaccin BNT162b2 avait montré une efficacité de 90 %, lors des résultats intermédiaires de l'essai clinique de phase III, une performance bien supérieure au taux de 50 % attendu par la FDA. « Aujourd'hui est un grand jour pour la science et l'humanité », déclarera le Dr Albert Bourla, le PDG de Pfizer, un médecin vétérinaire d'origine égyptienne. L'annonce interviendra six jours seulement après l'élection présidentielle. A-t-elle été délibérément retardée pour ne pas interférer avec la campagne présidentielle ? Donald Trump, pensant qu'un vaccin assurerait sa réélection, en avait fait un argument de campagne. L'opération Warp Speed avait été conçue, pour cela, avec la constitution de six équipes d'une cinquantaine de spécialistes d'essais cliniques, d'épidémiologistes et d'experts budgétaires, chacune d'elle étant affectée à un fabricant différent. Lors d'une conférence de presse, le 20 novembre, le président américain accusera Pfizer d'avoir volontairement retardé le processus pour lui faire payer sa volonté de contrôler les prix des médicaments. « Ils allaient sortir en octobre, mais ils ont décidé de le retarder. Ils ont attendu et attendu et attendu », dira-t-il.
C'est un mauvais procès. Il est exact que Pfizer misait initialement sur des résultats pour la fin d'octobre à partir d'un nombre limité de participants. La FDA les ayant avertis qu'il y avait peu de chances qu'ils obtiennent une autorisation d'utilisation

d'urgence sur la base d'un petit ensemble de données, la société pharmaceutique a dû changer de stratégie et a choisi d'attendre d'avoir un plus grand échantillon pour avoir une meilleure indication de l'efficacité de son candidat-vaccin. C'est la raison pour laquelle, elle soumettra un nouveau protocole à la FDA le 29 octobre et n'obtiendra le feu vert de l'agence que le 3 novembre, le jour même de l'élection.

C'est le 8 novembre que le Dr Bourla, qui s'est rendu au bureau de Pfizer à Cos Cob dans le Connecticut, entendra le verdict de ses collaborateurs. L'essai de phase III du nouveau vaccin, qui a démarré fin juillet aux États-Unis et en Allemagne, a enrôlé 43 538 participants. Sur les 94 personnes qui ont contracté la maladie, 90 faisaient partie du groupe placebo et seulement quatre du groupe vaccinal. Le soir même, les responsables de Pfizer en informeront un haut responsable de la FDA. L'équipe Biden sera, paraît-il, alertée durant la nuit. La Maison-Blanche n'en sera informée que le lendemain, en même temps que le communiqué officiel faisant état d'une efficacité de plus de 90 %.

L'action Pfizer va s'envoler de plus de 7 % à la bourse de New York. C'est la bonne nouvelle qu'attendaient les investisseurs depuis des mois. Les bourses mondiales vont flamber, puisqu'en fin d'après-midi, le CAC 40 gagnera 7,57 % et le Dow Jones, 3,72 %. On apprendra que le jour même le patron de Pfizer, Albert Bourla, avait vendu 132 508 titres à Wall Street pour un montant de près de 5,6 millions de dollars. La vice-présidente du laboratoire, Sally Susman, a également vendu ses actions pour 1,8 million de dollars. Il ne s'agit pas pour autant d'un délit d'initié. Un porte-parole du groupe dira à la chaine américaine CNN qu'un accord datant de 2019 prévoyait que l'action serait vendue automatiquement dès qu'elle dépasserait un certain seuil.

Un deuxième communiqué du 18 novembre fera état d'une efficacité encore supérieure du vaccin. Les résultats finaux montreront que, sur les 170 cas de Covid-19 (162 dans le groupe placebo et 8 dans le groupe vaccin), le candidat vaccin était

efficace à 95 % sur toutes les tranches d'âges, les genres et les origines ethniques. L'efficacité ne baissera que d'un point, chez les personnes âgées de plus de 65 ans.
Pfizer annoncera, le 20 novembre, avoir soumis une demande à la FDA, pour une autorisation d'utilisation d'urgence de son vaccin qui prendra le nom de Comirnaty. Une demande analogue sera faite aussi auprès de l'Agence européenne du médicament. Ce sera le jackpot pour la pharma américaine qui espère un chiffre d'affaires de 15 milliards de dollars dès 2021.
Deuxième à franchir la ligne d'arrivée, Moderna, la biotech américaine qui, pour la petite histoire, était prénommée au départ ModeRNA. Elle annoncera, le 16 novembre, que son vaccin contre le coronavirus était efficace à 94,5 %. C'est le premier produit mis sur le marché par la jeune biotech dirigée par le Français Stéphane Bancel, qui, comme BioNTech, a eu recours à la même technologie de l'ARNm, plus rapide à mettre au point par rapport aux méthodes plus traditionnelles, ce qui explique que Pfizer et Moderna ont été les premiers à franchir la ligne d'arrivée.
La start-up Moderna Therapeutics a été fondée en 2010 par Derrick Rossi, un médecin canadien, professeur à l'université Harvard, qui quittera la société quatre ans plus tard, Noubar Afeyan, le fondateur du fonds d'investissement Flagship, Kenneth R. Chien de l'université de Harvard et de l'Institut Karolinska et Robert Langer du Massachusetts Institute of Technology. Le Français Stéphane Bancel sera recruté en 2011 en tant que directeur général alors qu'il occupait les mêmes fonctions chez BioMérieux. Quitter un poste confortable fut un pari risqué pour l'ancien centralien. Un pari qu'il ne doit pas regretter aujourd'hui puisque son patrimoine est évalué aujourd'hui à 4,8 milliards de dollars selon le magazine *Forbes.*
La technologie de l'ARNm consiste à injecter dans l'organisme par voie intramusculaire de l'ARN (acide ribonucléique) contenant le code nécessaire à la fabrication de la protéine Spike. Cet ARN, qui a été fabriqué de toutes pièces en laboratoire, va conduire le corps humain à fabriquer lui-même la protéine

Spike qui, à son tour, provoquera une réponse immunitaire, laquelle protègera l'organisme par la suite. La difficulté consistait à éviter que l'ARN ne provoque des réactions immunitaires incontrôlées. « Si l'ARN arrivait seul au contact de ces cellules, il serait rapidement détruit, car perçu comme très dangereux par le système immunitaire et donnerait de violentes réactions », explique le Dr Stéphane Gayet, médecin infectiologue et hygiéniste aux Hôpitaux universitaires de Strasbourg. D'où l'idée de loger la précieuse molécule dans des nanoparticules lipidiques qui se dissoudront une fois entrées dans les cellules.
Cette technologie de l'ARNm a été mise au point au début des années 2000 par deux chercheurs de la célèbre université UPenn de Pennsylvanie : la biochimiste d'origine hongroise, Katalin Kariko, et l'immunologiste américain, Drew Weissman. La première, qui a depuis rejoint l'entreprise allemande BioNTech en qualité de vice-présidente, se verra peut-être décerner le Nobel dans les années qui viennent. C'est la licence de cette technologie de UPenn qui sera acquise par Moderna en 2018 moyennant 75 millions de dollars, comme le fera de son côté BioNTech.
Aucun vaccin issu de cette technologie n'avait encore été mis sur le marché. Sur le Covid-19, on n'est quand même pas parti de zéro. De nombreux travaux ont été menés sur les vaccins à ARN, ces vingt dernières années. Les techniques d'ARNm ont aussi été particulièrement étudiées en cancérologie et en hématologie.
Il reste encore des inconnus sur la durée de l'immunité acquise et ses effets à long terme. L'ARN injecté peut-il modifier notre ADN ? « Impossible de modifier notre ADN en se faisant injecter un vaccin à ARN. Les molécules d'ARN restent dans le cytoplasme, un compartiment de la cellule qui se trouve entre la membrane et le noyau. C'est là qu'il fabrique ses protéines. L'ARN ne peut pas entrer dans le noyau, où seul l'ADN se trouve. Il n'y a pas d'interaction entre notre ADN et l'ARN de virus injecté » est catégorique Bruno Pitard, chercheur du CNRS au centre de cancérologie et d'immunologie

Nantes-Angers[119]. L'ARN est une molécule fragile, qui se dégrade facilement à température ambiante, tout comme les capsules lipidiques qui l'enveloppent. Ceci explique la nécessité de conserver les vaccins à très basse température et entraîne des difficultés de transport et de stockage.

Même technologie, mais des stratégies différentes. Contrairement à Pfizer dont la surface financière lui a permis de ne pas solliciter d'aides fédérales, Moderna, qui a fait équipe avec le prestigieux NIH, a obtenu près de 2,5 milliards de dollars du gouvernement fédéral pour développer, fabriquer et vendre son vaccin au gouvernement américain. Ces fonds fédéraux ont aidé Moderna à acheter des matières premières, à agrandir son usine et à accroître ses effectifs de 50 %. En retour, elle s'est engagée à livrer 100 millions de doses au gouvernement fédéral Pfizer signera de son côté, en juillet 2020, un accord de 1,95 milliard de dollars pour vendre au gouvernement fédéral 100 millions de doses de son vaccin, en cas de réussite. On apprendra plus tard par le *New York Times* que l'administration Trump avait décliné une offre de Pfizer de sécuriser les approvisionnements au-delà de ces 100 millions de doses. Un choix imprudent que le président américain essaiera de rattraper par la suite en signant un décret donnant la priorité aux livraisons de vaccins aux États-Unis avant l'exportation vers d'autres pays et en menaçant de recourir au fameux *Defense Production Act*.

Moderna annoncera, le 30 novembre, avoir déposé, à son tour, une demande d'autorisation d'utilisation d'urgence.

Les deux premiers vaccins à ARNm offrent un profil similaire. Au départ, l'avantage du Moderna, c'est qu'il se conservait plus facilement à – 20 °C au lieu de - 70 °C pour le Pfizer, c'est-à-dire dans un simple congélateur. Il peut se conserver ensuite au frigo pendant un mois ; logistiquement, c'est donc plus simple, ce qui peut lui assurer une diffusion à plus large échelle. Pfizer et BioNTech affirmeront par la suite que leur vaccin pouvait être conservé à une température comprise entre - 25 °C et - 15 °C,

119. Coralie Lemke, « Covid-19 : un vaccin à ARN, comme celui de Pfizer ou Moderna, peut-il modifier notre ADN ? », *Sciences et Avenir*, 27 novembre 2020.

soit la température des congélateurs médicaux habituellement utilisés, ce qui va faciliter grandement sa conservation et lui donneront un avantage compétitif supplémentaire sur le marché des vaccins. Cela permettra de « faciliter la gestion de notre vaccin dans les pharmacies et permettra une plus grande flexibilité dans les centres de vaccination », a souligné Ugur Sahin, le patron de BioNTech. La FDA autorisera, en février, le stockage du vaccin à des températures des congélateurs médicaux standard. L'Agence européenne des médicaments lui emboitera le pas, le 26 mars.

Troisième à franchir la ligne d'arrivée le vaccin d'AstraZeneca et de l'université d'Oxford. Il a été mis au point avec la technologie du vecteur viral, une technologie déjà utilisée pour le vaccin contre la maladie d'Ebola. Cette technologie est aussi utilisée en thérapie génique. On prend un virus déjà existant, comme celui de la rougeole, par exemple, qu'on va modifier pour le rendre inoffensif et éviter qu'il se reproduise. On intègre ensuite à ce virus modifié la séquence génétique du SARS-Cov-2 codant la protéine Spike. À la manière du cheval de Troie, le virus transformé va entrer dans la cellule humaine et la conduire à produire la protéine Spike, qui, à son tour, va provoquer une réaction immunitaire qui protégera par la suite l'organisme contre des infections futures. La question posée est de savoir si l'efficacité de la réponse immunitaire peut être amoindrie lorsque le vaccin utilise un virus auquel l'organisme a été déjà exposé. C'est la raison pour laquelle AstraZeneca comme J& J, qui ont tous deux utilisé la technologie du vecteur viral, ont eu recours à des adénovirus de chimpanzés.

Le vaccin anglo-suédois est né dans une petite structure de l'Université d'Oxford, le Jenner Institute mondialement connu pour son expertise vaccinale. Les recherches ont été conduites par l'équipe de l'immunologiste Sarah Gilbert qui aura droit à une poupée Barbie, à son effigie. Cette vaccinologue réputée a déjà travaillé sur le virus Ebola et le MERS-CoV, un autre coronavirus. C'est, après des discussions infructueuses avec le laboratoire allemand Merck, que le Jenner Institute conclura un accord, au mois d'avril, avec AstraZeneca, ce dernier n'ayant pourtant pas trop de références en matière de vaccins. AstraZeneca passera plusieurs accords de partenariats à travers le monde pour augmenter ses chaînes d'approvisionnement. En Inde, le SII, plus gros producteur mondial de vaccins, construira même une usine dédiée[120]. Le fabricant indien connaitra une grosse frayeur lorsqu'un incendie se déclarera sur son site le 21 janvier 2021, fort heureusement à l'écart de ses installations de production du vaccin.

Les résultats préliminaires feront état d'un taux d'efficacité moyen de 70 %, un taux certes inférieur à celui de ses deux concurrents qui l'ont précédé, mais qui n'est pas mauvais en soi comparé, par exemple, aux vaccins contre la grippe. Le vaccin antigrippal moyen n'est efficace qu'à environ 50 %. Le taux d'efficacité du vaccin d'AstraZeneca sera même de 90 % sur un échantillon de personnes ayant reçu une demi-dose puis une dose un mois plus tard ! Des résultats mitigés qui seront accueillis avec scepticisme, tant par la bourse où l'action de la compagnie va chuter d'environ 5 % dans la semaine qui suivra, que par les milieux scientifiques. Les interrogations seront d'autant plus grandes qu'on apprendra que l'administration de la demi-dose, qui s'est révélée plus efficace que la dose entière, résultait en fait d'une erreur. Les scientifiques ont également relevé d'autres irrégularités et omissions dans la façon dont AstraZeneca a divulgué les données. Ainsi, la demi-dose initiale n'aurait pas été testée chez les participants âgés, qui sont particulièrement vulnérables au Covid-19. Un coup dur pour la compagnie anglo-suédoise qui avait déjà été obligée d'interrompre, en septembre, ses essais cliniques dans le monde entier après qu'un participant soit tombé malade. Ce sera le début d'une série de mésaventures pour la compagnie anglo-suédoise pourtant auréolée d'un partenariat prestigieux avec l'Université d'Oxford. Elle va en connaitre d'autres par la suite : l'UE la suspectera de favoriser le Royaume-Uni ; son vaccin ne sera

120. Jean-Claude Bourbon, « Le vaccin AstraZeneca et l'université d'Oxford, le ticket gagnant », *La Croix*, 30 décembre 2020.

recommandé que pour les personnes âgées dans plusieurs pays européens ; l'Afrique du Sud sera obligée de revendre tout un stock de vaccins qu'elle venait juste de se faire livrer, en raison d'un manque d'efficacité supposée contre le variant sud-africain.

Cette série de contretemps du vaccin anglo-suédois, qui a pourtant été le premier à entrer en phase d'essais cliniques, est d'autant plus dommageable qu'il disposait de plusieurs atouts par rapport aux vaccins utilisant l'ARNm : sa technologie est moins coûteuse ; il est plus facile à stocker puisqu'il n'a pas besoin d'être conservé à très basse température et parait, de fait, plus adapté aux campagnes de vaccination de masse dans les pays en développement. Le vaccin d'AstraZeneca-Oxford peut, en effet, être conservé dans un réfrigérateur ordinaire, de 2 à 8 °C, contrairement aux Pfizer et Moderna. Autre avantage non négligeable, son coût inférieur à celui d'une tasse de café. « Obtenez-vous un *vaccaccino* », titrera même un tabloïd anglais.

Contrairement aux concurrents qui l'ont devancé, le vaccin d'AstraZeneca-Oxford fait aussi partie du programme COVAX qui espère distribuer environ 2 milliards de doses à 92 pays à revenu faible ou intermédiaire à un coût maximum de 3 dollars la dose. La compagnie anglo-suédoise a aussi passé un accord avec la CEPI, qui, comme COVAX, a accepté de financer son programme de fabrication de vaccins. En vertu de cet accord, le SII produira 1 milliard de doses sous licence d'AstraZeneca pour l'Inde et les pays à faible revenu, dont 400 millions de doses, d'ici la fin de l'année.

Le vent semblera enfin tourner en faveur du vaccin anglo-suédois, lorsqu'il obtiendra le précieux sésame de l'OMS qui, suivant les recommandations de son groupe d'experts, préconisera son utilisation chez tous les adultes, quel que soit leur âge, contrairement aux recommandations de nombre de pays européens, dont la France et l'Allemagne qui ont choisi, au départ, de restreindre son utilisation aux moins de 65 ans. Une bonne nouvelle pour les pays à revenu faible ou intermédiaire qui pourront acheter un vaccin bon marché et facile à stocker. Le vaccin anglo-suédois continuera néanmoins à faire l'objet d'un « *bashing* » assez injuste dans beaucoup de pays européens. La France et l'Allemagne auront du mal à écouler leurs vaccins. Les médecins français le bouderont. Certains effets secondaires habituels seront montés en épingle. Le nombre élevé de signalements en France, par rapport à ce qui est constaté chez nos voisins, interroge ! Il sera perçu comme un vaccin de « seconde classe », en raison d'un taux d'efficacité moindre que les vaccins à ARNm, oubliant que les vaccins contre la grippe, qu'on administre chaque année sans états d'âme, ont un taux d'efficacité moindre. Il y a probablement là-dedans un peu de ressentiment anti-Brexit. L'Allemagne et la France finiront par assouplir les conditions d'administration du vaccin. La France a étendu son utilisation aux personnes âgées de 50 à 75 ans présentant des comorbidités. La commission de vaccination allemande recommandera le vaccin pour les plus de 65 ans après une étude écossaise et anglaise montrant son efficacité pour les plus âgés. Mieux encore, le vaccin d'AstraZeneca-Oxford fera aussi bien que le Pfizer, avec 80 % d'hospitalisations en moins pour les personnes vaccinées. Le mal est fait. Dans ce contexte, on ne peut que féliciter le ministre de la Santé, Olivier Véran, de s'être fait vacciner publiquement avec l'AstraZeneca-Oxford.

Le vaccin britannique, soupçonné d'être à l'origine de graves effets secondaires, sera, à nouveau, dans la tourmente lorsque plusieurs pays, suivant l'exemple du Danemark et de la Norvège, le suspendront au nom du principe de précaution. Il ne semble pas près d'en sortir. Alors que les résultats provisoires de l'essai américain, mené sur 32 000 patients, venaient d'être publiés le 22 mars faisant état d'un taux d'efficacité de 79 %, un taux supérieur à ceux précédemment annoncés, l'Institut national des maladies infectieuses et des allergies (NIAID), qui supervise des essais cliniques de vaccins aux États-Unis, va, dès le lendemain, jeter le doute sur ces résultats qui reposeraient sur des données obsolètes ! Un nouveau coup dur pour AstraZeneca qui semble décidément poursuivi par la scoumoune. Ce nouvel épisode va altérer un peu plus la crédibilité du groupe pharmaceutique. Reste à attendre l'avis du régulateur américain qui va passer toutes les données à la moulinette, lorsqu'elle sera saisie d'une demande d'autorisation d'utilisation d'urgence.

Aux États-Unis, la course au vaccin se sera déroulée sur fond de pressions politiques. Alors que l'administration Trump a totalement échoué dans sa gestion de la pandémie, la mise au point rapide des vaccins restera la seule ligne du bilan à mettre à son crédit. Elle aura investi des dizaines de milliards par l'intermédiaire du Biomedical Advanced Research and Development Authority et mis sur pied l'opération Warp Speed qui a permis d'accélérer le développement, la fabrication et la distribution des vaccins. L'honnêteté oblige à reconnaitre que c'est aux Américains que le monde devra l'arrivée rapide des premiers vaccins. En contrepartie, Donald Trump n'aura eu de cesse de politiser le dossier. Afin de permettre une approbation avant l'élection présidentielle, il bloquera les *guidelines* assez stricts d'autorisation d'urgence du vaccin que la FDA voulait mettre en place. L'agence fédérale sera même accusée par le président de vouloir nuire à sa réélection ! Pfizer sera obligé d'aller au secours du régulateur, en prenant l'initiative d'une déclaration, signée le 9 septembre 2020, par neuf compagnies pharmaceutiques s'engageant à ne pas soumettre une demande d'autorisation tant que le vaccin n'aurait pas fait l'objet d'un examen en profondeur de son innocuité et de son efficacité. Ce sont d'ailleurs les exigences de la FDA qui conduiront Pfizer et Moderna à élargir le nombre de participants aux essais, notamment parmi les Afro-Américains et les Hispaniques.

Ces recommandations seront finalement publiées, le 6 octobre, après que le New York Times eut révélé les blocages de la Maison-Blanche. Le président Trump mettra en cause le Dr Stephen Hahn, le commissaire de la FDA, en écrivant sur Twitter que : « Les nouvelles règles de la FDA rendent plus difficiles pour eux d'accélérer l'approbation des vaccins avant le jour de l'élection. Juste un autre coup politique ! » Ces guidelines exigeront notamment un suivi des participants aux essais cliniques. L'agence conseillera aux fabricants de suivre les volontaires pendant une

médiane de deux mois après la dose finale. La FDA souhaitera également que les fabricants de vaccins documentent cinq cas d'infection grave chez les personnes ayant reçu le placebo au lieu du vaccin. À son tour, la puissante Pharmaceutical Research and Manufacturers of America se félicitera des recommandations de l'agence fédérale, en publiant un communiqué indiquant: « Nous nous sommes engagés avec l'agence pour soutenir une plus grande transparence dans le processus d'examen des vaccins [contre le] Covid-19. Nous saluons les efforts déployés par l'agence pour inculquer la confiance dans l'innocuité rigoureuse de ces vaccins potentiels. »
Les très bons résultats des trois premiers candidats vaccins feront souffler un vent d'optimisme sur une planète meurtrie depuis près d'un an. Bill Gates, le fondateur de Microsoft, déclarera lors d'une interview à CNN que: « Presque tous les vaccins fonctionneront et avec des niveaux d'efficacité très élevés. J'ai bon espoir que, d'ici février, il est très probable qu'ils se révèleront tous très efficaces et sécurisés. »
Le Royaume-Uni sera le premier pays occidental à approuver un vaccin. Le vaccin de Pfizer-BioNTech sera autorisé le 2 décembre par la Medicines and Healthcare Products Regulatory Agency (MHRA). Une décision qualifiée de « moment historique » par le patron de Pfizer, Albert Bourla, et de « fantastique » par le Premier ministre britannique, Boris Johnson. Cette annonce s'est voulue un pied de nez de l'artisan du Brexit à l'UE. « Grâce au Brexit, nous avons pu prendre une décision fondée sur le régulateur britannique, un régulateur de classe mondiale, et non au rythme des Européens, qui avancent un peu plus lentement », s'est même fait provocateur le ministre de la Santé anglais, Matt Hancock. Il faut pourtant savoir que contrairement à ce qu'affirme ce dernier, le Brexit n'a rien à voir avec la décision britannique. L'Agence européenne des médicaments était toujours compétente jusqu'à la fin de la période de transition du Brexit, c'est-à-dire jusqu'au 31 décembre 2020 à minuit. Par contre, en vertu d'une directive européenne de 2001, tous les États membres ont la possibilité d'approuver,

eux-mêmes, tout produit de santé et, en l'occurrence, un vaccin de manière temporaire en cas de « besoin urgent », ce que le Royaume-Uni a fait, comme le fera aussi la Hongrie qui, après avoir envisagé de distribuer le vaccin russe Spoutnik V, se tournera vers un vaccin chinois. « L'important n'est pas d'être le premier, mais d'avoir un vaccin sûr et efficace », a réagi Jens Spahn, le ministre allemand de la Santé. « On n'est pas dans un 100 mètres », ajoutera le Pr Yazdan Yazdanpanah, le chef du service des maladies infectieuses de l'hôpital Bichat à Paris. L'EMA a eu recours à la procédure normale de mise sur le marché, certes plus longue, mais plus approfondie et valable plus longtemps. À cette occasion, on apprendra par un communiqué du laboratoire que des documents, liés à la demande d'autorisation du vaccin de Pfizer-BioNTech, avaient été piratés, lors d'une cyberattaque contre l'EMA. Selon une information, parue dans le journal néerlandais *De Volkskrant*, citant des sources proches de l'enquête, une agence de renseignements russe et des espions chinois seraient à l'origine de cette cyberattaque. On retrouvera, peu après, sur le Darknet russe, certains documents volés qui avaient été falsifiés pour saper la confiance dans le vaccin. Les données piratées peuvent être extrêmement précieuses pour d'autres pays ou laboratoires lancés dans une course contre la montre pour développer des vaccins contre le Covid-19. Interpol avait d'ailleurs lancé, le 2 décembre, un « avertissement mondial » contre les « réseaux du crime organisé ciblant les vaccins Covid-19. » Selon Interpol, la pandémie a déclenché un « comportement criminel opportuniste et prédateur sans précédent ». L'organisation internationale de police criminelle a aussi invité ses membres à la vigilance face au risque de circulation de faux tests, dont l'usage pourrait se multiplier avec la reprise prochaine des déplacements internationaux. On apprendra également que des hackers nord-coréens avaient cherché à pénétrer les systèmes informatiques du géant pharmaceutique Pfizer. Ce n'est sans doute pas pour leurs propres besoins, puisque Kim Jong-un continue à affirmer que son pays n'a pas encore connu de cas de Covid-19 !

Pour en revenir au vaccin Pfizer, nos amis anglais ont vite oublié qu'il est à moitié européen ! La décision anglaise mettra un peu plus de pression sur le régulateur américain et apportera de l'eau au moulin de Donald Trump. Les représentants de la FDA seront d'ailleurs convoqués, le 3 décembre, par le chef de cabinet du président Trump pour se faire remonter les bretelles. La longueur de la procédure américaine s'explique surtout par le fait que la FDA ne se contente pas des données contenues dans les rapports des fabricants, mais passe au crible toutes les données brutes. Anglais et Américains vont s'échanger quelques amabilités à ce sujet. « Nous avons l'étalon-or de l'évaluation avec la FDA », dira le Dr Anthony Fauci, en accusant les régulateurs britanniques de n'avoir pas examiné les données aussi attentivement que vont le faire leurs homologues américains qui se sont réunis, le 10 décembre, pour examiner le dossier Pfizer. Gavin Williamson, le secrétaire britannique à l'Éducation, répliquera en disant : « Nous avons évidemment les meilleurs régulateurs médicaux. Nettement meilleurs que les Français, les Belges ou les Américains. Cela ne me surprend pas parce que nous sommes un bien meilleur pays que chacun d'eux, n'est-ce pas ? » Arrogance ou humour britannique, cela a été diversement apprécié dans les pays concernés.

Au moment de la décision britannique, au moins quatre candidats vaccins étaient analysés par le comité des médicaments à usage humain de l'UE. Afin de gagner du temps, les experts européens travaillent en temps réel sur les données fournies au fil de l'eau par les fabricants. Cette procédure n'est d'ailleurs pas propre à l'UE ; d'autres pays, comme le Canada, les États-Unis et la Suisse, ont procédé de la sorte. Cette procédure appelée *rolling review* est utilisée par l'EMA pour accélérer l'évaluation des médicaments ou de vaccins prometteurs, lors d'une urgence de santé publique. Cette procédure a été utilisée pour les vaccins déjà autorisés et le sera également pour les autorisations futures. Toujours afin de gagner du temps et échaudée par les critiques sur la lenteur des campagnes vaccinales, l'UE décidera qu'un vaccin, amélioré par un fabricant pour lutter contre les nouveaux variants à partir d'un vaccin déjà mis sur le marché, « n'aura plus besoin de passer par toutes les étapes d'autorisation ».

Le 9 décembre 2020, le Canada deviendra le deuxième pays occidental à autoriser le vaccin Pfizer-BioNTech, un jour avant son grand voisin américain, de quoi énerver un peu plus le président-milliardaire !

Le vaccin de Pfizer sera finalement approuvé par l'agence américaine, le 10 décembre ; il prendra ainsi une petite longueur d'avance sur le Moderna qui sera autorisé huit jours après.

Sous la pression allemande, l'EMA accélérera la procédure et autorisera le vaccin Pfizer-BioNTech le 21 décembre, une semaine plus tôt que ce qui était prévu. Il faut habituellement une année à l'EMA pour homologuer un vaccin. Il ne s'est écoulé, cette fois-ci, que 21 jours entre le dépôt officiel de la demande et le feu vert du comité. En réalité, les données avaient commencé à être analysées, dès octobre 2020, avant le dépôt de la demande. La Commission européenne donnera son feu vert, le soir même, ouvrant la voie au transfert de millions de doses par Pfizer vers les 27 États de l'Union européenne.

Très logiquement, le Royaume-Uni sera aussi le pays qui approuvera en premier le vaccin AstraZeneca-Oxford, le 30 décembre. Boris Johnson saluera, sur Twitter, un *« triomphe pour la science britannique »*. Il sera suivi de peu par l'Argentine. Le 1er janvier 2021, l'Inde délivrera, à son tour, une autorisation pour une utilisation d'urgence et approuvera le même jour un deuxième vaccin local, celui de la firme pharmaceutique indienne Bharat Biotech.

L'OMS accordera, le 31 décembre, sa première homologation d'urgence au vaccin Pfizer-BioNTech. Une procédure qui permettra aux pays qui le souhaitent de l'utiliser rapidement. « C'est un pas très positif pour assurer un accès universel aux vaccins anti Covid-19 », expliquera Mariangela Simao, directrice en charge de l'accès aux médicaments au sein de l'OMS.

Le vaccin de Moderna sera approuvé par l'EMA le 6 janvier 2021.

Le vaccin mis au point par l'Université d'Oxford deviendra le troisième à être approuvé par l'EMA, le 29 janvier, pour toutes les personnes de plus de 18 ans. Beaucoup s'attendaient à ce que l'autorisation s'accompagne de restrictions, car le comité permanent de la vaccination à l'Institut Robert Koch de Berlin avait, la veille, déconseillé ce vaccin pour les plus de 65 ans, en raison de données « insuffisantes ». La même position sera adoptée par l'HAS qui, dans son avis du 2 février, réservera le vaccin anglo-suédois aux moins de 65 ans. Des réserves d'autant plus dommageables qu'une étude montrera que ce vaccin protège non seulement les gens contre les maladies graves et la mort, mais ralentit également considérablement la transmission du virus. Deux autres bonnes nouvelles, par contre, pour le vaccin anglo-suédois : une étude publiée le 4 février sur le site de prépublication de *The Lancet*[121], a montré que le vaccin avait 74,6 % d'efficacité contre le variant anglais ; une deuxième étude montrera, également, qu'une seule dose du vaccin offrait une solide protection même lorsque la deuxième dose était retardée de 3 mois. Il n'empêche que le vaccin sera aussi réservé au moins de 65 ans en Norvège, Islande et Danemark.
Les annonces vont se suivre dans la course aux vaccins. Le 28 janvier, la société pharmaceutique américaine spécialisée dans les vaccins Novavax communiquera ses résultats de phase III. C'était l'un des six candidats soutenus par le gouvernement américain qui a financé le projet à hauteur de 1,75 milliard de dollars. Des essais cliniques ont été menés aux États-Unis, Mexique, Royaume-Uni et Afrique du sud. Le vaccin à deux doses de la biotech américaine a été jugé efficace à 89,3 %. Cette bonne nouvelle a été toutefois contrebalancée par une efficacité moindre dans l'essai de plus faible ampleur, mené en Afrique du Sud, où est apparu le variant sud-africain. L'efficacité globale du vaccin était de 49,4 % dans une population comportant 5,6 % de patients VIH+ avec un taux qui est monté à 60,1 % parmi les participants séronégatifs pour le VIH. À

121. Katherine R W Emary, Tanya Golubchik, Andrew Pollard et al. « Efficacy of vaccin ChAdOx1 nCoV-19 (AZD1222) vaccine against SARS-CoV-2 COV 202012/01 (B.1.1.7) »

Wall Street, l'action Novavax a bondi le lendemain de près de 65 %. Le titre va afficher une hausse de 98 % depuis le début de l'année 2021 et a été multiplié par plus de 30 en un an, dans la perspective du futur vaccin.
Le lendemain, ce sera au tour du géant américain Johnson&Johnson d'annoncer que son vaccin était efficace à 66 % en général et à 85 % contre les formes graves de la maladie dans les 3 zones où il a été testé (États-Unis, Amérique latine, Afrique du Sud). Le taux d'efficacité est moindre en Afrique du Sud où le variant sud-africain est, bien sûr, très répandu. Le vaccin de J&J présente le gros avantage d'être le seul à n'avoir besoin que d'une seule dose et qui, de surcroît, peut être conservé au réfrigérateur pendant 3 mois. Bien que le vaccin fonctionne avec une seule dose, des essais se poursuivront avec deux doses dont les résultats ne seront pas connus avant l'été 2021.
Le 27 février, la FDA délivrera une autorisation d'utilisation d'urgence au vaccin J&J. Le 11 mars, ce sera au tour de l'EMA. Il sera homologué par l'OMS le 12 mars. On attend désormais l'arrivée des autres concurrents.
Prochaine étape : la vaccination des enfants. Le vaccin de Pfizer est autorisé pour les personnes âgées de 16 ans et plus et ceux de Moderna et de J&J pour les 18 ans et plus. Les trois entreprises américaines ont commencé, depuis plusieurs mois déjà, des essais cliniques pour tester leur vaccin sur les adolescents à partir de 12 ans. AstraZeneca étudie, de son côté, l'effet de son vaccin dès 6 ans. Moderna a annoncé le lancement d'un essai clinique sur 6750 enfants et bébés aux États-Unis et au Canada. Pfizer a confirmé, de son côté, avoir démarré des essais cliniques chez les enfants âgés de moins de 11 ans.

La France aux abonnés absents

Qu'en est-il des champions français qui se parent tous deux du prestigieux patronyme de l'inventeur du vaccin contre la rage ? Sanofi-Pasteur développe deux vaccins, le premier avec le Britannique GlaxoSmithKline. Ce vaccin s'appuie sur la technique dite de la protéine recombinante du français renforcée par un adjuvant de l'anglais destiné à booster la réponse immunitaire. Dans cette technique, afin de provoquer une réponse immunitaire, on injecte non pas un virus atténué ou inactivé, comme dans les vaccins traditionnels, mais un morceau du virus, la protéine d'enveloppe. Cette technologie a déjà été utilisée dans des vaccins contre l'hépatite B ou la coqueluche. Le vaccin antigrippal Flublock, développé par la biotech américaine Protein Sciences, rachetée par Sanofi en 2017, a également été élaboré avec cette technique.

Ce projet a pris du retard, et le vaccin franco-britannique ne devrait être disponible sur le marché, au meilleur des cas, qu'au dernier trimestre 2021. Ce vaccin, dont son président voulait réserver la priorité au marché américain au grand dam des Français, ne profitera vraisemblablement ni aux uns ni aux autres au cours de l'année 2021.

Sanofi-Pasteur méne son second projet à base d'ARNm avec la société américaine Translate Bio qu'il rachétera pour 3,2 milliards de dollards. Ce projet n'est entré en phase I et II d'essais cliniques que le 12 mars.

Afin de rattraper son retard, le géant français va aussi investir 2 milliards d'euros dans la recherche de nouveaux vaccins à ARNm.

L'Institut Pasteur, héritier direct du grand savant jurassien, alignait, de son côté, trois candidats au début de la course. Son projet le plus prometteur le V591, mené avec le laboratoire américain Merck, autre grand du vaccin consistait à utiliser comme vecteur le vaccin de la rougeole qui a fait ses preuves, en y ajoutant la protéine Spike du SARS-CoV-2. L'Institut annoncera, le 25 janvier, l'abandon du projet, officiellement en raison de résultats non concluants, un jour sombre dans l'histoire de la fondation. Le projet a, semble-t-il, été en réalité victime de querelles d'ego et de rivalités internes qui gangrènent trop souvent la recherche française. Deux autres projets sont menés par l'Institut : l'un est un vaccin administrable par voie nasale développé avec la biotech TheraVectysis issue de l'Institut et l'autre utilise un fragment d'ADN de la protéine Spike.

Ces deux candidats-vaccins sont toujours en phase préclinique et on ignore quel sera l'avenir s'ils en ont un.
L'absence dans le peloton de tête de la France, qui se targue d'être un grand pays de vaccins, doit inciter les autorités françaises à méditer les raisons de cet échec et à chercher à faire revivre l'esprit des pasteuriens. L'exemple de Valnena est révélateur du problème français. Implantée en Loire-Atlantique, la biotech française, qui deviendra peut-être le premier fabricant à mettre sur le marché un vaccin 100 % français contre le Covid-19, a dû se tourner vers le Royaume-Uni pour trouver les financements nécessaires et elle est toujours boudée par l'UE, en dépit de résultats prometteurs. En attendant, la France, désormais reléguée en deuxième division, est cantonnée dans un rôle de sous-traitant pour le compte d'autres industriels. Cet échec français a poussé Emmanuel Macron à proposer un plan de 7 milliards pour la recherche et l'innovation avec l'ambition de faire de la France un leader européen à l'horizon 2030. Fort heureusment, tout n'est pas qu'une question d'argent!
Pendant ce temps, les autres fabricants sont déjà passés à la deuxième étape. Certains travaillent déjà sur une deuxième génération de vaccins plus efficace contre les variants. Après Moderna, l'Université d'Oxford a également annoncé le lancement d'essais cliniques pour un vaccin contre le variant Bêta (sud-africain). Déception, par contre pour l'allemand CureVac qui n'est efficace qu'à 48 %, un taux bien plus faible que les autres vaccins à ARNm. Reste à attendre l'avis de l'EMA, alors que l'UE a déjà passé commande de 405 millions de doses.
L'exemple des vaccins contre le Covid-19 est venu confirmer, un peu plus, que l'innovation venait de moins en moins des grandes sociétés pharmaceutiques et, encore moins, de la recherche académique qui n'ont pas la réactivité nécessaire quand il faut aller vite. L'avenir résidera de plus en plus dans des alliances entre *big pharmas* et *start-up*, comme on l'a vu avec Pfizer et BioNTech.
La question qui va se poser désormais, à l'avenir, pour les candidats-vaccins sera de savoir si, dans les futurs essais, le compa-

rateur sera un placebo ou un vaccin à ARNm déjà autorisé et la barre risque d'être haute dans ce dernier cas !

Russes et Chinois font du hors-piste

Bien avant les pays occidentaux, la Russie comme la Chine ont, sans état d'âme, toutes deux, approuvé des vaccins sans attendre la fin des essais de phase III.

On se souvient du président russe Poutine annonçant à la télévision, le 11 août 2020, que son pays avait mis au point le premier vaccin efficace contre le coronavirus, le Spoutnik V du nom du premier satellite soviétique. Une colossale surprise alors qu'il n'était même pas sur la liste des vaccins, en cours d'essais cliniques dans le monde, tenue à jour par l'OMS. Le dirigeant russe a même précisé que le vaccin avait été administré à l'une de ses deux filles ! La Russie était ainsi devenue le premier pays au monde à approuver un vaccin contre le coronavirus, alors même que les essais cliniques n'étaient pas terminés. Cette annonce va susciter perplexité et scepticisme dans les milieux scientifiques. Des scientifiques russes publieront néanmoins des résultats, dans la grande revue *The Lancet*[122] en septembre 2020, une étude qui sera plutôt bien accueillie par leurs collègues occidentaux. Une deuxième étude, faite par des experts indépendants, publiée dans *The Lancet* le 2 février, fera même état d'une efficacité de 91,6 %. Il ne faut pas perdre de vue que la Russie s'appuie sur une vieille expertise vaccinale remontant à l'époque soviétique qui lui a permis, par exemple, de mettre au point un vaccin efficace contre la poliomyélite. Les Russes ont utilisé, comme l'Université d'Oxford et J&J, la technique du vecteur viral, à cette différence que le support viral n'est pas le même entre les deux doses, un choix plutôt astucieux pour certains experts. Le vaccin russe n'a pas pour autant convaincu les sceptiques. Le vrai handicap des Russes réside plutôt dans leur capacité de production. « L'institut

122. Denis Y Logunov, Inna V Dolzhikova, Alina S Dzharullaeva, « Safety and immunogenicity of an rAd26 and rAd5 vector-based heterologous prime-boost covid-19 vaccine in two formulations : two open, non-randomized phase1/2 studies from Russia », *The Lancet*, 26 September 2020.

Gamaleïa fait de la recherche, pas de la production à grande échelle. Ils ont passé des accords avec des fabricants locaux ou des producteurs internationaux de médicaments génériques, mais il va être complexe de s'assurer de l'homogénéité du produit. Or, c'est aussi cela que regardent les agences de régulation, pas juste l'efficacité de la phase III, mais tout le processus, du matériel de laboratoire utilisé pendant les essais jusqu'au développement industriel. Et ça, ça peut prendre du temps », fait remarquer Marie-Paule Kieny, la virologue qui préside le comité vaccin Covid-19 français[123].

La Russie annoncera, le19 janvier, l'homologation d'EpiVac-Corona, un deuxième vaccin déclaré efficace à 100 % ainsi que l'envoi d'une demande d'homologation du vaccin Spoutnik V à l'Union européenne, le 20 janvier. Et de trois pour les Russes, Moscou annoncera également l'enregistrement du Kovivak, le 20 février, un vaccin élaboré par le centre de recherche Tchoumakov de Moscou, selon la vieille technologie du vaccin inactivé. Ce troisième vaccin commencera sa phase III d'essais cliniques en mars.

En Chine, les recherches sur le vaccin ont commencé dès la fin du mois de janvier 2020 et les premiers essais ont débuté à la fin février. La chaine officielle de TV Weibo diffusera des images de la médecin militaire et épidémiologiste de renom, la major générale Chen Wei, se faisant inoculer le vaccin début mars 2020, avant même qu'il ne soit testé sur l'animal ! Le post de Weibo sera ensuite supprimé, mais les images et une capture d'écran ont été partagées, entre temps, sur d'autres plateformes, dont Twitter[124]. L'empire du Milieu a aussi approuvé l'utilisation d'urgence de vaccins contre le Covid-19, dès le mois de juin, pour les employés et étudiants se rendant à l'étranger ou pour les travailleurs exposés comme les soignants. En septembre, plus de 350 000 personnes avaient déjà reçu

---

123. Citépar Isabelle Mandraud, Nathalie Herzberg, Virginie Malingre , « Covid-19 : Spoutnik V, le vaccin qui fait la fierté des Russes et dont l'Europe se méfie », *Le Monde*, 12 février 2021.

124. David Gilbert, « A Chinese Doctor Injected Herself with an Untested Coronavirus Vaccine », *Vice News*, 4 mars 2020.

des injections. Un programme pilote de vaccination contre le coronavirus a aussi commencé en octobre, dans la province de Zhejiang dans l'est du pays, et servira de modèle, selon le *South China Morning Post*[125]. Le vaccin utilisé est le CoronaVac de la compagnie pharmaceutique Sinovac, vendu 400 yuans (50 euros). Le vaccin était, à ce moment, toujours en phase d'essais cliniques au Brésil, en Turquie, au Bangladesh et en Indonésie, des pays où la circulation du virus est plus active qu'en Chine. Le Brésil a été le premier pays à lancer la phase III du vaccin, fin juillet, sur fond de bataille politique entre le maire de Sao Paulo, farouche partisan du vaccin chinois et Jair Bolsonaro, fervent soutien d'AstraZeneca. L'agence de vigilance sanitaire brésilienne, Anvisa, décidera d'interrompre l'essai du CoronaVac après un « incident grave » survenu le 29 octobre, sans donner plus de détails. On apprendra qu'il s'agissait du décès d'un habitant de Sao Paulo qui, en fait, soit se serait soit suicidé, soit serait mort d'une overdose, selon le journal *Folha de Sao Paulo*! Une telle mésaventure était déjà arrivée au vaccin anglo-suédois AstraZeneca-Oxford, dont l'essai a aussi été un temps suspendu en septembre après l'apparition d'une « maladie potentiellement inexpliquée » chez un volontaire. Le Pérou annoncera également, le 11 décembre, avoir « suspendu temporairement, par précaution », les essais cliniques du vaccin chinois de Sinopharm après la détection de problèmes neurologiques chez l'un des volontaires. Il faut savoir que les effets secondaires, lors d'essais cliniques ou au début d'une campagne de vaccination, sont assez classiques et ne sont pas inquiétants en soi. Les autorités sanitaires des différents pays suivent de près la situation des personnes vaccinées. En France, l'ANSM a annoncé qu'elle publierait chaque semaine sur son site un rapport sur les effets indésirables signalés. Seules des études en vie réelle de phase IV pourront éclairer sur les effets à long terme des vaccins. En attendant, il faut leur faire confiance.

Dans cette course aux vaccins, la Chine, parce qu'elle a maitrisé l'épidémie, est pénalisée par rapport à l'Europe et aux États-

125. Alice Yan, « Chinese province's coronavirus vaccination scheme could be model for rest of country », *SCMP*, 17 october 2020.

Unis où les fabricants peuvent plus facilement collecter des données en raison d'une large propagation de l'épidémie. La Chine a, également, été handicapée par le fait que des pays, qui devaient tester ses vaccins, ont aussi connu un ralentissement de l'épidémie, comme cela a été le cas des Émirats arabes unis. Le groupe pharmaceutique chinois Sinopharm annoncera, le 30 décembre, que l'un de ses vaccins contre le Covid-19 était efficace à 79,43 %. Sinopharm sera le premier groupe pharmaceutique chinois à communiquer des chiffres concernant l'efficacité de son vaccin. Ce vaccin sera approuvé « sous conditions » le 31 décembre. Cette « mise sur le marché » conditionnelle permettra de proposer le vaccin au grand public, alors que les essais cliniques ne sont pas encore terminés.

Un autre vaccin chinois, celui développé par le laboratoire CanSinoBio, sera testé à grande échelle au Pakistan où les 10 000 participants ont été rémunérés 50 dollars. Le vaccin a aussi été testé en Argentine, au Chili et en Russie. Connu sous le nom d'Ad5nCoV, il a été développé conjointement par l'Institut de biotechnologie de Beijing, qui fait partie de l'armée chinoise, et la société de vaccins CanSino Biologics. C'est un vaccin qui utilise un adénovirus comme vecteur viral comme celui d'AstraZeneca et le vaccin russe Spoutnik V. Dans un communiqué à la bourse de Hong Kong, la compagnie chinoise annoncera avoir obtenu l'« approbation militaire spéciale » de la commission militaire centrale chinoise, le 25 juin 2020. Cette autorisation spéciale durera un an et ne s'appliquera qu'au personnel militaire. Le Mexique recevra également reçu les premières doses de ce vaccin pour démarrer des essais de phase III sur 10 000 à 15 000 volontaires.

Au 31 décembre, au total, huit vaccins chinois étaient en cours de développement à divers stades. Deux d'entre eux seront autorisés en Chine le 26 février : le vaccin à adénovirus à une seule dose, développé par CanSino Biologics, et le deuxième vaccin de Sinopharm.

La course à la vaccination

Un an après les débuts de l'épidémie, les États vont déployer, les uns après les autres, leurs campagnes de vaccination. Chinois et Russes, qui sont partis avant le coup de sifflet, auront, bien entendu, plusieurs longueurs d'avance au départ. En Chine, selon une annonce faite le 20 novembre par le laboratoire Sinopharm sur le réseau social WeChat, plus d'un million de Chinois auraient déjà reçu l'un de ses deux vaccins et « aucun effet indésirable n'a été observé chez les personnes ayant reçu le vaccin et aucune n'a été infectée par le virus ». Cette vaccination s'inscrit dans le « programme d'urgence » lancé par la Chine, en juillet, à destination des travailleurs jugés essentiels pour l'économie. Trois vaccins ont, semble-t-il, été utilisés dans le cadre de ce programme : les deux de Sinopharm et celui de Sinovac. Ces trois vaccins utilisent la technologie traditionnelle du vaccin inactivé, celle de Louis Pasteur. Le pays, berceau de la pandémie, a ainsi été le premier pays à démarrer les vaccinations. Les Émirats arabes unis, également, n'ont pas attendu l'autorisation et ont lancé leur campagne avec des doses du chinois Sinopharm, dès le 14 décembre, dans la capitale Abou Dhabi. L'émir de Dubaï, le cheikh Mohammed ben Rached Al Maktoum, s'est même fait inoculer le vaccin dès le 3 novembre 2020, alors qu'il était encore en phase III.

La Russie a aussi commencé à vacciner ses militaires, selon une annonce faite par le ministre russe de la Défense, Sergueï Choïgou, le 27 novembre. Au total, plus de 400 000 militaires ont été vaccinés dans le cadre de cette campagne. La vaccination grand public a débuté le 5 décembre avec le Spoutnik V qui sera administré dans 70 cliniques à Moscou. L'accès au Spoutnik V sera gratuit. La Russie appuie le pied sur l'accélérateur alors même que la troisième phase des essais cliniques ne sera terminée qu'en janvier et les résultats définitifs connus qu'en juillet 2021. Reste à trouver des volontaires, car en dépit des déclarations triomphalistes des autorités, 59 % des Russes se disent réticents à être vaccinés, selon l'institut indépendant Levada. Spoutnik V a aussi été approuvé en Biélorussie et en

Argentine, qui ont débuté leur campagne de vaccination. L'Algérie a également démarré sa campagne avec le vaccin russe le 30 janvier 2021. La Guinée-Conakry avait déjà commencé le 30 décembre à injecter un petit échantillon de 60 doses de Spoutnik V à titre expérimental avant de décider de lancer sa campagne.

L'organisation des campagnes de vaccination est un challenge logistique important pour les fabricants, les transporteurs et les États.

Les grands laboratoires pharmaceutiques engagés dans la course au vaccin contre le Covid-19, comme Pfizer, AstraZeneca ou J&J, ont commencé la production avant même de boucler les études cliniques. C'était une prise de risque que le grand public ignore et qu'il faut saluer, car en général les entreprises, tant qu'elles n'ont pas l'AMM, ne fabriquent que les doses nécessaires aux essais cliniques et aux usages compassionnels. Il a fallu, ensuite, acheminer les vaccins depuis les usines de production, qui tournent nuit et jour, vers les lieux de vaccination. C'est aussi un défi important, en particulier, pour Moderna qui n'avait pas de véritable expérience dans la fabrication de médicaments et qui n'avait jamais produit ou vendu de médicament à ce jour. Il y aussi une question qui n'est pas souvent évoquée, c'est celle de la production des flacons de verre et des seringues nécessaires aux millions de doses de vaccins injectées à travers le monde, d'autant que la production des seringues, par exemple, est concentrée en Chine et en Inde.

L'approvisionnement du vaccin Pfizer pour l'Amérique sera assuré par les trois usines des États-Unis. Celui de l'UE, du Royaume-Uni et du Japon se fera à partir de l'usine de Puurs en Belgique à laquelle viendra se rajouter l'usine de Marburg que BioNTech a racheté à Sanofi. Le français Delpharm, entreprise de sous-traitance pharmaceutique, mettra en flacon une partie du vaccin Pfizer-BioNTech, à partir d'avril 2021, dans son usine à Eure-et-Loir. Sanofi, dont le vaccin a pris du retard, a confirmé, le 27 janvier, la conclusion d'un accord avec BioNTech pour aider l'entreprise allemande à fabriquer son vaccin avec un objectif de production en Europe de plus de 125 millions de doses, à partir de l'été 2021. Elle y a été fortement incitée, semble-t-il, par le gouvernement français. « J'ai incité Sanofi à étudier sérieusement la proposition de produire le vaccin pour d'autres laboratoires », a confirmé au *Monde* la ministre déléguée à l'Industrie, Agnès Pannier-Runacher[126]. Le laboratoire suisse Novartis, qui ne développe pas de vaccin, a aussi signé un accord avec BioNTech pour produire son vaccin. Novartis utilisera, pour cela, son site de Stein, en Suisse qui a été validé par l'EMA le 22 juin 2021. Pfizer et BioNTech ont prévu de relever leur production de 1,3 à 2 milliards de doses en 2021.

De son côté, Moderna envisage la production d'un milliard de doses pour 2021. Pour tous les pays hors États-Unis, la production se fera, en Suisse, dans les usines du groupe Lonza à Viège. Le laboratoire français Récipharm participera également à la production du vaccin Moderna, dès le premier trimestre de 2021, dans son usine de Monts (Indre-et-Loire). Lonza produira le vaccin pour les États-Unis dans ses installations du New Hampshire.

Les compagnies aériennes se sont aussi préparées à transporter des milliards de doses à travers le monde. L'un des plus grands défis a été de transporter les vaccins à très basse température. Pour son vaccin, Pfizer a conçu des contenants spéciaux remplis de glace sèche, c'est-à-dire du dioxyde de carbone solide. United Airlines a dû demander à la Federal Aviation Administration l'autorisation de transporter cinq fois plus de neige carbonique que la limite autorisée afin qu'elle puisse acheminer le vaccin de l'aéroport international de Bruxelles à l'aéroport international O'Hare de Chicago. American Airlines a aussi effectué des vols d'essai entre Miami et l'Amérique du Sud afin de mettre à l'épreuve les emballages thermiques et ses propres procédures de manutention. Le géant de la logistique UPS a, de son côté, augmenté sa capacité de production de glace sèche

126. Chloé Aeberhardt et Claire Gatinois, « Comment le français Sanofi s'est retrouvé distancé dans la course au vaccin », *Le Monde*, 11 janvier 2021.

dans ses entrepôts pour pouvoir stocker et transporter des vaccins contre le Covid-19 et a aussi conçu des congélateurs pour les petits établissements de santé. Face au manque d'infrastructures pour stocker les vaccins, la compagnie aérienne Emirates proposera même, par la suite, de devenir un centre de stockage et d'effectuer des livraisons quotidiennes de vaccins aux pays ne disposant que de faibles capacités de stockage. La logistique et les stratégies de vaccination vont dépendre du vaccin choisi. Les choses ont été plus compliquées au départ avec le vaccin Pfizer-BioNTech qui devait être stocké à 70 °C et qui ne se conservait que 5 jours, une fois décongelé. C'était un pari logistique quasi impossible à relever pour les pays du Sud qui se sont tournés vers des vaccins moins coûteux et plus faciles à conserver. Les choses ont été un peu plus faciles avec le vaccin Moderna qui peut être conservé jusqu'à six mois dans un congélateur à -20 °C, puis jusqu'à trente jours dans un réfrigérateur avant utilisation.

En Europe, le Royaume-Uni sera le premier pays occidental à entamer sa campagne de vaccination, le 8 décembre. Un grand jour pour un pays qui a payé un lourd tribut à l'épidémie, le *V-Day*, selon le mot du ministre de la Santé, Matt Hancock. Alors que le pays ne s'est pas particulièrement illustré par sa bonne gestion de l'épidémie, le déploiement du vaccin, l'un des plus rapides au monde, sera incontestablement une réussite. Au 14 février 2021, le Royaume-Uni avec 15 millions de personnes vaccinées va occuper la première place en Europe. *À* la même date, la France arrivait au 30e rang des États elon le taux de la population vaccinée avec seulement 3,32 % des Français à avoir reçu au moins une dose du vaccin. Une bonne performance que les Anglais doivent au très centralisé NHS et à des choix audacieux comme l'espacement des doses. Au niveau mondial, Israël, les *É*mirats arabes unis et le Royaume de Bahreïn vont occuper les premières places. Les États-Unis avaient vacciné 37 millions d'individus, un peu plus de 11 % de la population, et la Chine avec 41 millions de personnes n'avait vacciné que 2,92 % de la population ! Les Britanniques

doivent être félicités, d'autant que le démarrage de la vaccination s'est heurté à de nombreux obstacles à peu près dans tous les pays.
À l'inverse, l'UE n'aura pas brillé par ses performances sur la question des vaccins. Obnubilée par les prix et les questions de responsabilité, elle aura négocié tardivement avec les fournisseurs. Le contrat avec AstraZeneca a été, par exemple, conclu 2 mois plus tard que celui de la Grande-Bretagne. Le portefeuille des produits choisis a davantage résult*é* de la recherche d'un compromis entre les intérêts industriels des États que de choix scientifiques. Les campagnes de vaccination dans les pays de l'UE ont démarré bien après celles du Royaume-Uni et des États-Unis et sont assez rapidement retrouvées presque à l'arrêt en France, Espagne et Portugal, à la suite des problèmes d'approvisionnement. En Europe, seuls 2,5 % de la population avait reçu une première dose, début février. L'OMS appellera à vacciner plus vite en Europe. Voilà qui apportera de l'eau au moulin des « brexiteurs » britanniques et donner des arguments aux nationalistes qui s'opposent à l'Europe.
Au nom des 27 États membres, la Commission européenne signera six contrats avec les laboratoires. Avec Pfizer-BioNTech, un premier contrat a été signé à l'automne 2020 pour la livraison de 200 millions de doses avant septembre 2021 et 100 millions plus tard. Un deuxième contrat a été conclu le 8 janvier sur 300 millions de doses additionnelles avec des livraisons à partir du deuxième trimestre 2021. Avec Moderna, un accord a été passé le 24 novembre pour une commande de 80 millions de vaccins, avec une option d'achat de 80 millions supplémentaires. Un deuxième accord sera passé le 17 février pour l'achat de 150 millions de doses, destinées à être livrées aux 3e et 4e trimestres 2021, avec une option de 150 millions de doses supplémentaires pour une livraison en 2022. Avec AstraZeneca pour 300 millions de doses ferme et une option de 100 millions de doses. Avec l'américain Johnson&Johnson pour 200 millions de doses et une option de 200 millions, avec le tandem franco-britannique Sanofi/GSK pour 300 millions de doses et

avec l'allemand CureVac jusqu'à 405 millions de doses. « Nous sommes en train de constituer l'un des portefeuilles de vaccins contre le Covid-19 les plus complets au monde. Il fournira aux Européens un accès aux vaccins les plus prometteurs en cours de développement », s'est réjouie la présidente de la commission, Ursula Von der Leyen. Les prix à l'unité des différents vaccins achetés par l'UE, qui devaient demeurer confidentiels, seront publiés par mégarde sur Twitter, par la secrétaire d'État belge chargée du Budget ! On saura ainsi que les prix ont varié de 1,78 € la dose pour AstraZeneca-Oxford à 14,70 € pour Moderna en passant par 12 € pour le Pfizer-BioNTech.
A priori, on pouvait se féliciter d'un tel accord, qui a évité des surenchères entre États auprès des compagnies pharmaceutiques et d'avoir à payer au final les vaccins au prix fort, comme l'a fait la France en 2009 lors de l'épidémie du H1N1. Avec le recul, on se rendra compte que l'UE a été plutôt précautionneuse dans les montants et dans les technologies vaccinales choisis, si on fait la comparaison avec d'autres pays et notamment les États-Unis. Le choix de privilégier des offreurs traditionnels, comme Sanofi, dont les résultats se sont avérés décevants, interroge. La France a-t-elle fait pression pour que la Commission achète moins de doses Pfizer-BioNTech et plus de Sanofi, comme l'a dit la presse allemande, mi-décembre 2020 ? Paris et Bruxelles ont démenti, mais cette hypothèse n'est pas à exclure. On apprendra que le gouvernement allemand avait pris soin de négocier au préalable des accords avec CureVac et Pfizer-BioNTech pour respectivement 20 millions et 30 millions de doses.
En contrepartie, l'UE a exigé des laboratoires que les doses soient fabriquées en Europe. Les doses commandées seront réparties entre les pays suivant leur population. La France a ainsi reçu 15 % des doses commandées par l'Union européenne. Plusieurs vaccins différents seront administrés dans chaque pays. Les États membres seront tenus de passer par les accords conclus par la Commission européenne. Ces accords européens pourront être complétés par des contrats bilatéraux passés par

des États membres auprès d'autres fournisseurs. C'est ce que fera la Hongrie.

Au total, la Commission européenne a réservé 2,3 milliards de doses auprès de six laboratoires, largement de quoi immuniser les 450 millions d'Européens.

Les livraisons de vaccin Pfizer-BioNTech seront perturbées aux États-Unis, en fin d'année 2020, par des difficultés d'approvisionnement en matières premières, obligeant le fabricant à réduire de moitié ses prévisions de production qui sont passées de 100 à 50 millions de doses. En Europe, les livraisons de vaccins Pfizer-BioNTech vont aussi ralentir fin janvier/début février, en raison de modifications dans le processus de production qui ont nécessité des travaux dans l'usine de Puurs, en Belgique. Une partie de ces retards sera comblée par la reconnaissance officielle d'une 6e dose dans les flacons. À l'origine, les flacons du vaccin de Pfizer étaient censés contenir 5 doses. Sur le terrain, les soignants se rendront compte qu'il était possible d'en extraire une sixième dose complète et l'Agence européenne de médicament donnera son accord, début janvier 2021 pour l'usage de cette dose supplémentaire avec un protocole adapté. Il faut, en effet, utiliser des aiguilles particulières qui disposent d'un très faible espace mort et permettent de limiter les pertes. À défaut d'aiguilles adaptées, la sixième dose peut se révéler incomplète en nombre de millilitres, puisque c'est la part finale du flacon. La méthode était déjà pratiquée aux États-Unis et au Royaume-Uni. L'entreprise en profitera au passage pour réduire ses livraisons, afin que le nombre de doses livrées corresponde à ce qui était prévu dans le contrat. Six doses, mais pas sept, comme le fera en France l'hôpital de Bayeux en Normandie où les équipes de vaccination ont mélangé des restes de flacons pour constituer une « septième » dose, en plus des six autorisées par flacon.

De son côté, Moderna demandera l'autorisation, à plusieurs autorités sanitaires, d'augmenter de 50 % la capacité de ses flacons de vaccin.

Les autres fabricants ont aussi été confrontés à des tensions dans leur production et auront du mal à tenir leurs engagements. Un bras de fer opposera la Commission européenne à AstraZeneca, après que cette dernière eut informé l'UE, avant même que le vaccin ne soit autorisé par l'EMA, qu'elle ne pouvait livrer qu'un quart des doses initialement promises au premier trimestre. La Commission européenne avait réservé près de 400 millions de doses de ce vaccin. « La Commission européenne et les États membres ont exprimé leur profond mécontentement à ce sujet. Nous avons insisté sur un calendrier de livraison précis sur la base duquel les États membres devraient planifier leurs programmes de vaccination, sous réserve de l'octroi d'une autorisation de mise sur le marché conditionnelle », écrira sur son compte Twitter, la commissaire européenne à la Santé, Stella Kyriakides. La présidente de la Commission européenne, Ursula von der Leyen, appellera le Français Pascal Soriot, PDG d'AstraZeneca, le 25 janvier, pour exiger qu'il honore ses engagements. Bruxelles redoute qu'une partie des vaccins fabriqués sur le continent soient attribués à d'autres pays, notamment au Royaume-Uni. L'UE ira même jusqu'à publier le contrat signé avec AstraZeneca, dans le but de rappeler les engagements du laboratoire. Bruxelles adoptera, le 29 janvier, un mécanisme permettant de contrôler les exportations hors de l'UE des vaccins qui y sont produits afin d'empêcher la sortie de doses destinées aux Européens, en considérant l'Irlande du Nord comme un territoire d'exportation pour ce qui concerne les vaccins. Ce faisant, l'UE va créer un couac diplomatique, car si, en vertu du Brexit, l'Irlande du Nord a bien quitté l'UE, le protocole nord-irlandais, signé dans le cadre de l'accord sur le Brexit, lui permet de rester dans le marché unique. Les marchandises circulent donc librement entre l'Union européenne et l'Irlande du Nord, afin de se conformer aux Accords du Vendredi saint. Ce texte, signé en 1998, interdit le rétablissement d'une frontière physique sur l'île d'Émeraude ; c'est le garde-fou de la paix nord-irlandaise. Une initiative d'autant plus maladroite, que l'UE avait justement guerroyé ces 3 dernières années, lors des négociations sur le Brexit, afin que cette frontière ne soit pas rétablie! L'OMS critiquera cette annonce en dénonçant le nationalisme de l'UE. Elle affirmera que de telles mesures risqueraient de prolonger la pandémie. Un nationalisme vaccinal d'autant plus condamnable que l'Europe a été un des promoteurs de l'initiative COVAX! L'UE sera obligée de faire piteusement machine arrière.

La Commission européenne expliquera, le 1er février, vouloir prendre ses distances avec le laboratoire anglo-suédois et se tourner vers les vaccins Pfizer-BioNTech et J&J. Or J&J, qui est lui-même confronté à des retards inattendus dans la fabrication de son vaccin, a déjà annoncé ne pas être pas en mesure de fournir autant de doses qu'il a promises au gouvernement américain. La société pharmaceutique s'était, en effet, engagée à ce que 12 millions de doses de son vaccin soient prêtes d'ici la fin février, pour atteindre un total de 100 millions de doses d'ici la fin juin aux États-Unis. Le salut en Europe pourrait venir du vaccin russe Spoutnik V. La Hongrie l'a acheté, l'Allemagne y serait favorable. Reste à attendre l'autorisation du régulateur européen. Afin de faciliter les choses, les Russes ont trouvé un accord avec l'entreprise pharmaceutique italo-suisse Adienne, en Lombardie, près de Monza, pour que leur vaccin y soit fabriqué, une opération qui est loin de faire l'unanimité de l'autre côté des Alpes. Le quotidien *La Repubblica* n'hésite pas à dénoncer une « opération de colonisation de l'Europe » orchestrée par la Russie. Le *Washington Post* rappelle également les mises en garde de la présidente de l'EMA, qui l'avait comparé « à la roulette russe », en faisant valoir « le manque de données et de sécurité du vaccin ».

On croyait le différend entre l'UE et AstraZeneca enterré jusqu'à ce qu'on apprenne début mars que l'Italie avait bloqué l'exportation vers l'Australie de 250 000 doses du vaccin anglo-suédois fabriquées dans une usine italienne.

La campagne de vaccination sera aussi marquée par le débat sur l'espacement entre les deux doses. En raison de l'aggravation de la situation sanitaire, le Royaume-Uni sera le premier pays à inaugurer un espacement au-delà de ce qui était recommandé par les fabricants, suivi en cela par plusieurs autres pays. Le Québec envisagera même de porter ce délai à 90 jours, au grand dam d'Ottawa. Le Royaume-Uni ira même plus loin en autorisant l'interchangeabilité des vaccins, dans certains cas. Une étude, pour savoir si la combinaison de deux doses de vaccins différents chez un même patient pouvait être efficace, a été lancée, le 4 février, par l'Université d'Oxford. Pour cela, elle testera la combinaison entre le vaccin Pfizer-BioNTech et celui d'AstraZeneca. L'étude comparera également l'efficacité de la protection en fonction de l'espacement testant un intervalle de 4 semaines tel que recommandé par le fabricant et un intervalle de 12 semaines retenu par les autorités britanniques.

En principe, les deux doses doivent être administrées à 21 jours d'intervalle, selon les protocoles des laboratoires qui l'ont développé. L'OMS avait toutefois estimé que le rappel pouvait effectivement être retardé de quelques semaines dans des « circonstances exceptionnelles » tout en avertissant que le délai ne devait pas excéder six semaines, car « rien ne prouve qu'une seconde dose administrée au-delà de 42 jours conserve l'efficacité à moyen et long termes du vaccin ».

L'ANSM avait également estimé que « cette flexibilité d'administration de la deuxième dose peut être envisagée, au vu des circonstances actuelles spécifiques afin d'élargir la couverture vaccinale des personnes prioritaires et faire face aux fluctuations d'approvisionnements ». L'HAS a aussi préconisé, le 23 janvier, « d'élargir à 6 semaines le délai entre 2 doses de vaccin » au lieu de 3 et 4 semaines respectivement pour les vaccins de Pfizer-BioNTech et de Moderna. Les deux avis, favorables à l'allongement du délai, s'appuyaient sur le fait que, pour certains participants de la phase III, la seconde dose du vaccin Pfizer avait été administrée dans une fourchette allant de 19 à 42 jours après la première. Ces reports au-delà de 3 semaines ont toutefois été marginaux. « 98 % des participants à l'essai de Pfizer-BioNTech et 92 % des participants à celui de Moderna ont reçu les deux doses à respectivement

3 et 4 semaines d'écart », avait relevé la FDA dans un communiqué, début janvier. L'Agence américaine a même fait siens les rappels à l'ordre de Pfizer et a martelé que « l'efficacité et la sécurité du vaccin n'ont pas été évaluées pour d'autres calendriers » et s'est opposée au choix fait par la Grande-Bretagne.
En France, le report de la deuxième dose, au-delà des délais préconisés par les fabricants, n'a pas fait consensus. L'Académie de médecine a mis en garde contre les conséquences possibles d'un tel allongement. Olivier Véran fera un pas de deux sur le sujet. Après avoir annoncé dans un premier temps, le 7 janvier, le décalage de la deuxième dose du vaccin Pfizer-BioNTech « jusqu'à six semaines au lieu de trois », il fera machine arrière, le 26 janvier, en indiquant que le délai entre les deux doses du vaccin Pfizer sera maintenu à « 3 ou 4 semaines » prenant le contrepied des deux grandes autorités sanitaires, l'ANSM et l'HAS, et du « Monsieur vaccin » Français, Alain Fischer, qui avaient tous trois estimé qu'on pouvait allonger le délai à six semaines.
Quant aux laboratoires concernés, ils vont se montrer frileux quant à un éventuel report du rappel envisagé par plusieurs pays, car tous les essais ont été menés avec 2 doses distantes de 21 jours pour le Pfizer-BioNTech et de 28 jours pour Moderna. Les partisans d'un report faisaient valoir, à l'inverse, que cela permettait de vacciner plus de monde dans un contexte où il faut vacciner au plus vite le plus grand nombre alors que la quantité de doses est restreinte. On a également vu, lors d'essais de phase III, que la protection vaccinale était obtenue dès la première dose après 7 à 14 jours. Une étude écossaise en vie réelle sur 1,14 million de personnes, soit 21 % des 5,4 millions d'Écossais, a aussi montré que quatre semaines après la première dose, le nombre de formes sévères de Covid-19 avait fortement baissé : 85 % en moins pour le vaccin Pfizer et 94 % pour le vaccin AstraZeneca.
Une dose ou deux doses, c'est, en fait, le choix entre deux logiques : une collective où, avec une seule dose, on peut vacciner plus de monde et ralentir l'épidémie et une individuelle où on

privilégie la durée de la protection vaccinale de chaque personne prise individuellement.

L'HAS recommandera, par ailleurs, le 12 février, de « ne proposer qu'une seule dose » de vaccin contre le Covid-19 aux personnes « ayant déjà fait une infection » par le coronavirus. La France sera ainsi le premier pays à formuler une telle recommandation. Cette recommandation s'est appuyée sur une étude mise en ligne, sur le site de prépublication *medRxiv*, le 1er février, qui affirmera qu'une seule dose de vaccin provoquerait une réponse immunitaire très rapide chez les personnes ayant déjà été infectées. Qu'en est-il des pays pauvres ? À la mi-janvier 2021, le monde va se diviser en deux. Alors que l'Europe et les États-Unis ont commencé à vacciner, les campagnes ne sont pas encore à l'ordre du jour dans les pays pauvres. On est loin des tirades enflammées sur le vaccin « bien public mondial » défendu par l'OMS, l'ONU et quelques dirigeants comme le Français Emmanuel Macron ou le Chinois Xi Jinping ! « Je dois être franc. Le monde est au bord d'un échec moral catastrophique, et le prix de cet échec sera payé par les vies et les moyens de subsistance dans les pays les plus pauvres du monde », a mis en garde le patron de l'OMS. Des mécanismes de solidarité internationale avaient pourtant été prévus par l'intermédiaire du dispositif COVAX qui devait permettre de vacciner 20 % de la population de chaque pays, mais les choses tardent à se mettre en place, les pays occidentaux ont acheté 90 % des doses des 2 vaccins américains, au-delà de ce qui aurait été vraiment nécessaire. Les États-Unis ont signé avec les seuls Pfizer et Moderna des accords pour un total de 400 millions de doses qui seront livrées avant l'été 2021, soit suffisamment pour 200 millions de personnes. Le gouvernement américain a aussi un accord avec AstraZeneca pour la fourniture de 300 millions de doses et Novavax pour 110 millions.

Au total, les pays riches, qui représentent 14 % de la population mondiale, ont réservé plus 50 % des doses de vaccins, s'alarment les ONG. Devant ces difficultés, de plus en plus de voix s'élèvent pour qu'on libère les vaccins de la protection des brevets. Un certain nombre de dispositifs existent comme les licences obligatoires ou les licences volontaires, mais ce sont des procédures lourdes qui ne seront acceptées ni par les laboratoires ni par les États qui abritent ces industries. Des pays, comme l'Inde et la Corée du Sud, fabriquent les vaccins d'AstraZeneca sur la base déjà de licences volontaires. Des négociations sont en cours à l'Organisation mondiale du commerce (OMC) à la demande de l'Inde et de l'Afrique du Sud, soutenue par une centaine de pays, pour suspendre temporairement les Accords sur les aspects des droits de propriété intellectuelle qui touchent au commerce (ADPIC), permettant la levée des brevets pour partager les savoirs et technologies sur les vaccins anti-Covid-19. Un nouveau round de négociations a eu lieu à l'OMC les 10 et 11 mars. Les pays occidentaux, qui abritent la plupart des groupes pharmaceutiques, y sont hostiles. Les pétitions vont se multiplier en faveur d'une levée des droits de propriété intellectuelle.

L'Afrique aurait théoriquement besoin de 1,5 milliard de vaccins pour immuniser 60 % de sa population. L'OMS table sur 30 % de la population africaine vaccinée d'ici la fin 2021. On risque d'être loin du compte. L'Union africaine a bien commandé 270 millions de doses, mais les populations ne pourront pas en bénéficier en raison des retards du programme COVAX, alors qu'il y a urgence à endiguer l'épidémie. Nombre de pays se tournent vers la Russie ou la Chine, lesquelles y voient le moyen d'étendre leur influence. On ne saurait les blâmer. La pandémie nous a ramenés au temps de la guerre froide, bloc contre bloc.

Grâce à la présence sur son sol du premier fabricant mondial de vaccin, le SII, et à son vaccin local, l'Inde jouit d'une position relativement privilégiée et entend même concurrencer la Chine auprès de ses voisins. Elle a ainsi fait don de millions de doses du vaccin d'AstraZeneca au Bengladesh, Sri Lanka, Népal et à l'ile Maurice. Pour ce qui la concerne, elle a mené, le 2 janvier 2021, des simulations de vaccinations à travers tout le pays avant de lancer sa propre campagne. Quatre-vingt-seize mille professionnels de santé ont été formés pour l'inoculer et se sont exercés sur des mannequins dans des centres spécialement mis en place. L'objectif affiché est de vacciner jusqu'à 300 millions de personnes d'ici juillet 2021.

La guerre du « *soft power* »

La course au vaccin est devenue un enjeu géopolitique majeur. Des accords se sont multipliés entre pays pour réaliser un essai de phase III, produire un vaccin, pour en vendre ou en donner. Alors que l'Occident est embourbé dans une pandémie qui n'en finit pas et que le dispositif COVAX a du mal à se déployer, en raison à la fois en raison de financements insuffisants et d'une pénurie de la production mondiale de vaccins, la Russie, avec son surprenant Spoutnik V, et la Chine, soucieuse de redorer son blason, vont occuper la scène internationale. L'Inde va tenter de se mêler à cette guerre du *soft power*, une occasion de rivaliser avec son grand voisin. Forts de leurs pétrodollars, les Émirats arabes unis, un des pays au monde vaccinant le plus rapidement, ont aussi commencé à faire don de vaccins Sinopharm, fabriqués par la Chine, à des pays où ils ont des intérêts stratégiques ou commerciaux. Israël a aussi envoyé des milliers de vaccins à des « pays alliés ». C'est le cas du Guatemala qui a déménagé son ambassade à Jérusalem et du Honduras qui s'est engagé à le faire. Sont aussi récompensées la Hongrie, qui a mis en place une mission commerciale à Jérusalem, et la République tchèque qui doit y ouvrir un bureau diplomatique. Israël ira même jusqu'à financer la livraison de doses du vaccin russe Spoutnik V au régime syrien en échange de la libération d'une de ses ressortissantes, détenue par Damas ! Le pays hébreu est critiqué pour ne pas avoir les mêmes attentions vis-à-vis des Palestiniens.

Le Fonds souverain russe (RDIF) a annoncé, le 27 novembre 2020, avoir conclu un accord avec le groupe pharmaceutique indien Hetero, pour la production de plus de 100 millions de doses annuelles du vaccin russe Spoutnik V. Des essais cliniques du vaccin de phase II et III sont aussi en cours en Inde et la production devrait commencer début 2021. RDIF précise que des « demandes », pour plus de 1,2 milliard de doses du vaccin Spoutnik V, auraient été faites par « plus de 50 pays ». En dehors de l'Inde, le vaccin serait notamment produit au Brésil, en Chine et en Corée du Sud. Concurrencé par les vaccins chinois dans les pays émergents, le vaccin russe a beaucoup de difficultés à dépasser la zone d'influence du Kremlin. La Biélorussie a été le premier pays étranger à homologuer le vaccin russe, suivie de l'Argentine, Venezuela, Bolivie, Guinée, Serbie et Palestine. Au 1er février 2021, on était encore loin de la cinquantaine de pays espérés.

En matière vaccinale, c'est surtout la Chine qui est devenue un acteur incontournable aux côtés des États-Unis et de l'Europe. Qui aurait pu l'imaginer il y a seulement 10 ans ! Pour l'empire du Milieu, l'enjeu est de redorer une image passablement ternie par la pandémie partie de Wuhan. Après les masques, les vaccins. C'était aussi l'occasion de montrer sa capacité à maitriser les technologies de pointe. Elle a aussi rejoint l'Alliance GAVI créée, il y a 20 ans, pour favoriser l'accès aux vaccins des pays en développement. L'Alliance GAVI codirige le COVAX avec le CEPI (la Coalition pour les innovations en matière de préparation aux épidémies) et l'OMS. L'objectif du COVAX est d'accélérer la mise au point et la fabrication de vaccins contre le Covid-19 et d'en assurer un accès juste et équitable, à l'échelle mondiale.

Au printemps 2020, le président Xi Jinping avait même annoncé, à l'occasion de l'assemblée générale annuelle de l'OMS, que le vaccin chinois serait un « bien public mondial ». Le 17 juin, lors d'un sommet Chine-Afrique sur la solidarité contre le Covid-19, le président chinois va, à nouveau, s'engager « à donner un accès prioritaire au vaccin lorsqu'il sera déployé ». Le 24 août, c'est au tour du Premier ministre, Li Keqiang, de promettre, lors d'une conférence virtuelle avec les dirigeants du Laos, du Cambodge, du Vietnam, de Birmanie et de Thaïlande, que « les vaccins seront fournis en priorité aux pays du Mékong ».

La diplomatie vaccinale chinoise a pu se déployer d'autant plus aisément que « l'isolationnisme sanitaire » de l'administration Trump lui a laissé le champ libre. C'est la première fois depuis la Deuxième Guerre mondiale que les États-Unis ne vont pas jouer un rôle majeur dans le règlement d'une crise mondiale. Ils n'ont pas participé au COVAX. Aucune initiative n'a été prise par Washington pour promouvoir les vaccins américains à l'étranger. Les choses vont changer avec Joe Biden. La nouvelle administration américaine a promis une aide de 4 milliards de dollars au dispositif COVAX. Une première tranche de 2 milliards de dollars qui sera débloquée « très rapidement » selon un haut responsable américain et une deuxième tranche de 2 milliards le sera progressivement sur deux ans en 2021 et 2022. En attendant, la Chine aura marqué des points précieux. « C'est certainement un point de prestige pour la Chine d'avoir des vaccins, non seulement pour ses besoins nationaux, mais aussi de fournir à l'étranger, tout comme les grandes sociétés pharmaceutiques américaines et les sociétés pharmaceutiques russes », a déclaré Drew Thompson, chercheur à la Lee Kuan Yew School of Public Policy de l'Université nationale de Singapour[127]. Reste un obstacle majeur à franchir, obtenir l'agrément de l'OMS, le *gold standard,* pour les régulateurs et les agences onusiennes. L'offensive chinoise a été quelque peu ralentie par les retards pris par les essais chinois qui ont dû trouver à l'étranger des volontaires pour tester ses vaccins.

Les vaccins des quatre acteurs majeurs chinois, Sinovac, Sinopharm, CanSino et Zhifei Biological, ont été testés dans plus d'une quinzaine de pays en 2020. Les essais cliniques ont été, pour beaucoup de pays, un moyen d'obtenir des vaccins par la suite. Sinovac a, par exemple, effectué ses phases II et III aux Philippines et en Indonésie, deux des pays les plus touchés en Asie du Sud-Est. Elle s'est associée à l'instituto Butantan brésilien pour mener des essais de phase III au Brésil. Sinopharm a conduit ses essais au Pérou, en Égypte et aux Émirats arabes unis. CanSino a choisi le Mexique, le Chili et le Pakistan.

---

127. SimoneMcCarthy, « Coronavirus : a flurry of international orders for Chinese vaccines- South china morning post », *SCMP*, 1er January 2021.

Dans un contexte où la demande sera largement supérieure à l'offre en 2021, les fabricants chinois pourront faire valoir les coûts inférieurs et les facilités de conservation de leurs vaccins. Forte de sa capacité de production industrielle, la Chine s'efforcera de fournir, en priorité, les pays partenaires avant de satisfaire ses propres besoins, dans la mesure où l'épidémie y est maitrisée. La diplomatie chinoise va multiplier les accords en s'engageant, également, sur des transferts de technologie. Des usines seront ainsi construites au Brésil, Maroc et Indonésie. La Chine a promis, aussi, des prêts pour aider les pays à acheter leurs vaccins.

Cible privilégiée de la diplomatie chinoise : ses voisins du Sud-Est asiatique. Sinovac a signé un accord avec le gouvernement indonésien pour un accès prioritaire et a livré 1,2 million de doses auxquelles s'ajoutera 1,8 million en janvier 2021. Ce vaccin a été reconnu « halal » par la plus haute autorité islamique d'Indonésie. Ouf! C'était un obstacle de taille au succès de la vaccination dans ce pays qui compte la plus grande population musulmane au monde. Plus important encore, la Chine s'est engagée à livrer à l'Indonésie des matières premières pour une production locale de 45 millions de doses. Le gouvernement malaisien a aussi signé un accord d'accès prioritaire avec la Chine et recevra 23,9 millions de doses de deux entreprises chinoises, Sinovac et CanSino. Singapour a passé un accord d'achat avec Sinovac avant même l'approbation de son vaccin. La Chine va également envoyer un million de doses de Sinovac au Cambodge. Les pays amis seront ainsi les premiers servis.

Les pays africains se sont volontiers tournés vers la Chine, qui leur a consenti des rabais importants, alors que les vaccins occidentaux sont aux mains de sociétés pharmaceutiques privées à des prix élevés. La coopération médicale de la Chine avec l'Afrique est ancienne et elle s'est amplifiée avec l'épidémie du Covid-19. Elle y a déployé ses « nouvelles routes de la soie » et veut se présenter comme le meilleur ami du continent noir. Un avion de la compagnie Éthiopian Airlines a atterri à Addis-Abeba, le 6 février, avec, dans ses soutes, des milliers de

doses de la société Sinovac à destination du Tchad. C'est le début d'un gigantesque pont aérien organisé par la compagnie éthiopienne et par une filiale du géant chinois Alibaba.
Six cents litres du CoronaVac sont arrivés le 3 décembre à Sao Paulo au Brésil après une première livraison de 120 000 doses en novembre. Mauvaise nouvelle pour ce vaccin : les responsables de l'Institut Butantan de São Paulo ont déclaré, le 12 janvier, qu'un essai mené au Brésil avait montré que le vaccin CoronaVac de la société Sinovac avait un taux d'efficacité d'un peu plus de 50 %. Ce taux, légèrement supérieur à l'indice de référence de l'OMS, est bien inférieur au taux de 78 % qui avait été précédemment annoncé. Il est surtout nettement plus bas que celui des deux vaccins à ARNm. C'est un coup dur pour la diplomatie sanitaire chinoise, car au moins 10 pays avaient déjà commandé plus de 380 millions de doses de ce vaccin. Global Times, un tabloïd proche du régime chinois, relativisera les chiffres brésiliens, en disant que le vaccin de Sinovac était « 100 % efficace dans la prévention des cas graves et pourrait réduire les hospitalisations de 80 % ». Il faut savoir que le CoronaVac a été conçu selon la technologie des vaccins atténués, la même qui a servi à mettre au point les premiers vaccins de l'histoire. On sait que ce processus d'atténuation peut affaiblir la puissance d'un vaccin et entrainer une réponse immunitaire plus courte ou moins efficace. La Colombie attend 2,5 millions de doses du vaccin de Sinovac qu'elle a autorisé le 4 février, après celui de Pfizer. Le vaccin de Sinovac est même arrivé jusqu'à l'ile de Pâques où les 120 premières doses de vaccin ont été administrées le 8 février, alors qu'il n'y a eu aucun cas depuis plus de 300 jours en raison de la fermeture totale au tourisme.
Les « nouvelles routes de la soie de la santé » vont aussi permettre à la Chine de renforcer sa présence vaccinale dans presque 70 pays, en particulier au Moyen-Orient. Le Pakistan a aussi annoncé son intention d'acheter 1,2 million de doses de la société Sinopharm. L'Ukraine a également signé un contrat d'achat de 1,8 million de doses. La Hongrie s'ajoutera à cette liste, en devenant le premier pays de l'UE à approuver le vaccin

de Sinopharm pour une utilisation d'urgence. Le Premier ministre, Victor Orban, se fera lui-même vacciner avec le vaccin de Sinopharm.

Des avions-cargos attendaient début décembre devant les hangars réfrigérés des terminaux chinois de la côte Est, prêts à transporter des centaines de millions de doses vers l'Amérique du Sud, le Moyen-Orient, l'Afrique et l'Asie[128].

L'administration Biden n'entend pas laisser le champ libre à la Chine. Le Quad, alliance entre les États-Unis, l'Inde, le Japon et l'Australie, a décidé de mettre en commun les capacités de production indienne, la technologie américaine, les financements américain et japonais et la logistique australienne pour « livrer jusqu'à 1 milliard de doses à l'Asie du Sud-Est, la région indopacifique et au-delà, d'ici 2022 ».

Forte de sa formidable capacité de production de vaccins, l'Inde, le deuxième géant asiatique entend également jouer un rôle sur la scène internationale. Par avion, des containeurs de « vaccins de l'amitié » (*VaccineMaitri*) sont partis vers des pays d'Asie, d'Afrique et d'Amérique latine. Le gouvernement indien a marqué des points en envoyant des doses dans certains pays, comme le Brésil ou le Maroc. Il s'agit de millions de doses de Covishield, le vaccin développé par AstraZeneca-Oxford, fabriqué par le SII[129]. La Société indienne a également conclu un accord avec COVAX pour la fourniture de 200 millions de doses aux pays pauvres.

Vaincre la méfiance

Pour que le vaccin constitue un véritable tournant dans l'épidémie, la couverture vaccinale devra être suffisamment élevée. Pour un certain nombre de pays, le principal défi à relever sera de convaincre la population de se faire vacciner.

Il faudra vaincre la méfiance, un sentiment aussi ancien que les vaccins eux-mêmes ! C'est au 18e siècle que la variolisation,

128. Stephane Lagarde, « Covid-19 : en Chine 600 millions de doses de vaccin prêtes à l'emploi », RFI, 4 décembre 2020.
129. Vanessa Dougnac, « L'Inde, géant mondial de la production de vaccins », *La Croix*, 8 février 2021.

apparue en Chine quelques siècles auparavant, a été importée en Europe. Elle consiste à prélever du pus sur une personne atteinte d'une forme bénigne de la maladie et à l'inoculer par scarification à des sujets sains. En 1796, l'anglais Edward Jenner inocula au jeune James Phipps, âgé de 8 ans, du pus prélevé sur la main d'une fermière infectée par la vaccine (ou variole des vaches). Trois mois plus tard, il inoculera la véritable variole à l'enfant qui se révélera complètement immunisé. Ce fut le premier vaccin contre la variole aujourd'hui éradiquée grâce à la « vaccination », un « mot qui vient du nom de la variole des vaches, la vaccine, elle-même dérivée du latin vacca qui signifie vache »[130]. Dès cette époque, les opposants vont se manifester, mettant, surtout en avant, des convictions religieuses contre l'inoculation d'une substance venant d'un animal. Quand le vaccin va devenir obligatoire pour les nourrissons, en Angleterre au milieu du 19e siècle, les premières ligues anti-vaccins font leur apparition. À la fin du 19e siècle, quand Louis Pasteur met au point son vaccin contre la rage, il est immédiatement accusé de vouloir faire des profits en fabriquant une « rage de laboratoire ». En France, seul un tiers des enfants était couvert par le vaccin contre la tuberculose quand il était obligatoire ; il ne l'est plus depuis 2007 ! En 1954, la ligue nationale contre la vaccination obligatoire est créée. Avec le recul des maladies infectieuses, les maladies font moins peur. La méfiance va s'aggraver à partir des années 1970. Au Pakistan, des milliers de parents continuent à refuser que leurs enfants soient vaccinés contre la poliomyélite, une maladie virale qui peut entraîner la paralysie, en raison notamment de la pression de certains imams et militants islamistes qui n'hésitent pas à s'attaquer aux bénévoles chargés des campagnes antipolio. Les réseaux sociaux et les médias en ligne vont amplifier le phénomène ces dernières années.

La France, pays de Pasteur, sera probablement un des pays où la tâche sera la plus difficile. Les Français sont devenus les champions du monde du vaccinoscepticisme. Alors qu'une

130. Wikipedia, « La vaccination ».

première enquête de l'ex-INPES, en 2000, avait montré que 90 % des Français étaient favorables à la vaccination, le taux de personnes défavorables a explosé à partir de 2009-2010 et l'épisode de la vaccination contre la grippe H1N1. Jocelyn Raude, enseignant-chercheur en psychologie sociale à l'École des hautes études en santé publique (EHESP), en a expliqué les raisons dans un excellent article paru dans *The Conversation*[131]. Une vaste enquête internationale[132], conduite en 2016 à travers le monde dans 67 pays, avait déjà révélé que les Français étaient ceux qui accordaient le moins de confiance à la sûreté des vaccins. Ainsi 41 % des Français estimaient que les vaccins n'étaient pas sûrs. Les auteurs de l'étude avaient relevé quelques polémiques pouvant expliquer le scepticisme français : lien présumé entre le vaccin contre l'hépatite B et un risque de sclérose en plaques, effets secondaires présumés du vaccin contre le papillomavirus ou la suspicion de liens d'intérêts lors de l'achat massif de vaccins contre l'épidémie de grippe H1N1 en 2009 par la ministre Roselyne Bachelot

Une enquête plus récente, menée du 8 au 13 octobre 2020, auprès de plus de 18 000 adultes, âgés de 16 à 74 ans, issus de quinze pays, dont les résultats ont été mis en ligne par Ipsos[133], montre que la France est le pays le plus réticent à la vaccination face au SARS-CoV-2. Seuls 54 % des Français seraient prêts à se faire vacciner alors que le pourcentage était de 87 % en Inde, de 85 % en Chine, de 83 % en Corée du Sud, de 81 % au Brésil, de 79 % en Australie et au Royaume-Uni, de 78 % au Mexique, 76 % au Canada, de 69 % en Allemagne et de 64 % aux États-Unis.

Selon les experts, le vaccinoscepticisme des Français ne s'explique pas seulement par les scandales sanitaires récents. Il s'inscrit dans une méfiance générale vis-à-vis des institutions et de la parole publique qu'entretiennent désinformations et

131. Jocelyn Raude, « Vaccination : une hésitation française », Conversation, 2 décembre 2020.

132. Jon Cohen, « France most skeptical country about vaccine », Safety-Science, 8 September 2016.

133. « L'intention vaccinale Covid-19 diminue à l'échelle mondiale », Ipsos, 5 novembre 2020.

fake news sur les réseaux sociaux. Afin de lutter contre la propagation de fausses informations, le réseau Facebook a même annoncé que toutes les publications contenant des allégations sur les vaccins Covid-19 qui auront été contredites par des experts en santé publique seraient supprimées. « La vaccination devient un marqueur identitaire : pour ou contre le gouvernement », relève très justement Jocelyn Raude[134].

Certains soignants entretiennent également cette méfiance, comme l'a noté le sociologue Jeremy Ward, dans une étude sur les généralistes français, publiée en 2015. Alors que l'Ordre des médecins a demandé, le 26 janvier 2021, d'accélérer la vaccination contre le Covid-19 de tous les soignants sans critère d'âge ni de comorbidités, une nouvelle étude de Santé publique France a révélé qu'ils étaient encore nombreux à y être opposés. Aux États-Unis, le président Joe Biden ainsi que la vice-présidente Kamala Harris se sont fait vacciner en public.

Les pays devront faire avec les anti-vaccins qui ne resteront pas inactifs. Le pharmacien d'une clinique américaine située dans la banlieue de Milwaukee, aux États-Unis, sera arrêté après avoir délibérément détérioré des centaines de doses de vaccin contre la Covid-19, rapportera le *Chicago Tribune.*

Le Pape François dénoncera l'opposition aux vaccins, qu'il qualifiera de « négationnisme suicidaire » dans un entretien à la chaine de télévision italienne Canale 5 le 9 janvier 2021. Une position qui n'est pas partagée, semble-t-il, par l'archidiocèse de la Nouvelle-Orléans aux États-Unis qui s'opposera au vaccin de J&J jugé immoral, car utilisant une lignée de cellules fœtales dérivée d'un avortement. Cette position a aussi été adoptée par la Conférence des évêques catholiques des États-Unis. Un reproche similaire avait aussi été fait au vaccin d'AstraZeneca. De vieilles lignées de cellules humaines d'origine embryonnaire, remontant au début des années 1970, ont, en effet, été utilisées pour la culture du virus. Par le passé, cela a été le cas dans le développement d'autres vaccins contre la polio, la varicelle

134. Yann Thompson, « Vaccins : pourquoi sommes-nous si méfiants ? », France Info, 10 Décembre 2020.

ou l'hépatite A. En aucun cas, il n'y a de tissu fœtal dans les doses de vaccin. Le 21 décembre, la Congrégation pour la Doctrine de la Foi du Vatican a tranché en estimant « moralement acceptable » pour les catholiques de recevoir des vaccins anti-Covid-19, même si certains d'entre eux utilisent des cellules venant d'embryons avortés.

Les réseaux sociaux vont aussi accomplir leur part de travail. À compter du 21 décembre, Twitter modérera, de manière plus forte, les publications mensongères sur les vaccins contre le Covid-19. « Dans le cadre d'une pandémie, la désinformation sur le vaccin présente un défi majeur et croissant de santé, et nous avons tous un rôle à jouer », a écrit l'équipe de Twitter qui a décidé de bannir les utilisateurs faisant de la désinformation au bout de cinq rappels à l'ordre. Facebook a également annoncé, le 8 février, son intention de faire le maximum pour « retirer les fausses informations sur Facebook et Instagram sur le Covid-19, sur les vaccins contre le Covid-19 et les vaccins en général pendant la pandémie ». Il semblerait que, dans la réalité, on soit loin de ces belles intentions. Selon un rapport de l'organisation américano-britannique Center for Countering Digital Hate, 12 utilisateurs seulement seraient responsables de 73 % du contenu anti-vaccin diffusé sur Facebook. Le même groupe serait responsable de 65 % du contenu anti vaccin sur Twitter et Instagram. « Cette désinformation est devenue une menace directe pour la santé publique », a rappelé Imran Khan, le fondateur et PDG de cette organisation. Interrogé par le Congrès américain, le 25 mars, Mark Zuckerberg a refusé de s'engager à supprimer ces comptes problématiques.

C'est afin de vaincre cette méfiance que l'idée de rendre obligatoire le vaccin antiCovid-19 a été avancée par certains. L'OMS y est opposée. En France, Emmanuel Macron l'a aussi affirmé de manière nette dans son allocution du 24 novembre : en déclarant : « Je veux être clair, je ne rendrai pas la vaccination obligatoire. » Le débat va rebondir lorsque le gouvernement présentera, le 21 décembre 2020, un projet de loi sur les urgences sanitaires où il est écrit : « Le Premier ministre peut subordonner les déplacements des personnes, leur accès aux moyens de transport ou à certains lieux, ainsi que l'exercice de certaines activités à la présentation des résultats d'un test de dépistage établissant que la personne n'est pas affectée ou contaminée, au suivi d'un traitement préventif, y compris à l'administration d'un vaccin ou d'un traitement curatif ».

Beaucoup y verront une manœuvre « liberticide » permettant de rendre le vaccin obligatoire. Les mêmes s'opposeront aussi à toute idée de passeport vaccinal qui mettrait la liberté des Français en danger alors que d'autres pays y réfléchissent. Israël a ainsi instauré une vignette verte, le « Tav yarok ». Il s'agit d'un code-barre que l'on peut télécharger sur le site du ministère israélien de la Santé, à condition d'avoir reçu depuis au moins une semaine la double dose du vaccin ou d'être détenteur d'un certificat de guérison du Covid-19. On peut aussi obtenir ce document par courriel ou directement sur son téléphone portable. La Grèce, pour préserver son économie touristique, a soumis, en janvier, une proposition à la Commission européenne pour la mise en place d'un « certificat de vaccination » européen. Le Danemark, l'Italie et l'Espagne sont prêts également à lancer leurs passeports vaccinaux. L'idée avance au niveau européen sous la pression des États du Sud soucieux de relancer le tourisme intraeuropéen avant l'été 2021. La France fait de la résistance, toujours au nom du sacro-saint principe d'égalité. Emmanuel Macron, qui risque d'être isolé, se réfugie dans la sémantique en parlant de « pass sanitaire ». Tôt ou tard, sous une forme sous une autre, il y aura un passeport sanitaire, comme cela existe depuis longtemps déjà pour la fièvre jaune.

Des vaccins efficaces et sûrs

La communauté scientifique a été surprise par les taux d'efficacité des premiers vaccins, tout en sachant que la comparaison des taux n'a pas de signification, les essais n'ayant pas été réalisés au même moment et sur les mêmes populations.

« Il n'y a pas assez d'informations scientifiques » publiées sur les nouveaux vaccins contre le Covid-19, se plaindront, au dé-

part, plusieurs experts, d'autant que les premiers résultats n'ont été rendus publics que par voie de communiqués de presse. Les réponses plutôt positives arriveront dans les grandes revues scientifiques et à travers l'évaluation des agences de régulation. Le vaccin développé par AstraZeneca et l'université britannique d'Oxford sera le premier à voir ses résultats d'efficacité publiés le 8 décembre 2020 par une revue scientifique et, pas la moindre, puisqu'il s'agit de *The Lancet* qui le qualifiera de « sûr ». Pour les scientifiques, une publication dans une revue scientifique est importante, la relecture par des pairs garantissant la qualité du travail de recherche. La publication des résultats de phase III, passés au crible par des scientifiques indépendants, confirmera que ce vaccin est efficace à 70 % en moyenne, conformément à ce qu'avait annoncé AstraZeneca.
Une autre étude publiée, le 30 décembre 2020, dans le *New England Journal of Medicine*[135], portant sur 30 420 participants sur 99 centres aux États-Unis, montrera un taux d'efficacité de 94,1 % du vaccin Moderna pour prévenir la maladie, y compris les formes graves.
Du côté des agences de régulation, la FDA a publié, le 15 décembre, un rapport très détaillé sur l'efficacité et la sûreté du vaccin Moderna. L'agence s'était engagée, dans un souci de transparence, à rendre publics une partie des documents adressés par le fabricant avant une éventuelle autorisation. Elle a également confirmé, le 10 décembre, l'impressionnante efficacité du vaccin Pfizer-BioNTech de 95 % sur les 44 000 volontaires recrutés au Brésil, aux États-Unis, en Argentine et en Afrique du Sud. Une efficacité qui sera confirmée par la suite, selon une étude israélienne menée en vie réelle, par l'assureur Clalit qui a comparé un échantillon de 600 000 personnes ayant reçu les deux doses du vaccin avec un autre comportant un nombre équivalent de personnes n'ayant pas reçu d'injection. « Il y avait une réduction de 94 % du taux d'infection symptomatique et une baisse de 92 % du taux de maladies graves,

135. Lindsay R. Baden, Hana M. El Sahly, Karen Kotloff et al. « Efficacy and safety of the mRNA-1273 SARS-CoV-2 vaccine », *NEJM*, 4 February 2021.

comparé à 600 000 [sujets] similaires n'ayant pas été vaccinés » et « l'efficacité du vaccin est maintenue dans toutes les catégories d'âge, y compris chez les plus de 70 ans », selon cette étude. Une étude en vie réelle, menée par les CDC américains, auprès de 4 000 soignants confirmera un taux d'efficacité de 80 % pour une dose et de 90 % pour deux doses pour les vaccins Pfizer-BioNTech et Moderna.

L'autorisation d'utilisation d'urgence délivrée par la FDA au vaccin de Johnson & Johnson se basera sur les résultats d'un vaste essai clinique qui a enrôlé 43 783 participants aux États-Unis, en Afrique du Sud, au Mexique et dans certains pays d'Amérique du Sud. Les résultats ont montré un taux d'efficacité de 66 % avec des différences entre pays : 72 % aux États-Unis, 66 % en Amérique latine et 57 % en Afrique du Sud où le variant sud-africain se propageait à vive allure au moment de l'essai.

Pendant combien de temps, les vaccins sont-ils efficaces ? L'immunité post-vaccinale n'est pas encore connue. Il est difficile de répondre à cette question, compte tenu du manque de recul. Il faut espérer qu'elle sera supérieure à l'immunité post-infectieuse. Les infectiologues tablent, en général, sur 6 mois d'immunité même si d'autres, comme le Dr Andrew Badley, professeur de médecine moléculaire à la Mayo Clinic aux États-Unis, se montrent plus optimistes en estimant que « l'immunité peut durer plusieurs années ». Seules les études en vie réelle pourront apporter une réponse.

On sait désormais que les vaccins protègent et empêchent de développer des symptômes de la maladie. Est-ce qu'ils évitent la transmission du virus ? C'est une question importante. Rares sont les vaccins qui empêchent totalement un virus de pénétrer dans un organisme. C'est le cas des vaccins contre la variole ou la rougeole qui confère une immunité dite « stérilisante ». La plupart des vaccins n'empêchent pas une personne vaccinée de contracter le virus et de le transmettre, sans pour autant elle-même tomber malade. Qu'en est-il des vaccins contre le Covid-19 ?

Plusieurs études en vie réelle, menées dans des pays comme Israël ou le Royaume-Uni qui ont vacciné une part assez importante de la population, sont plutôt encourageantes. Une étude du ministère israélien de la Santé a affirmé que le vaccin Pfizer-BioNTech avait réduit les risques d'infection de 93,7 % dans les cas symptomatiques, mais aussi de 89,4 %, dans les cas asymptomatiques, une fois les deux doses reçues ; des chiffres qui, s'ils méritent d'être confirmés, montrent une réduction très importante de la circulation du virus. Ces premières données ont été confirmées par une autre étude israélienne, publiée le 24 février dans le *NEJM,* qui a porté sur 1,2 million de personnes dont la moitié avait reçu le vaccin Pfizer. Elle a montré que la vaccination avait réduit de 90 % les cas asymptomatiques.

S'agissant du vaccin d'AstraZeneca, des chercheurs britanniques ont indiqué, début février, que le vaccin pourrait réduire la transmission de 67 %. Le vaccin de J&J est aussi annoncé comme pouvant réduire le risque de transmission de 75 %.

La question de l'efficacité des vaccins, mis sur le marché ou en cours de développement contre les mutations apparues fin 2020, en particulier contre la mutation E484K, commune aux variants sud-africain et brésilien et trouvée dans certaines souches du variant anglais, est désormais posée. La question de l'efficacité des vaccins se reposera d'ailleurs chaque fois qu'une mutation importante du virus se produira.

D'une manière générale, si les premiers vaccins restent efficaces contre les formes classiques du coronavirus, avec des taux meilleurs pour les vaccins à ARNm, on observe un « décrochage » contre le variant sud-africain, comme l'a fait remarquer le Pr Anne Crémieux, membre de l'Académie nationale de médecine[136]. On ne dispose, par contre, d'aucune donnée sur les vaccins russes et chinois.

Une étude, publiée dans le *NEJM* du 8 mars 2021, fait état des résultats de tests menés en laboratoire. Cette étude, menée par des chercheurs des laboratoires Pfizer-BioNTech et de l'Uni-

136. 8h30 France Info, 8 mars 2021.

versité du Texas Medical Branch, a montré chez les patients ayant reçu une deuxième dose du vaccin Pfizer/BioNTech, une protection contre les variants anglais et brésilien « à peu prés équivalente » à celle contre la souche d'origine. En revanche, la réponse était « robuste, mais plus faible » contre le variant sud-africain.

Moderna avait indiqué, dans un communiqué, le 25 janvier dernier, que son vaccin était efficace contre les variants britannique et sud-africain. « Le vaccin Moderna Covid-19 a produit des titres neutralisants contre toutes les principales variantes émergentes testées, y compris B.1.1.7 et B.1.351 découvertes en Grande-Bretagne et en Afrique du Sud. » Moderna a ajouté que le laboratoire allait développer une dose additionnelle afin d'accroître la protection contre ces variants, car la souche sud-africaine est plus résistante. Le laboratoire s'est montré toutefois optimiste, en indiquant que : « Les niveaux de titre neutralisant avec B.1.351 restent au-dessus des niveaux qui devraient être protecteurs. »

Une étude, dévoilée le 7 février, réalisée sur 2000 personnes, par l'université du Witwatersrand à Johannesburg, a montré que le vaccin d'AstraZeneca offrait une « protection limitée contre les formes modérées de la maladie dues au variant sud-africain, chez les jeunes adultes ». Selon ces résultats, il ne serait efficace qu'à seulement 22 %. Aucun résultat n'a, par contre, été communiqué sur son efficacité contre les formes graves. C'est cette étude qui conduira l'Afrique du Sud à abandonner son programme de vaccination avec le vaccin britannique. Le groupe d'experts de l'OMS a toutefois indiqué que : « Cette étude a été conçue pour évaluer l'efficacité du vaccin contre toutes les formes de gravité de la maladie, mais la petite taille de l'échantillon n'a pas permis d'évaluer spécifiquement l'efficacité du vaccin contre les formes graves du Covid-19. » Selon une note du conseil scientifique Covid-19 français, on peut penser par extrapolation que l'efficacité du vaccin d'AstraZeneca chute de 50 % avec le variant sud-africain. Comme le vaccin anglo-suédois n'est seulement efficace qu'à 60-65 % contre la souche originelle, une efficacité de 30 % (toutes populations confondues) ne serait pas étonnante. Le groupe pharmaceutique anglo-suédois a annoncé, le 11 février, qu'il lui fallait six à neuf mois pour adapter son vaccin aux variants sud-africain et brésilien. Ses responsables ont évoqué un nouveau produit disponible « à l'automne » avec des « essais cliniques prévus au printemps » et une distribution du nouveau vaccin dans six à neuf mois.

Novavax et Johnson & Johnson ont, tous deux, signalé également une efficacité plus faible que lors des essais aux États-Unis sur les variants. Selon une étude publiée dans le *British Medical Journal* du 1er février 2021, les premières données des essais cliniques ont montré que l'efficacité du vaccin de Novavax, qui était de 95,6 % contre la souche d'origine, n'était plus que de 60 % contre le variant sud-africain. L'efficacité du vaccin de J&J se maintient, elle, à 64 % contre le variant sud-africain.

Les vaccins à base d'ARNm (Pfizer-BioNTech, Moderna) paraissent capables de s'adapter à la vitesse d'apparition des variants, puisqu'ils peuvent être produits dans des délais record. L'alliance Pfizer-BioNTech a aussi annoncé, le 25 février, qu'elle allait tester l'efficacité d'une troisième dose de son vaccin face aux variants sur les participants de son essai initial. L'objectif est d'évaluer l'effet possible de ce vaccin sur un renforcement immunitaire. Lors d'une conférence de presse, le 9 août, le patron de BioNTech privilégiera l'administration d'une troisième dose plutôt qu'une adaptation du vaccin aux nouveaux variants. La veille, Moderna avait fait savoir qu'une version modifiée de son vaccin, spécifiquement mise au point contre le variant sud-africain, était prête pour les essais cliniques. Les laboratoires GSK et CureVac ont aussi annoncé, le 3 février, un accord pour développer un vaccin contre les variants avec l'espoir d'être prêts pour 2022.

Plusieurs stratégies sont à l'étude pour augmenter l'efficacité vaccinale : combiner deux vaccins, comme dans le cadre d'un essai qui doit débuter, associant le vaccin d'AstraZeneca avec le Spoutnik V ou administrer une troisième dose. Les fabricants

travaillent également sur une nouvelle génération de vaccins plus efficaces contre les variants.
Quelle sera la sécurité du vaccin ? Très tôt, on s'est interrogé sur la sécurité des vaccins, compte tenu de la rapidité avec laquelle ils ont été mis au point.
Pour le vaccin Pfizer, la FDA, dans son communiqué cité plus haut, a relevé l'absence de problèmes avec deux mois de recul, les éventuels problèmes apparaissant, en général, dans les six semaines suivant une vaccination. On a aussi vu que les personnes à risques, obèses ou avec comorbidités, ont bien été protégées par le vaccin. Un vrai bémol toutefois : 82 % des volontaires étaient des Blancs, seulement 10 % des Noirs et 26 % des Hispaniques. Or des études ont montré, tant aux États-Unis qu'en Grande-Bretagne, que les populations noires, hispaniques et indiennes étaient plus vulnérables au SARS-CoV-2.
On apprendra que l'Agence britannique de régulation des médicaments avait décidé que toute personne, ayant un historique de réactions allergiques sévères, ne devrait plus recevoir le vaccin Pfizer. Cette alerte est intervenue 24 heures après le démarrage de la campagne de vaccination, après que deux membres du personnel soignant aient ressenti une réaction allergique. Il faut préciser que ces soignants avaient déjà un historique de réactions allergiques sévères. Pour autant, la campagne ne sera pas remise en cause.
Le signalement du décès de 33 personnes, essentiellement âgées, en Norvège et dans d'autres pays européens, après avoir reçu une première injection du vaccin Pfizer-BioNTech suscitera l'inquiétude. À la suite d'une enquête, l'EMA déclarera que « Les données ne montraient pas de lien avec la vaccination avec Comirnaty et que les cas ne soulèvent pas de problèmes de sécurité » et « Les avantages de Comirnaty dans la prévention contre le Covid-19 continuent de l'emporter sur tous les risques, et il n'y a aucun changement recommandé en ce qui concerne l'utilisation du vaccin. »
Aux États-Unis, où près de 14 millions de doses des vaccins Pfizer-BioNTech et Moderna ont été administrées, du 14 décembre

au 13 janvier, près de 7000 événements indésirables avaient été signalés, a indiqué le CDC, mais 91 % n'étaient pas graves. Les décès à la suite de la vaccination ont été rares ; 113 cas ont été signalés et tous sans rapport avec la vaccination.

En France, dans le cadre de la campagne nationale de vaccination contre la Covid-19, l'ANSM a mis en place un dispositif spécifique de surveillance renforcée des effets indésirables des vaccins anti-Covid-19 sur le territoire français. Ce dispositif fait partie du plan de gestion des risques, coordonné par l'Agence européenne du Médicament. Ainsi au 11 février, l'ANSM avait relevé 73 cas d'hypertension artérielle de courte durée, avec le vaccin Pfizer-BioNTech, qui ne remettent pas en cause sa sécurité, mais « constitue un signal qui doit être surveillé ». Pour le vaccin AstraZeneca, l'ANSM a relevé « un signal potentiel », avec 149 déclarations de syndrome grippal, souvent de forte intensité (fièvre élevée, courbature, maux de tête), touchant pour la plupart des professionnels de santé parce que la vaccination AstraZeneca a commencé par eux, d'âge moyen de 34 ans, parmi les quelque 10 000 personnes ayant reçu le vaccin entre le 6 et le 10 février 2021. « Ces effets indésirables sont connus et décrits avec les vaccins », a indiqué l'ANSM. Les signalements de ce type sont moins nombreux dans les autres pays européens utilisant le vaccin anglo-suédois. Le 11 mars, le Danemark suivi de la Norvège et de l'Islande vont suspendre le vaccin britannique suspecté de provoquer des caillots dans le sang. L'Autriche avait annoncé quelques jours avant avoir cessé d'administrer un lot de vaccins produits par le laboratoire britannique, après le décès d'une infirmière de 49 ans qui a succombé à de « graves troubles de la coagulation » quelques jours après l'avoir reçu. L'Allemagne, la France, l'Italie et quelques autres suspendront, à leur tour, le vaccin d'AstraZeneca. Ce sera le cas également, hors d'Europe, de la Thaïlande en Asie ou de la RDC en Afrique qui a décidé de reporter *sine die* la campagne de vaccination qui devait démarrer le 15 mars alors qu'il venait de recevoir 1,7 million de doses dans le cadre du programme COVAX.

AstraZeneca a défendu la sécurité de son produit. « La sécurité du vaccin a été largement étudiée dans les essais cliniques de phase III et les données [...] confirment que le vaccin a été généralement bien toléré. »
L'Agence européenne du médicament a aussi voulu relativiser les choses en indiquant que seuls 22 cas de thrombose avaient été rapportés sur trois millions de personnes vaccinées dans sa zone (UE, Norvège et Islande). Une enquête préliminaire de l'EMA a aussi indiqué qu'il n'existait aucun lien entre le vaccin et le décès survenu en Autriche. Elle se prononcera officiellement le 18 mars, estimant que le vaccin était « sûr et efficace ». Plusieurs pays reprendront la vaccination. En France, dans un nième revirement, la Haute Autorité de santé recommandera de réserver ce produit aux plus de 55 ans, assez curieusement, l'âge du Premier ministre Jean Castex quand il se fera vacciner! La polémique sur le vaccin d'AstraZeneca se poursuivra avec une étude norvégienne de l'hôpital universitaire d'Oslo qui affirmera avoir établi un lien entre le vaccin et les cas de thromboses. La suspension du vaccin anglo-suédois, même si elle a été temporaire, ne sera pas sans conséquence. Son coût se mesurera sûrement en vies supplémentaires perdues au moment où le continent européen a pris de plein fouet la troisième vague et elle ne fera que renforcer le vaccinoscepticisme ambiant.
Alors que la course aux vaccins se poursuit, on peut s'interroger sur l'utilité de poursuivre les recherches sur de nouveaux vaccins alors que ceux à ARNm ou à adénovirus ont montré une grande efficacité
La priorité est d'assurer une protection immunitaire contre d'éventuels nouveaux variants, d'où l'idée d'un « vaccin universel » qui protègerait non seulement contre le SARS-CoV-2 et ses variants, mais aussi contre tous les coronavirus afin de prévenir de probables futures épidémies. L'idée de « vaccin universel » n'est pas nouvelle. Les États-Unis ont, par exemple, débuté, en septembre 2019, un programme de recherches pour mettre au point un vaccin universel contre les virus de la

grippe. Plusieurs entreprises et universités travaillent à la création d'un vaccin universel contre les coronavirus ; c'est le cas du *Brigham and Women's Hospital (*USA), d'Osivax (France) et de Phylex Biosciences (USA). Pour le Pr Lbachir BenMohamed, un immunologiste de l'Université de Californie, qui teste actuellement 15 candidats-vaccins sur des souris, « Le Covid-19 n'est ni la première ni la dernière pandémie causée par un coronavirus. Il n'est pas impossible de voir dans les prochaines années, par exemple, un Covid-25 ou un Covid-30. Au lieu de se focaliser sur le développement d'un vaccin contre le Covid-19, mon laboratoire cherche à anticiper les prochaines pandémies en développant un vaccin universel contre tous les coronavirus. »[137]Pascal Brandys, PDG de la société Phylex Biosciences, qui développe également un vaccin universel contre le coronavirus espère voir les premières doses injectées aux patients « vers la fin de l'année 2021. »

Pour beaucoup de scientifiques, il faudrait sans doute viser d'autres protéines que la protéine Spike, comme c'est le cas des actuels vaccins, surtout celles qui mutent peu. Plusieurs laboratoires y travaillent. « Le vaccin que l'on est en train de développer n'est pas seulement focalisé sur la protéine Spike qu'on connaît aujourd'hui. Le vaccin AstraZeneca, le vaccin Johnson & Johnson, le Pfizer, le Moderna, tous ces vaccins-là se basent sur cette protéine, mais le nôtre s'appuie sur d'autres protéines, car il faut savoir que le virus en possède 25 », a indiqué le Pr Pr Lbachir BenMohamed lors de son interview à Europe 1. Un tel pari n'est pas gagné d'avance, car on a vu que le ciblage de protéines stables du VIH et du virus de la grippe, qui sont certes des virus qui mutent plus que le SARS-CoV-2, avait été peu efficace jusqu'à présent.

---

137. Interview à Europe 1, le 26 mars 2021.

XIII.
La lumière au bout du tunnel ?

La planète est lancée dans une course contre la montre et même contre la mort. Il s'agit pour tous les pays de ralentir l'épidémie, d'éviter la saturation du système hospitalier et de contenir le nombre de décès en attendant la fameuse immunité collective en limitant d'ici là, autant que possible l'impact de l'épidémie sur l'économie et le quotidien des gens. Une équation à plusieurs facteurs, souvent difficile à résoudre d'autant que les populations, épuisées par des mois d'épidémie, adhèrent de moins en moins aux mesures de restriction. L'impatience grandit, la colère gronde et les manifestations se sont multipliées un peu partout. L'OMS a tiré la sonnette d'alarme sur la « fatigue pandémique » qu'entraînent les restrictions sanitaires un peu partout dans le monde. Ce phénomène pourrait mener, selon l'organisation basée à Genève, à des actes de désobéissance civile, y compris dans des pays peu coutumiers des violences urbaines. L'OMS a invité les gouvernements à ne pas sous-estimer ce phénomène.
Les gens sont désormais pressés d'en finir, la ligne d'arrivée leur paraissant si proche depuis la venue des vaccins. Pour utiliser une métaphore sportive, il y a encore des kilomètres à parcourir et ce sont souvent les derniers qui sont les plus difficiles ? Les prévisions sont loin d'être bonnes au niveau sanitaire. Un rapport, publié par des experts chinois, le 8 janvier 2021, dans la

revue Disease Surveillance, estime que l'impact de la pandémie pourrait être pire qu'en 2020. On verra qu'ils n'auront pas tout à fait tort même si, dans le moins bon des scénarios, ils estimeront que le bilan mondial pourrait totaliser jusqu'à 5 millions de décès au mois de mars 2021, un pronostic qui fort heureusement ne se réalisera pas!

L'année 2021 sera celle du match vaccins contre variants. Nouvelles vagues ou ralentissement? L'OMS a annoncé, le 11 février, une baisse de 17 % des nouveaux cas de Covid-19 dans le monde, une tendance constatée sur tous les continents. La baisse sera nette dans certains pays comme l'Inde, le Japon ou l'Espagne et beaucoup plus légère en France ou en Allemagne. On verra qu'il s'agit d'une baisse en trompe-l'œil, puisque l'épidémie repartira un peu partout. Ce qui est sûr, c'est qu'il faudra encore attendre pour voir la flamme rouge du dernier kilomètre. L'OMS a déjà averti qu'il « serait irréaliste de penser que nous allons en finir avec ce virus, d'ici la fin de l'année ».

Les leçons du passé

Que nous apprennent les précédentes épidémies? En 542, au temps de l'empereur Justinien, une première épidémie de peste avait touché le bassin méditerranéen et l'Europe. Elle va s'évaporer à partir de 767. On n'en entendra plus parler jusqu'en 1347 où elle va débarquer à nouveau en Europe à Marseille et se retrouver à Moscou en 1353, tuant 25 à 45 millions de personnes, soit un tiers de la population européenne. C'est la peste noire, la plus terrible catastrophe que le Moyen Âge ait connue. Elle va revenir régulièrement presque chaque année, trois siècles durant, pour quitter l'Europe par une dernière épidémie à Marseille en 1722. Il faut attendre 1894 et la troisième grande pandémie en Asie qui a fait 12 millions de morts pour qu'Alexandre Yersin, un disciple de Pasteur découvre le bacille de la peste à Hong Kong, un bacille qui portera le nom de Yersina Pestis. Les routes de la peste ont été dessinées par les lignes du commerce maritime où rat et puces, qui vont contaminer les hommes, voyagent dans les cales des navires. Bien que se soignant bien avec des antibiotiques, la peste n'est pas encore éradiquée et revient de manière sporadique dans quelques pays pauvres, comme Madagascar, la RDC ou le Pérou où elle continue à tuer.

La grippe espagnole, une grippe A, provoquée par le virus H1N1, sera emmenée en Europe par les soldats américains et va se propager par les navires de transport de troupes à travers les empires coloniaux en Asie, Afrique et jusqu'en Océanie, faisant 50 millions de morts dans le monde et peut-être même plus. Un bilan plus terrible que celui de la guerre des tranchées qui se déroulait en Europe, au même moment. La pire épidémie du XXe siècle va disparaitre mystérieusement sans que l'on sache pourquoi. Le virus H1N1 ne va pas pour autant s'éclipser. Il sera responsable de grippes saisonnières, le plus souvent banales, jusqu'en 1957 où il disparait brutalement de la scène pour être, cette année-là, remplacé par une nouvelle souche H2N2, à l'origine de la deuxième pandémie grippale du XXe siècle. C'est la grippe asiatique qui apparait le 1er juin 1956. Venu du Japon, le virus H2N2 va se répandre en Asie avant de toucher l'Amérique et l'Europe au cours de l'été 1957. Cette pandémie, qui a frappé en deux vagues virulentes, sera à l'origine de la mort d'environ 4 millions de personnes dans le monde.

Les virus H1N1 vont réapparaitre chez l'homme, de manière étrange, vingt ans plus tard, en 1977 en Union soviétique et en Chine. Ils reviennent dans une forme génétiquement identique à ceux de 1949-1950, suggérant l'hypothèse d'une fuite accidentelle d'une souche congelée de laboratoire[138]. Après 1977, ces virus H1N1 vont reprendre leur circulation hivernale classique chez l'homme.

Le virus H2N2 va réapparaitre dix ans plus tard, mais il a muté. Il s'appelle désormais H3N2. C'est la grippe de Hong-Kong qui va sévir entre 1968 et 1970 et se diffuser par le transport aérien qui s'est démocratis*é*. Elle va se répandre en Asie, en Europe

138. Joel O. Wertheim, « The Re-Emergence of H1N1 Influenza Virus in 1977: A Cautionary Tale for Estimating Divergence Times Using Biologically Unrealistic Sampling Dates », Plos One, 17 June 2010.

et aux États-Unis, faisant 1 million de victimes. Fin 1969, les premiers vaccins seront distribués et l'épidémie va s'estomper. Ce virus toujours actif est à l'origine de beaucoup de grippes hivernales.
L'épidémie d'Ebola est apparue en 1976 au Soudan et au Zaïre. Elle va connaitre une flambée meurtrière en 2014 en Afrique de l'Ouest. Elle sera maitrisée par la mise en quarantaine des malades et des personnes ayant été en contact avec eux. L'OMS déclare la fin de l'épidémie en Afrique de l'Ouest en décembre 2015. De nouveaux cas continuent à réapparaitre depuis. La RDC qui avait annoncé la fin de la troisième épidémie en novembre 2020 a annoncé la résurgence de la maladie, le 7 février 2021. La maladie ne disparaitra pas, le réservoir animal , dont a appris qu'il s'agissait également de chauve-souris, n'étant pas éradiqué, comme on a pu le faire pour la rage en vaccinant les animaux.
En 2002, le SRAS, apparu en Chine, va se répandre dans le monde à partir de février 2003. L'épidémie va durer 6 mois et provoquer 8000 contaminations et 800 décès dans une trentaine de pays et disparaitra mystérieusement au grand étonnement des chercheurs.
En avril 2009, le virus de la grippe A, dite porcine, ou H1N1 fait son apparition au Mexique. C'est un descendant de quatrième génération du terrible agent H1N1 de la grippe espagnole de 1918. La proximité génétique des espèces humaines et porcines facilite le passage du virus entre les deux. Les vaccins seront développés dans un temps record. En 2010, l'OMS va déclarer la fin de l'épidémie, laissant des millions de vaccins dans les bras des gouvernements. En France, ce sera le grand fiasco. Mi-juillet 2009, alors que la France ne compte que 481 malades confirmés, Roselyne Bachelot, ministre de la Santé de l'époque, annoncera la commande de 94 millions de doses de vaccin à trois laboratoires pour un coût d'un milliard d'euros. Sur les 87 millions de vaccins achetés, seuls 5 millions seront utilisés. Le principe de précaution aura coûté 950 millions d'euros. Seuls 9 % des Français se sont fait vacciner, contri-

buant à ancrer un peu plus un vaccinosceptisme profond dans la société française. Le 30 novembre 2011, deux ans plus tard, les vaccins inutilisés, désormais périmés, seront détruits. Les Français auront la mémoire courte lorsqu'ils feront le reproche au gouvernement d'Emmanuel Macron ne pas avoir stocké suffisamment de masques en début de pandémie.
Pour l'OMS, une épidémie est finie 20 jours après que le dernier cas probable ait été placé en isolement.

Les scénarios du futur
Aucune prédiction sérieuse ne peut être faite pour la pandémie actuelle. Nombre de projections, faites par de sérieux organismes, se sont trompées. N'oublions pas que le virus détient une grande partie de la réponse. On peut néanmoins esquisser quelques scénarios.
1er scénario : la disparition mystère. Le virus peut nous réserver la très bonne surprise de disparaitre, comme ce fut le cas de son cousin le SARS-CoV-1. Nombre d'épidémies ont disparu de la sorte.
2e scénario : l'éradication par l'immunité collective, la fameuse herd immunity. Elle peut être atteinte soit en ayant contracté le virus, soit en étant vacciné avec l'inconnue de la durée de l'immunité. Les experts estiment que 60 à 70 % de la population doit être immunisée pour atteindre cette immunité collective. McKinsey & Company[139] estime que cette immunité collective ne sera pas atteinte aux États-Unis avant le second semestre 2021. Bill Gates voyait, quant à lui, une fin de l'épidémie aux États-Unis à la fin du printemps 2021. Il faut se rappeler que le fondateur de Microsoft s'est signalé par le passé par deux prédictions qui se sont vérifiées ; en 2015, il avait prédit l'arrivée d'un virus qui se propagerait rapidement comme le fera SARS-CoV-2 ; il a aussi annoncé, dès le milieu du mois de septembre 2020, que le vaccin Pfizer serait le premier à arriver sur le marché. La prédiction de Bill Gates ne se vérifiera pas, cette fois-çi, en raison de l'apparition de variants.

---

139. Sarun Charumilind and al. « When will the Covid-19 pandemic end? », McKinsey&Company.

À défaut de vaccins, le prix à payer pour atteindre cette immunité aurait été extrêmement lourd. Par le passé, les épidémies ne s'éteignaient qu'au prix de millions de morts, lorsqu'il n'y avait ni traitements ni vaccins. Pendant longtemps, ce fut le cas de la variole qui pouvait disparaitre d'une région pendant une génération.

Attendrons-nous, un jour, cette fameuse immunité collective? Ce qu'on a vu à Manaus au Brésil à la mi-janvier où le nouveau variant a fait fi de l'immunité collective, en réinfectant des patients ayant des anticorps suite à une première infection, n'est pas rassurant.

Pour le Covid-19, l'arrivée des vaccins a changé fondamentalement la donne. Seul un vaccin peut permettre d'éradiquer une maladie sans avoir à payer un prix fort en vies humaines. L'évolution des chiffres en Israël, qui a mené un ambitieux programme de vaccination a indiqué le chemin à prendre, même si on observera une baisse dans la protection du vaccin chez les seniors. Tous les pays n'avancent pas au même rythme et nombre d'habitants de la planète resteront encore au bord de la route pendant de longs mois, voire des années. « Le virus peut encore voyager de la population largement non vaccinée du Sud vers le Nord, y compris sous ses formes de plus en plus mutantes », a averti Obiora Okafor, rapporteur spécial des Nations Unies sur les droits de l'homme et la solidarité internationale, alors qu'une fracture vaccinale séparera les deux hémisphères.

Le vaccin ne signifiera pas que la partie est gagnée. En général, aucun vaccin n'est efficace à 100 % et seuls quelques-uns confèrent une immunité à vie. Les vaccins antigrippaux, par exemple, sont en moyenne environ deux fois moins efficaces que les vaccins anti-covid et doivent être administrés chaque année. Alors que des vaccins existent contre une douzaine de virus, une seule maladie, la variole, a été complètement éradiquée de la planète grâce à la vaccination. Le virus peut réapparaitre s'il mute et il n'est pas sûr que les vaccins soient efficaces contre ces variants.

3e scénario : vivre avec le virus. Il est probable, pour beaucoup d'experts, que le Covid-19 ne sera pas complètement éradiqué et que nous allons devoir vivre avec. Dans une étude, parue dans la revue *Science*[140], à partir de l'expérience des 6 coronavirus humains précédents, les 4 habituels qui causent le rhume, le virus du SARS-CoV-1 et celui du MERS, les chercheurs estiment qu'il est peu probable qu'on arrive à éradiquer la maladie, même avec des vaccins. Le Covid-19 deviendra alors une maladie bénigne endémique, c'est-à-dire qu'elle va s'installer durablement dans le paysage épidémiologique. Au fur et à mesure que la population mondiale développera des défenses efficaces, suite à une infection ou grâce à la vaccination, le virus va s'affaiblir et le Covid-19 ne sera plus qu'un simple rhume. Pour certains experts le Sars-COV-2 deviendra moins virulent au fil du temps à partir de l'hypothése qu'une augmentation de la transmssibilité serait lié à une dimunition de la virulence parce que tuer l'hôte n'aide pas le virus à se propager. « Les virus n'ont aucun avantage à devenir plus virulents, ils ne sont interéssés que par la survie et la propagation » rappelle Nikolaus Osterrieder, doyen du Jockey Club College of Veterinary Medicine and Life Sciences de la City University de Honk-Kong[141]. Un pronostic confirmé par ce que nous voyons avec le variant Delta

C'est ce que pense la directrice du CDC européen, Andrea Ammon, qui a déclaré à l'AFP, le 12 février, qu'il était désormais « plus probable » que le Covid-19 « reste parmi nous » plutôt qu'il ne disparaisse. « Il semble très bien adapté aux humains. Donc, nous devons nous préparer à ce qu'il reste parmi nous. » L'hypothèse endémique aura d'autant plus de chance de se réaliser que le virus disposera d'un « réservoir animal », d'une source pouvant, à nouveau, contaminer l'être humain.

4e scénario : l'apparition d'un variant fou. Le virus a muté et échappe aux vaccins. L'épidémie continue. C'est le scénario du pire. Il va falloir trouver de nouveaux vaccins et refaire le che-

140. Jennie S. Lavine, « Immunological characteristics govern the transition of Covid-19 to endemicity », *Science*, 12 January 2021.

141. John Power: Delta variant's global spread raises quesion: will Covid-19 become more infectious? –Souh China Morning Pst, 12 August 2021.

min vers l'immunité collective. C'est sur les traitements que reposeront alors les espoirs, comme c'est le cas aujourd'hui pour le VIH.

Dans tous les cas, l'épidémie va se poursuivre pendant une bonne partie de l'année 2021. Masques et distanciation sociale seront toujours de rigueur. Le retour à une vie normale dépendra du scénario dans lequel le monde évoluera. 2021 sera probablement l'année d'un peu de liberté retrouvée. Quand verrons-nous enfin, la lumière ?

Postface

Plus de six mois après la fin de l'année 2020, la planète est toujours engluée dans la pandémie. Le 4 août 2021, le monde a enregistré son deux cent millionième cas, depuis la découverte du virus en décembre 2019 et le nombre de décès s'élevait à 4,25 millions. Des chiffres notoirement sous-estimés ! Ainsi, selon l'estimation du *Center for Global Development*, le nombre de décès en Inde serait dix fois supérieur au bilan officiel qui était de 41 500 à la date de sortie de l'étude. Au 2 juin, la pandémie avait déjà fait plus de morts en 2021 qu'en 2020 ! Les États-Unis, l'Inde et le Brésil occupent les trois premières places du classement mondial des décès.

On ignore encore l'origine de l'épidémie. Le rapport de la mission de l'OMS, qui s'est rendue en Chine en janvier 2021, s'est révélé assez décevant. Ceux qui s'attendaient à des révélations fracassantes auront été déçus. La mission continue à estimer « probable à très probable » la transmission de la maladie à l'homme via un animal intermédiaire et a dressé une liste d'animaux ayant pu jouer ce rôle. Une liste dans laquelle on trouve le chat domestique, le lapin ou le vison, mais aussi des espèces plus rares comme le pangolin dont la piste n'est toujours pas écartée, le chien viverrin, mais aussi la civette et le blaireau-furet, deux espèces qui avaient été trouvées porteuses du virus du SRAS au début des années 2000 dans la province chinoise du Guangdong au sud de la Chine. Beaucoup de ces espèces sauvages sont élevées en captivité, dans la région de Yunnan, là où l'on a justement trouvé un virus de chauve-souris génétiquement similaire à 96 % au SARS-CoV-2. Elles étaient aussi vendues sur le marché de Wuhan. Dans leur rapport, les experts avaient, par contre, écarté la possibilité d'un accident de laboratoire ; une hypothèse, qui a va revenir en force, à la suite de la divulgation par les médias américains d'un rapport du renseignement américain, selon lequel trois chercheurs du laboratoire de Wuhan auraient été soignés à l'hôpital en novembre 2019, juste avant que le virus ne commence officiellement à infecter des humains dans la ville. La pression internationale s'est accentuée pour que la vérité soit faite. L'OMS va évoluer dans son point de vue et souhaitera poursuivre ses investigations. Dans un documentaire diffusé à la télévision danoise le 12 août, le chef de la mission Peter Embarek déclarera « un employé (d'un laboratoire) infecté sur le terrain en prélevant des échantillons reste l'une des hypothèses probables ». Ce pourrait donc être le fameux patient zéro ! Peter Embarek ajoutera qu'aucune des chauves-souris incriminées ne vit à l'état sauvage dans la région de Wuhan et que seuls les employés du laboratoire de la ville sont susceptibles d'avoir été en contact avec ces espèces ». Pékin rejette toujours avec force cette hypothèse et s'oppose à toute nouvelle enquête préférant orienter les soupçons sur le laboratoire de Fort Detrick aux États-Unis, spécialisé dans la lutte contre le bioterrorisme. Cinq millions d'internautes chinois signeront une pétition pour réclamer une enquête sur ce laboratoire.

À la veille de l'été 2021, alors que la situation s'était améliorée dans plusieurs pays, le variant Delta, venu d'Inde, va provoquer, à nouveau, de nouvelles flambées épidémiques un peu partout dans le monde.

Le variant Delta

Suspecté de doubler le risque d'hospitalisation et de formes graves, le variant Delta va progresser de manière fulgurante en raison d'une transmissibilité accrue. Selon les CDC améri-

cains, le variant indien serait aussi contagieux que la varicelle, une personne contaminée, qu'elle soit vaccinée ou non, le transmettant à huit autres, en moyenne. Il est devenu très rapidement dominant dans le monde. Une nouvelle version du variant appelée Delta Plus avec une mutation supplémentaire, la K417N, a même fait son apparition.
L'Europe va être confrontée à une explosion du variant Delta. Le Royaume-Uni sera contraint de reporter la dernière étape de son déconfinement initialement prévu pour le 21 juin. Elle aura finalement lieu le 19 juillet, alors que la quatrième vague était en train de déferler. Une décision prise contre l'avis de nombreux experts. Il faut saluer au passage le leadership dont a fait preuve le gouvernement britannique dans la gestion de la crise, en faisant, par exemple, des choix audacieux en matière vaccinale. Delta est devenu également dominant au Portugal au mois de juin, obligeant le pays à rétablir un couvre-feu nocturne à partir du 2 juillet dans 45 communes, dont la capitale. Il est aussi à l'origine de la dégradation de la situation en Russie où les villes de Moscou et de Saint-Pétersbourg ont connu des chiffres record de décès qui vont s'enchainer sur un fond de méfiance vis-à-vis du vaccin russe Spoutnik V. En Espagne, alors que l'état d'urgence et le couvre-feu ont été levés dans tout le pays, début mai, les chiffres sont repartis à la hausse dans tout le pays. Malte sera le seul pays de l'UE à envisager de fermer ses frontières aux voyageurs non vaccinés, à partir du 14 juillet, avant de faire marche arrière. La Grèce imposera une obligation de se faire vacciner aux soignants et au personnel des maisons de retraite, suscitant des manifestations à Athènes. À mi-juillet, seules l'Allemagne et l'Italie seront à l'abri d'une circulation intensive du virus.
La France, qui a progressivement levé les mesures de restriction, va être confrontée à une quatrième vague, dès la mi-juillet. En France métropolitaine, le nouveau variant passera de 10 % des cas au 23 juin à 83 % au 30 juillet. La situation va devenir extrêmement préoccupante outre-mer, en raison d'une circulation intense du virus dans une population peu vaccinée.

La Guadeloupe et la Martinique qui seront placées en confinement strict vont recevoir le renfort de soignants venus de métropole et les touristes seront invités à repartir chez eux.
L'inquiétude est d'autant plus grande que les personnes vaccinées peuvent aussi être contaminées, même si elles sont très minoritaires. L'EMA s'est pourtant voulue rassurante en indiquant que deux doses des 4 vaccins actuellement autorisés dans l'UE protégeaient contre ce variant, même si leur efficacité est en légère baisse.
Le reste de la planète n'est pas épargné. Au Moyen-Orient, l'Iran, touché très tôt par l'épidémie, en est à sa cinquième vague après une quatrième qui fût apocalyptique. La République islamique franchira le 4 août la barre symbolique des 4 millions de cas de contaminations. Les records vont à nouveau être battus avec plus de 500 décès par jour. Le nombre quotidien de morts avoisinerait en réalité 1000 voire le double, le système de santé est complètement à la dérive, les hôpitaux manquent de tout, les patients sont soignés dans les jardins des hôpitaux ou sur les trottoirs et les cimetières n'arrivent plus à enterrer leurs morts comme à Téhéran. En même temps, le pays est confronté à un manque dramatique de vaccins. Israël, qui se croyait protégé par son bon taux de couverture vaccinale, va connaitre aussi une flambée de nouvelles contaminations. Le pays sera contraint de reporter au 1er août, l'ouverture de ses frontières aux touristes. Le masque a aussi refait son apparition dans les rues de Jérusalem. L'État hébreu mettra en place de nouvelles restrictions et autorisera l'administration d'une troisième dose de vaccin pour les plus de 60 ans, une barre qui sera abaissée à 50 ans le 13 août
En Asie, la situation s'est améliorée en Inde qui a connu au printemps un véritable tsunami. Après cinq mois de ralentissement, l'épidémie était, en effet, repartie à la hausse à partir de la fin du mois de février. La situation sera hors de contrôle. Avec un taux de positivité de 30 %, la capitale indienne, New Delhi, va vivre un véritable cauchemar. Le système de santé a explosé. Les hôpitaux débordés ont manqué de lits, de matériel

et d'oxygène. Les records se sont enchainés avec une pointe à 403 405 cas le 8 mai sur les dernières 24 h. « La courbe des contaminations est verticale », écrira la correspondante du journal *Le Monde* à New Delhi[142]. La barre des 300 000 morts sera franchie le 23 mai. Les feux ne vont pas s'arrêter et le bois va manquer sur les sites de crémation à ciel ouvert dans un pays où la population, à forte majorité hindoue, a l'habitude de se faire incinérer. Des corps de victimes du Covid-19 seront même retrouvés flottants dans le Gange. La reprise de l'épidémie est due justement au nouveau variant Delta et à divers rassemblements politiques et religieux. Des dizaines de milliers d'Indiens ont afflué chaque jour pour se baigner dans le Gange à l'occasion de la fête hindoue du Kumbh Mela. Le variant indien baptisé Delta par l'OMS, qui est aussi appelé « double mutant », parce qu'il contient deux mutations spécifiques, la E484Q et la L452R, a été découvert pour la première fois en octobre 2020. La vague épidémique a été terrible en avril-mai et la situation ne s'est améliorée qu'après le pic du 8 mai. Delhi et Mumbai lèveront les restrictions à partir du 7 juin. L'Inde n'a enregistré que 37 566 nouveaux cas le 29 juin, le chiffre le plus bas depuis le 17 mars. Le pays se préparait toutefois à affronter une troisième vague que les experts estiment inévitable. Le modèle de simulation de la Tata Institute of Fundamental Research se veut rassurant, en estimant qu'environ 80 % de la population de Mumbai a déjà été exposée au Covid-19 au 1er juin, dont 90 % dans les bidonvilles et 70 % dans les non-bidonvilles. Plus de 500 millions de doses ont été administrées à la mi-août 2021, le vaccin de J&J va s'ajouter aux trois autres vaccins déjà autorisés : Covishield, Covaxin et Spoutnik V et Novavax a passé un accord avec le SII pour la production d'une version locale de son vaccin.

La Chine avait réussi à éradiquer complètement l'épidémie depuis mars 2020, et la vie avait retrouvé son visage d'avant. Les cérémonies du centenaire du Parti communiste chinois avaient été l'occasion de célébrer la victoire sur le Covid-19 L'écono-

142. Covid-19, « Guillaume Delacroix et Sophie Landrin : l'Inde débordée par la deuxième vague », *Le Monde*, 12 avril 2021.

mie chinoise a aussi progressé de 18,3 % sur les trois premiers mois de l'année par rapport à la même période de l'année précédente. Sur tous les plans, l'empire du Milieu semblait s'être sorti à son avantage de la pandémie.

Voilà que le variant Delta va réussir à percer la grande muraille sanitaire mise en place par Pékin. Un an et demi après, Wuhan qui redoute un nouveau confinement sera obligé de dépister à nouveau ses 11 millions d'habitants. Même si le regain épidémique était limité, la Chine va sortir l'artillerie lourde : villes confinées, limitation des déplacements, suspension des visas d'entrée et de sortie... c'est la politique du zéro Covid à laquelle le pays n'a pas renoncé, en dépit des interrogations qui se font jour sur sa durabilité au regard des risques encourus ! La Chine peut s'appuyer sur une campagne vaccinale bien engagée avec plus de 60 % de la population vaccinée. Le fait que de nombreuses personnes vaccinées aient été contaminées posera la question de l'efficacité des vaccins chinois contre les nouveaux variants. L'administration d'une troisième dose, dès cet automne, pour booster l'immunité, est désormais envisagée.

Plusieurs pays d'Asie du Sud-Est feront aussi face à une nouvelle déferlante les obligeant à de nouvelles restrictions alors qu'ils ont du mal à déployer leurs campagnes de vaccination. Les rassemblements de la fin du ramadan ont été à l'origine d'une flambée des contaminations dans des pays à majorité musulmane comme l'Indonésie et la Malaisie. La Malaisie basculera dans un confinement total. En Indonésie, les cimetières réservés aux victimes du Covid dans la capitale Djakarta sont saturés. D'autres États subissent également de plein fouet la vague provoquée par le variant Delta : la Thaïlande a dû reconvertir le nouveau terminal de l'aéroport de Bangkok en hôpital de campagne. Aux Philippines, confronté à la multiplication des cas, le président Duarte a menacé d'une peine de prison ses compatriotes qui refuseraient le vaccin et un nouveau confinement est entré en vigueur à Manille le 6 août. D'anciens bons élèves sont aussi confrontés à un rebond. C'est le cas du Vietnam qui doit batailler contre une souche hybride combinant les variants anglais et indien. La situation se détériore également au Cambodge. Le Bangladesh a également décrété un confinement strict à partir du 28 juin, obligeant des dizaines de milliers de travailleurs à quitter la capitale Dacca pour regagner leurs villages.

C'est dans un contexte de grande inquiétude que les JO se sont ouverts le 23 juillet à Tokyo. L'état d'urgence décrété le 8 juillet a été prolongé jusqu'au 31 août dans la capitale, à Okinawa ainsi qu'à Osaka et dans trois départements limitrophes de la capitale. Des mesures sanitaires strictes ont été mises en place : les épreuves se dérouleront à huis clos sur les sites de Tokyo ; le village olympique a été placé sous une « bulle sanitaire ». Cela n'empêchera pas une nouvelle vague de contaminations avec des cas y compris chez les athlètes qui seront soumis à des tests de dépistage quotidiens. La situation va empirer après la clôture des jeux et le ministre de la Santé recommandera de n'hospitaliser que les patients graves, faute de lits dans les hôpitaux. La Corée du Sud pourtant exemplaire lors de la première vague ne sera pas non plus épargnée avec 2304 cas recensés, le 11 août, un record depuis les débuts de l'épidémie

Les Antipodes sont également en état d'alerte. L'Australie a été obligée de confiner la ville de Sydney à partir du 26 juin. Melbourne pour la sixième fois et l'état de Victoria ont été aussi confinés, un confinement qui pourrait durer jusqu'à Noël, compte tenu du faible taux de vaccination de la population. La capitale Canberra qui n'avait jamais été confinée le sera également. La propagation du variant Delta en Australie obligera la Nouvelle-Zélande à suspendre pour plusieurs semaines la « Trans-tasman bubble », la « bulle aérienne » qui permettait des vols sans quarantaine avec l'Australie.

L'Amérique du Sud qui deviendra au mois de juin l'épicentre mondial peine à sortir d'une épidémie sans fin. Plusieurs pays d'Amérique latine, comme l'Argentine, le Pérou, le Venezuela, la Colombie ou même l'Uruguay en dépit d'une gestion exemplaire seront atteints par le variant brésilien. Le Pérou sera même obligé de réévaluer son nombre de morts du Covid qui passera de 69 000 à 180 764, le 31 mai faisant du pays des Incas celui qui comptera le plus de décès au monde par millions d'habitants. Confrontée au variant Delta, l'Argentine sera obligée de prolonger ses restrictions sanitaires jusqu'au 6 août. Le pays qui a commandé des vaccins auprès de plusieurs laboratoires deviendra également le premier pays d'Amérique latine à produire le vaccin russe Spoutnik V. Le Chili, pourtant le pays de la région le plus avancé pour la vaccination, a été contraint de reconfiner la région de la capitale à partir du 14 juin. Le pays de Salvador Allende a aussi annoncé un partenariat avec le chinois Sinopharma pour la production sur place du vaccin Sinovac qui devrait débuter au premier trimestre 2022. Le 19 juin, le Brésil a franchi la barre des 500 000 décès et la Colombie a dépassé le seuil des 100 000 morts le 22 juin. Alors que la région était en train de connaître une relative décrue à partir de la mi-juillet, le variant Lambda détecté pour la première fois au Pérou, en août 2020 et qui s'est propagé depuis à plusieurs pays semble avoir pris le relais du variant brésilien et va susciter l'inquiétude. Signe de l'amélioration, l'Uruguay n'a enregistré aucun décès pendant les deux jours du week-end des 7 et 8 août 2021, alors qu'il y a deux mois à peine il était le pays qui avait le plus de décès au monde, au regard de sa population. L'Afrique, avec moins de 1 % de la population vaccinée à la mi-juin, est sans doute le continent où la situation pourrait devenir la plus explosive. Officiellement, la troisième vague a commencé début mai. Selon Matshidiso Moeti, la directrice générale de l'OMS pour l'Afrique, elle risque d'être « la pire à ce jour », car « elle frappe plus fort et se propage plus vite ». L'Afrique du Sud, pays africain le plus touché depuis les débuts de la pandémie, va connaitre une explosion de cas dû au variant Delta. Le président Cyril Ramaphosa a placé pays au niveau d'alerte 4 à partir du 27 juin ce qui va se traduire par la mise en place d'un confinement et d'un couvre-feu et de restrictions dans les déplacements entre régions. La troisième vague concerne des pays peu touchés jusqu'ici, comme le Liberia et la Sierra Leone, en Afrique de l'Ouest. « La situation est bien plus alarmante qu'il y a un an », a déclaré l'ancien footballeur George Weah, devenu président du Liberia. Plusieurs pays ont été contraints d'adopter de nouvelles mesures sanitaires : l'Ouganda est à nouveau confiné et les commerçants ne peuvent plus retourner chez eux ; le Kenya a mis en place un couvre-feu, tandis que la Namibie, le Rwanda ou le Zimbabwe ont aussi adopté de nouvelles restrictions en juin. La situation est aussi préoccupante au nord du continent en Égypte et en Tunisie qui a pourtant ouvert ses frontières aux touristes depuis début juin. Le pays de Bourguiba, qui a dû placer les 4 régions de Kairouan, Siliana, Zaghouan et Béja en confinement total à partir du 27 juin et la capitale Tunis en confinement partiel le 1er juillet, va connaitre une situation explosive. Avec plus 100 morts par jour pour une population de 12 millions d'habitants, la Tunisie détiendra même le plus fort taux de mortalité du continent africain. Le système de santé va exploser avec des hôpitaux saturés, un manque de vaccins et d'oxygène, suscitant une importante mobilisation de la communauté internationale. Des millions de doses vont affluer et la Tunisie s'est fixé comme objectif de vacciner la moitié de sa population d'ici mi-octobre et lancera une journée « vaccination marathon » le 8 août. La Tunisie sera confrontée au même moment à une crise politique majeure avec un président qui s'est octroyé les pleins pouvoirs depuis le 25 juillet. La situation sera également chaotique en Algérie submergée par le variant Delta qui représentait 71 % des virus en circulation au 15 juillet obligeant le pays le plus peuplé du Maghreb à renforcer les restrictions sanitaires. Ainsi les plages ont été fermées dans 35 préfectures ; les rassemblements publics à l'occasion des mariages et circoncisions sont interdits. L'Algérie devrait également commencer à produire le vaccin chinois Sinovac. Si l'épidémie a commencé à ralentir en Afrique du Sud, à partir de la mi-juillet, la troisième vague reste préoccupante dans plusieurs pays : les hôpitaux sénégalais sont proches de la saturation avec un variant Delta qui représente 70 % des cas diagnostiqués. Une bonne nouvelle cependant

pour l'Afrique, le Maroc est devenu le premier pays du continent à produire sur place le vaccin de Sinopharm.
Qu'en est-il des États-Unis et la France? Deux pays dont la situation a été longuement décrite dans cet ouvrage.

États-Unis et France: la rechute

Aux États-Unis, *America is back*. Le contexte a radicalement changé. La gestion chaotique de l'administration Trump a laissé place à une approche plus rationnelle. La campagne de vaccination sera menée à grande allure. L'objectif du nouveau président d'avoir 100 millions de personnes vaccinées au 100e jour de son mandat a été atteint dès le 58e jour, d'où le nouveau pari de Joe Biden de viser les 200 millions d'injections qui sera également atteint avant le terme fixé. Tous les adultes américains sont éligibles à la vaccination à compter du 19 avril. Avec 3 millions de personnes vaccinées chaque jour, la campagne de vaccination a été incontestablement une réussite, au moins à ses débuts. Au 27 juin, plus de 320 millions de doses ont été injectées depuis la fin de l'année 2020. Un vent d'optimisme va commencer à souffler sur le pays qui a payé un si lourd tribut à l'épidémie. « Ce sera l'été à New York », a annoncé le maire de la ville, Bill de Blasio, avec la réouverture complète de la ville pour le 1er juillet. Symbole du renouveau, des milliers de Californiens ont fêté, le 1er mai, la réouverture de Disneyland, fermé depuis plus d'un an. À la surprise générale, le port du masque ne sera plus recommandé aux Américains vaccinés, à l'extérieur ainsi qu'à l'intérieur de la plupart des lieux. Une recommandation probablement hâtive!
Le variant Delta va tout remettre en cause. Certains États vont recommander le port du masque en intérieur dans les lieux publics. Les autorités sanitaires vont également changer de doctrine en recommandant aux Américains vaccinés de porter à nouveau le masque en intérieur dans les zones à haut risque. La bataille du masque va être relancée entre adversaires et partisans. Les Gouverneurs républicains du Texas et de la Floride vont interdire aux écoles d'imposer le port du masque aux en-

fants. On ne saurait leur donner entièrement tort si on met en balance le faible risque encouru par les enfants au regard des conséquences que cela peut avoir sur l'apprentissage et leur développement personnel ! Une étude menée par des scientifiques du Kings College de Londres mené sur 1734 enfants âgés de 5 à 17 ans a montré que les enfants étaient beaucoup moins exposés au risque de Covid-19 et que la plupart des enfants tombant malades se rétablissent en moins d'une semaine et présentaient très rarement des symptômes à long terme. La recommandation des pédiatres américains d'imposer le port du masque dès 2 ans a de quoi s'interroger ! Ici, comme ailleurs, il faut se méfier des ayatollahs ! Parallèlement, le rythme des vaccinations va connaître un ralentissement significatif en raison d'un scepticisme tenace dans une partie de la population. L'UE, longtemps en retard, va même passer devant les États-Unis, à partir du 19 juillet avec 55,96 % de la population vaccinée contre 55,71 % outre-Atlantique. Ce n'est que le 1er août que le cap de 70 % d'adultes vaccinés sera atteint avec quatre semaines de retard par rapport à l'objectif fixé par Joe Biden. Fini les incitations avec les *donuts* ou de la bière, l'idée de rendre obligatoire la vaccination pour certaines catégories de la population va faire son chemin alors que le pays est secoué par une crise de confiance. La ville de San Francisco avait déjà annoncé fin juin son intention de demander à ses quelque 35 000 employés de se faire vacciner, sous peine de sanctions pouvant aller jusqu'au licenciement. Le maire de New York, Bill de Blasio, a aussi annoncé que la ville imposerait à tous ses fonctionnaires d'être vaccinés ou à défaut d'effectuer un test de dépistage hebdomadaire. La grande pomme est aussi devenue la première grande ville américaine à rendre obligatoire la présentation d'une preuve de vaccination pour les employés et les clients des restaurants, salles de sport et autres commerces. L'administration Biden a également exigé des employés fédéraux qu'ils prouvent leur statut vaccinal ou à défaut qu'ils se soumettent au port du masque, à la distanciation sociale et au dépistage. Le ministre de la Défense a également annoncé que la vaccination allait devenir obligatoire pour l'ensemble des membres des forces armées à compter de la mi-septembre. De nombreuses entreprises américaines imposent la vaccination à leurs employés. « Permettez-moi d'être clair : nous avons une politique de tolérance zéro à cet égard », n'a pas hésité à écrire le président de la chaine d'information CNN Jeff Zucker. Le variant Delta est aussi à l'origine de la prolongation du *travel ban* qui touche les voyageurs de l'UE qui a pourtant rouvert ses frontières aux Américains. Ce travel ban, instauré par Donald Trump que l'ancien président avait décidé de lever, dans les derniers jours de son mandat, a été reconduit par Joe Biden dès sa prise de fonctions. La décision de prolonger l'interdiction visant les ressortissants de l'UE, prise au « nom de la science » est d'autant moins compréhensible que ne sont pas concernés des pays autrement plus atteints comme le Mexique, l'Indonésie ou la Tunisie. Il suffit donc aux Européens de séjourner quatorze jours dans un de ces pays concernés, même si la situation épidémique est pire qu'en Europe pour pouvoir entrer sans difficulté sur le territoire américain.

L'administration d'une troisième dose aux personnes immunodéprimées a été également autorisée par la FDA le 12 août. Les CDC ont aussi recommandé aux femmes enceintes et à celles qui allaitent de se faire vacciner.

En France, un troisième confinement a été mis en place assez tardivement, à partir du 3 avril alors que le président de la République a longtemps fait le pari de l'éviter, contre l'avis des scientifiques qui le réclamaient dès la fin du mois de janvier. En retardant le confinement, le gouvernement n'a-t-il pas alourdi un bilan humain déjà lourd ? C'est la question que se pose le très sérieux journal *Le Monde* qui estime que 14 600 décès, 112 000 hospitalisations, dont 28 000 en réanimation, et 160 000 cas de Covid-19 longs auraient pu être évités.

Ce qu'a dit Devi Sridhar, professeure de santé publique à l'université d'Édimbourg, pourrait résumer le diagnostic de beaucoup d'experts sur la gestion française de la crise sanitaire : « En France, il y a cette idée de préserver l'économie en restant ouvert aussi longtemps que possible. C'est comme rouler en voiture vers un mur et affirmer qu'en freinant le plus tard possible, on gagnera du temps. Vous perdez sur tous les tableaux : économique et sanitaire. Vous avez les morts et la crise[143]. » L'économiste anglaise n'a pas tort puisque, résultat de la doctrine du « quoiqu'il en coûte », le déficit va atteindre 9,2 % du PIB à 211,5 milliards d'euros en 2020, a indiqué l'Insee le 26 mars, un niveau inédit depuis 1949 alors que la dette s'est envolée à 115,7 % du PIB. En même temps, la France franchira la barre des 100 000 morts, le 15 avril, quatorze mois après la première mort, survenue le 15 février 2020. Un bilan qui ne manquera pas de susciter de réelles interrogations sur la gestion de la crise par les autorités françaises. À trois reprises, au moins, qu'il s'agisse des masques, des tests ou de la vaccination, la France aura eu du mal à se hisser rapidement à la hauteur des enjeux. Retard également dans le séquençage génomique du virus, dont on sait qu'il est fondamental dans la détection des nouveaux variants et le dépôt des données séquencées dans la base internationale GISAID. Ces retards sont en train d'être rattrapés par la mise en place du consortium EMERGEN qui a déjà effectué, au 30 juin, près de 80 000 séquençages depuis sa mise en place en janvier. Plutôt que de verser une nouvelle fois, dans l'autosatisfaction, il serait sans doute plus profitable pour la France de tirer des enseignements de tout ce qui n'a pas bien fonctionné durant la pandémie. Sur le plan de la vaccination, il faut reconnaître que, malgré des débuts difficiles, les choses se seront améliorées au fil des mois. Selon les chiffres du ministère de la Santé, au 27 juin, alors que la vaccination est désormais ouverte à tous les adultes de plus de 18 ans, 33 372 708 Français, soit 49,5 % de la population, avaient reçu au moins une dose et 21 278 460, soit 31,6 % avaient reçu les 2 doses.

À l'approche des vacances d'été, le pays était tout à l'euphorie d'une liberté retrouvée. Les terrasses des cafés sont bondées et les Français préparent leurs départs en congés. Le troisième

143. Covid-19 : « En France, vous perdez sur tous les tableaux, vous avez les morts et la crise », Propos recueillis par Nathaniel Herzberg, *Le Monde*, 24 mars 2021.

confinement dit « à la française », beaucoup moins contraignant que celui de la première vague, a été levé en 4 étapes à partir du 3 mai. Le couvre-feu a pris fin le 20 juin et le port du masque n'est plus obligatoire à l'extérieur à partir du 17 juin. Le variant Delta va tout remettre en cause. La quatrième vague, qu'on attendait au mois d'août, va débuter dès le mois de juillet.

La progression du nouveau variant est telle que le 11 juillet, dans une nouvelle allocution, Emmanuel Macron annoncera la vaccination obligatoire pour les personnels des établissements de santé à compter du 15 septembre, ainsi que l'élargissement du pass sanitaire aux lieux de loisirs et de culture ainsi qu'aux restaurants et trains à partir de début aout. Les tests RT-PCR ne seront plus remboursés à partir de l'automne, une manière d'inciter à la vaccination. Objectif atteint puisque 926 000 Français vont prendre rendez-vous sur Doctolib selon un tweet du site daté du lendemain. La Martinique et la Réunion seront placées en état d'urgence sanitaire. L'instauration d'un pass sanitaire et la vaccination obligatoire des soignants, les deux mesures phares annoncées par le Président seront reprises dans la loi du 5 août 2021 après leur validation par le Conseil constitutionnel. Le pass sanitaire très controversé, qui va susciter des manifestations dans plusieurs villes en pleine période estivale, était déjà obligatoire dans les lieux de culture et de loisirs depuis le 21 juillet ; il sera exigé dans les cafés, bars, restaurants à compter du 9 août. Un pass européen au format européen est aussi entré en vigueur, le 1er juillet. Le masque redeviendra obligatoire dans beaucoup de communes et de départements. Faut-il rendre la vaccination obligatoire pour tous ? La question est désormais posée alors que les anti-vaccins sont toujours actifs sur les réseaux sociaux. Aux États-Unis, l'ONG Center for Coutering Digital Hate a estimé que 12 internautes seraient responsables de 73 % des contenus anti-vaccins.

Sur le terrain de la science, on continue à en savoir un peu plus sur le virus et sur une maladie sournoise aux effets inattendus qu'on découvre au fil des jours.

Une étude, publiée le 5 février 2021 dans *The Journal of Infectious Diseases,* montrera que le coronavirus était inactivé par la lumière solaire jusqu'à huit fois plus rapidement que ne le prévoyait le modèle théorique antérieur. On apprendra aussi par les CDC américains que contrairement à ce qu'on pensait jusque-là, le risque de contracter le virus en touchant une surface contaminée était très faible, inférieur à 1 sur 10 000.

Une autre étude britannique, publiée dans le journal The Lancet Psychiatry, a ainsi révélé qu'une personne sur trois a eu un diagnostic de troubles neurologiques ou psychiatriques dans les six mois suivant la maladie. De manière plus générale, l'impact de l'épidémie sur la santé mentale de la population sera un sujet majeur dans les années à venir, en matière de santé publique. Plus globalement, une étude de l'INSERM montrera que 60 % des patients hospitalisés présentent au moins un symptôme 6 mois après.

Des études viennent aussi quelquefois contredire ce qu'on croyait acquis. Ainsi, des scientifiques américains du Johns Hopkins Center for Health Security ont publié, le 5 avril 2021, dans le *JAMA* Network Open, les conclusions d'une étude sur 108 000 patients montrant une absence de lien entre le groupe sanguin et le risque de développer des formes de graves de Covid-19, contrairement à des études antérieures suggérant le contraire.

Une étude belge documentera également le cas d'une personne âgée de 80 ans, victime d'une co-infection avec deux variants ; c'est l'un des premiers cas rapportés dans le monde.

Enfin, si on savait déjà que le risque de développer une forme sévère de la maladie variait selon l'âge, le sexe ou l'existence ou non de comorbidités, des études commencent à identifier des facteurs de risque génétiques.

La saga des vaccins

Les vaccins ARNm vont confirmer en vie réelle leur remarquable efficacité. Publiée dans la revue médicale *The Lancet* le 5 mai, la plus grande étude en vie réelle menée en Israël montrera que le vaccin Pfizer-BioNTech est efficace à plus de 95 % contre le Covid-19. Le vaccin germano-américain montrera également une efficacité de 100 % lors d'un essai clinique mené chez des adolescents âgés de 12 à 15 ans. Le Canada deviendra le premier pays à autoriser le vaccin Corminaty de Pfizer-BioNTech pour les adolescents dès l'âge de 12 ans. Il sera autorisé pour les adolescents, par l'EMA, le 28 mai. Une publication, parue le 28 juin dans la revue *Nature*, suggère également que les vaccins à ARNm déclenchent une réponse immunitaire pendant plusieurs années. Les vaccins à ARNm sont-ils efficaces contre le variant Delta ? Selon une étude américaine, publiée le 9 août sur medRxiv[144], la protection conférée par les deux vaccins de Pfizer et Moderna qui demeure bonne contre l'hospitalisation (81 % pour Moderna et 75 % pour Pfizer) est, en revanche, en nette baisse contre l'infection elle-même (76 % pour Moderna et seulement 42 % pour Pfizer). Cette baisse d'efficacité des vaccins à ARNm face au variant indien explique les flambées de l'été 2021, notamment dans les pays comme Israël ou la France qui ont privilégié le vaccin germano-américain. Pfizer-BioNtech s'apprête à demander l'autorisation pour une troisième dose de son vaccin pour en améliorer l'efficacité. En France, les personnes immunodéprimées bénéficient déjà de cette troisième dose qui agira comme un « booster ». Les personnes de plus de 80 ans ainsi que les personnes à risques devraient suivre.

Ce formidable succès des vaccins à ARNm va ouvrir un nouveau chapitre dans l'histoire de la vaccination ainsi que de nouvelles perspectives dans le traitement de nombreuses pathologies comme le cancer ou les maladies auto-immunes.

A contrario, le vaccin d'AstraZeneca, qui s'appelle désormais Vaxzevria en Europe, va poursuivre poursuit son parcours chaotique, alors qu'il était perçu au départ comme un *game changer*. Accusé d'être à l'origine de thromboses, il est désormais réservé aux personnes plus âgées dans plusieurs pays. Les vicissitudes

144. Arjun Puranik, Patrick J. Lenehan, Eli Silvert : « Comparison of two highly effective mRNA vaccines for COVID-19 during periods of Alpaha ans Delta Prevalence »

du vaccin anglo-suédois n'ont fait qu'accroître la méfiance vaccinale en Europe, d'autant que le vaccin de J&J connaitra lui aussi quelques déboires. Alors qu'il venait d'être mis sur le marché, il sera suspendu aux États-Unis et en Afrique du Sud, le 13 avril, et son déploiement retardé en Europe, à la suite de l'apparition rare de caillots sanguins, un trouble similaire à celui rencontré avec le vaccin d'AstraZeneca et qui serait dû, selon les experts à une réaction du système immunitaire, qui génèrerait des anticorps activant les plaquettes. Reste à savoir si ces réactions excessives provoquées par les vaccins à adénovirus ne sont pas dues à une prédisposition génétique. La France reprendra les injections du vaccin J&J désormais réservé aux plus de 55 ans, à compter du 24 avril, après que l'EMA eut estimé que la balance-bénéfices/risques demeurait favorable. Ce vaccin sera victime de la même méfiance que celui d'AstraZeneca, d'autant que la FDA mettra en garde contre un « risque accru » de développer le syndrome de Guillain-Barré, une atteinte neurologique rare des nerfs périphériques. Du coup, l'UE passera un nouveau contrat auprès de Pfizer-BioNTech, dont le vaccin est plébiscité par les Européens, pour la fourniture de 1,8 milliard de doses. On apprendra aussi que la Commission européenne avait décidé de ne pas renouveler son contrat avec AstraZeneca en engageant parallèlement une action en justice pour des retards de livraison.

La course aux vaccins va continuer avec d'autres pays qu'on attendait moins. Cuba a en cours un test à grande échelle du vaccin Soberana 2, le 22 mars, auprès des médecins, infirmiers, techniciens, mais aussi agents d'entretien des centres de santé, avant son approbation. Ce petit pays, obligé de développer ses propres vaccins en raison de l'embargo américain, revendique quatre vaccins en essais cliniques, qui sont des vaccins à sous-unités protéiques dont deux sont en phase III : Soberana 2 utilisé dans cette campagne de tests et Abdala. Une leçon pour d'autres grandes nations. Le Brésil, noyé sous le Covid, a aussi annoncé deux vaccins, comme d'habitude sur fond de rivalité politique entre le gouverneur de l'État de Sao Paulo et Bolsonaro. L'Égypte a aussi lancé les essais cliniques de son vaccin Covi-Vax avec l'ambition de l'exporter en Afrique. L'Iran, pourtant étranglé par l'embargo américain, a annoncé la production d'un vaccin local baptisé COV-Iran Barekat. En Chine, Sinopharm a annoncé que son vaccin à base de protéine recombinante allait entrer en phase d'essais cliniques. Pékin a aussi autorisé les essais cliniques d'un vaccin à inhaler développé par CanSino Biologics.

Confrontés au variant Delta, plusieurs pays envisagent l'administration d'une troisième dose, notamment pour les personnes âgées et fragiles, alors que l'OMS a demandé un moratoire de deux mois dans les pays riches parce que les pays pauvres peinent toujours à obtenir les doses de vaccins nécessaires.

Être contre les vaccins, relève de l'irresponsabilité la plus totale quand on voit que la vague provoquée par le variant Delta a concerné dans l'immense majorité des cas des personnes non vaccinées. Ainsi, en France, les non-vaccinés ont représenté près de 85 % des malades hospitalisés pour Covid-19 entre le 31 mai et le 11 juillet 2001, selon une étude publiée le 30 juillet par la DREES. De même en Grande-Bretagne, seules 512 personnes ont été hospitalisées entre le 19 juillet et le 2 août, contre une moyenne journalière de près de 39 000 hospitalisations pendant le pic de janvier. L'actualité rapportera également des témoignages confirmant l'utilité des vaccins, comme celui d'un habitant de Cardiff au Pays de Galles qui a perdu, fin juillet, son père, sa mère et son frère du Covid-19 ; ils étaient tous des antivax. Pour autant, le sentiment antivax reste tenace, alimenté par la désinformation et quelquefois, il faut l'avouer, les incohérences dans la communication des autorités.

Dans ce contexte, l'OMS s'insurge depuis des mois contre l'« inégalité grotesque » entre pays riches et pays pauvres. Le président sud-africain, Cyril Ramaphosa, a même qualifié la situation actuelle d'« apartheid vaccinal ». La pression sera de plus en forte pour remettre en cause la protection des brevets. La grande revue scientifique *Nature,* dans un éditorial remarqué, a réclamé la suspension de la propriété intellectuelle sur les vaccins : « Il y a des moments où la compétition aide la recherche et l'innovation ; mais il y a des moments durant lesquels elle doit être mise de côté pour le bien de tous. » Pour le moment, l'industrie pharmaceutique et les pays occidentaux font la sourde oreille. Pour combien de temps, encore ? Les choses pourraient changer comme on l'a vu il y a quelques années pour les médicaments antirétroviraux contre le VIH. Le 5 mai, les États-Unis ont donné le ton en déclarant par la voix de leur représentante au commerce, Katherine Tai, qu'il : « s'agit d'une crise sanitaire mondiale et les circonstances extraordinaires de la pandémie du Covid-19 appellent des mesures extraordinaires ».

Par contre, pas de nouvelles marquantes sur le front des traitements. Le formidable succès des vaccins ne doit pas inciter les fabricants de médicaments à appuyer sur l'accélérateur. Seul le remdesivir a été autorisé en Europe. Le 29 juin, la Commission a listé 5 autres traitements prometteurs, dont l'Olumiant du groupe Eli Lilly, déjà approuvé pour soigner la polyarthrite rhumatoïde. Les autres médicaments sont des anticorps monoclonaux et font l'objet actuellement d'une *« rolling review »* de l'EMA. L'OMS va également tester trois médicaments existants utilisés pour d'autres pathologies dans le cadre de son essai Solidarity Plus : l'artésunate, l'imatinib et l'infliximab.

À la fin du deuxième été de la pandémie, la planète est à la croisée des chemins. La vaccination n'a pas empêché la pandémie de progresser, y compris dans des pays fortement vaccinés comme Israël ou l'Islande et éloigne un peu plus l'horizon de l'immunité collective que les experts situent désormais à 90 %, avec la forte transmissibilité du variant Delta.

De nouvelles souches, comme Epsilon ou Lambda ont, par contre, fait leur apparition. Début août, des médias belges feront aussi état de l'arrivée en Belgique d'un nouveau variant détecté pour la première fois en Colombie en janvier 2021. Ce variant sera détecté, pour la première fois, en France à Berck, le 3 août. Rien d'étonnant, à cela ! Plus le virus circule, plus la probabilité de voir arriver de nouveaux variants est forte.

Il est évident que le monde ne s'en sortira que lorsque la plus grande partie de sa population sera vaccinée. Hélas, ce n'est pas pour demain et l'apparition de nouveaux variants, échappant à la protection vaccinale, peut tout remettre en cause. La page est loin d'être tournée. Le monde est toujours plongé dans le noir.

www.ingramcontent.com/pod-product-compliance
Lightning Source LLC
LaVergne TN
LVHW050628051026
849532LV00002B/317